《海外大中医》丛书
第一辑

海外中医见证实录

主　编　朱　民　严暄暄

中国中医药出版社
·北　京·

图书在版编目（CIP）数据

海外中医见证实录/朱民，严暄暄主编.—北京：
中国中医药出版社，2020.7
（《海外大中医》丛书.第一辑）
ISBN 978-7-5132-6001-5

Ⅰ.①海…　Ⅱ.①朱…②严…　Ⅲ.①中国医药学—文化传播—研究
Ⅳ.①R2-05

中国版本图书馆 CIP 数据核字（2020）第 000270 号

中国中医药出版社出版

北京经济技术开发区科创十三街 31 号院二区 8 号楼
邮政编码　100176
传真　010-64405750
三河市同力彩印有限公司印刷
各地新华书店经销

开本 710×1000　1/16　印张 23.5　字数 397 千字
2020 年 7 月第 1 版　2020 年 7 月第 1 次印刷
书号　ISBN 978-7-5132-6001-5

定价　48.00 元
网址　www.cptcm.com

社 长 热 线　010-64405720
购 书 热 线　010-89535836
维 权 打 假　010-64405753

微信服务号　zgzyycbs
微商城网址　https：//kdt.im/LIdUGr
官 方 微 博　http：//e.weibo.com/cptcm
天猫旗舰店网址　https：//zgzyycbs.tmall.com

如有印装质量问题请与本社出版部调换（010-64405510）

《海外中医见证实录》编委会名单

主　编

朱　民（《中医药导报》杂志社）　　严暄暄（湖南中医药大学）

副主编

李海洋（《中医药导报》杂志社）　　蒋凯彪（《中医药导报》杂志社）

谢粤湘（湖南中医药大学）　　　　　阎　彦（湖南中医药大学）

编　委（按姓氏笔画排序）

丁　颖（湖南中医药大学）　　　　　文　楠（《中医药导报》杂志社）

甘　宁（湖南中医药大学）　　　　　朱　民（《中医药导报》杂志社）

伍嫣然（《中医药导报》杂志社）　　刘　颖（《中医药导报》杂志社）

刘国华（《中医药导报》杂志社）　　江　涛（《中医药导报》杂志社）

严暄暄（湖南中医药大学）　　　　　李海洋（《中医药导报》杂志社）

杨　敏（《中医药导报》杂志社）　　杨盈盈（湖南中医药大学）

陈萍萍（《中医药导报》杂志社）　　罗英姣（《中医药导报》杂志社）

胡以仁（湖南中医药大学）　　　　　盛　洁（湖南中医药大学）

阎　彦（湖南中医药大学）　　　　　蒋凯彪（《中医药导报》杂志社）

谢粤湘（湖南中医药大学）　　　　　魏一苇（湖南中医药大学）

学术秘书　蒋凯彪　甘　宁　罗英姣

论文作者（中文按姓氏笔画排序，英文按字母顺序排序）

David A·Good	丁　颖	于卫东	于福年	马小丽	马伯英
马学盛	马淑惠	王　宁	王　玥	王少白	王泽丰	王德凤
王德辉	巴拉蜡·佳浓斯	邓筱兰	石建美	平马直树	田丹枫
田海河	田中耕一郎	白　琼	巩昌镇	朱　民	朱燕中
任天荣	刘　密	刘大禾	刘师序	许　可	许　婷	孙培林
严暄暄	苏　红	李永明	李灿辉	李其英	杨　冰	杨　青
杨伊凡	杨观虎	杨宗保	杨常青	吴　琼	吴滨江	吴潜智
岑春华	何　姗	何红健	何清湖	邹立煌	沈卫东	沈晓雄
沈惠军	张　健	张　毅	张四红	陈　元	陈　骥	陈月玲
陈文倩	陈世熙	陈业孟	陈坚鹰	陈锦锋	陈德成	罗振山

郑扬康　郑启明　赵　娣　赵英杰　赵振平　胡以仁　姜　越
胥淑芬　耿　直　夏均宏　夏林军　夏惠琴　徐志峰　徐国男
郭　原　郭春彪　郭俊佳　唐小云　黄立新　黄保民　黄珠英
盛泽民　常小荣　崔倬铭　鹿　馨　董志林　惠　青　焦望义
靳丽霞　蔡　剑　蔡　娲　樊　鎏　薛少敏　戴京璋　魏　辉
魏明谦

特别鸣谢（按姓氏笔画排序）

于卫东：加拿大不列颠哥伦比亚省中医管理局董事会理事，世界卫生组织针灸临床指南顾问专家，曾任加拿大不列颠哥伦比亚省注册中医师公会会长。

于福年：匈牙利塞梅尔维斯大学/黑龙江中医药大学匈牙利分校中方校长，世界中医药学会联合会主席团执行委员，匈牙利医学会联合会理事，欧洲医疗卫生中医基金会副主席。

马伯英：英国中医师学会（FTCMP）前会长，英国皇家医学院终身院士。

王少白：美国哥伦比亚大学医学院访问教授、研究员，美国纽约执照针灸医师。

王永洲：全欧洲中医药专家联合会针灸委员会主任委员，世界中医药学会联合会理事，世界中医药学会联合会自然疗法研究专业委员会及骨伤科专业委员会常务理事。

王泽丰：瑞典，海外华人中医论坛主席团执行委员。

王德辉：美国俄亥俄州立大学临床助理教授，美国中医学院博士班导师，全美中医药学会副会长，全美中医药学会内科专业委员会主任委员，美国中医校友联合会副主席，美国俄亥俄州医学会针灸和东方医学顾问委员会顾问。

邓筱兰：英国伦敦中医诊所 Arts of Balance 公司的董事兼经理、中医师。

田小明：美国华盛顿中华医学研究所所长兼临床中心主任，世界中医药学会联合会副主席。

田丹枫：澳大利亚昆士兰医学科学院孟席斯健康研究所，山东中医药大学。

田海河：全美中医药学会会长，美国中医校友联合会主席，世界中医药学会联合会监事会副主席，美国针灸和中医药中心主任，美国中医研究院院长。

白　琼：泰国卫生部行医执照管理委员会、中医执业委员会、行医执照考试工作小组委员，泰国中医行医标准化制定工作小组成员。

巩昌镇：美国中医学院院长，全美中医药学会副会长，全美中医药学会教育委员会主任。

任天荣：荷兰华人中医药学会副会长。

刘大禾：美国中医针灸教育学院院长。

刘保延：中国中医科学院首席研究员，世界针灸学会联合会主席，国际欧亚科学院院士，世界卫生组织传统医学顾问。

许　婷：挪威针灸协会。

孙培林：比利时中医药联合会副会长兼秘书长。

李永明：美国中医药针灸学会会长。

李灿辉：加拿大汉博理工学院中医系主任、教授。

李其英：瑞士洛桑北京中医诊所。

杨伊凡：澳大利亚悉尼中医学院院长。

杨观虎：美国中医校友联合会学术部部长，美国中医药学会副会长，美国俄亥俄州辛辛那提市针灸保健中心。

吴滨江：加拿大安大略中医学院院长，国际吴氏头部推拿疗法研究会会长/创始人，世界针灸学会联合会副主席，世界中医药学会联合会常务副主席。

吴潜智：美国奥斯汀东方医学研究生院副院长，美国针灸与东方医学鉴定委员会（ACAOM）评审专家。

岑春华：德国中医学会会长，海外中医论坛常务理事。

沈晓雄：美国洛杉矶南湾中医药针灸大学教授，美国洛杉矶泰昌中医药中心主任，全美中医药学会妇科学术委员会主任。

沈惠军：英国林肯大学针灸专业高级讲师，全欧洲中医药学会联合会（PEFOTS）副主席。

张毅：南非，世界中医药学会联合会副主席，南非中医针灸学会副会长。

陈文倩：葡萄牙，世界中医药学会联合会五运六气专业委员会副主席，世界中医药学会联合会浮刺专业委员会副主席，世界中医药学会联合会头针专业委员会常务理事。

陈世熙：美国俄亥俄州针灸师。

陈业孟：美国纽约中医学院院长，美国针灸与东方医学鉴定委员会（ACAOM）副主席。

陈锦锋：德国慕尼黑中医专家门诊。

陈德成：美国纽约执照针灸医师联合公会秘书长。

罗振山：南非中医药公司（SACM）总经理，南非中医针灸协会（SAAC-MA）执行委员，南非-中国商会副会长。

郑启明：菲律宾注册中医针灸师学会主席。

赵英杰：新加坡中医师公会会长。

赵振平：美国加州五系中医药大学副校长兼教务主任、校教学医疗中心主任，教授。

姜　越：北京同仁堂（泰国）有限公司首席中医药高级顾问。

胥淑芬：俄罗斯中医药学会副会长。

耿　直：德国中医学会副会长，德国澳盆奈斯特骨科康复医院主任医师。

夏均宏：英国，海外华人中医论坛监事会主席，湖北中医药大学欧洲校友会副会长。

夏林军：匈牙利中医药学会副会长，世界中医药学会联合会理事，世界中医药学会联合会中医手法专业委员会副会长。

徐志峰：新西兰中医学院董事长，新西兰中医药针灸学会会长，世界中医药学会联合会主席团执行委员。

徐国男：加拿大安大略省注册中医师、针灸师，安大略省JOHN&JENNY中医学院教授，加拿大中医经方协会会长。

郭春彪：海外华人中医论坛秘书长，意大利中华医学会主席团执行委员，意大利中华医药学会副会长，意大利国家针灸学会会员和教师。

黄立新：美国加州整合大学副校长，美洲中医学院原院长。

黄珠英：全美中医药学会网络信息部部长，美国中医校友联合会编辑部部长，美洲中医学会学术部副部长。

鹿　馨：美国德比郡中国医学中心董事长，世界中医药学会联合会主席团执行委员，海外华人中医论坛执行主席。

董志林：荷兰，全欧洲中医药学会联合会主席，世界中医药学会联合会副主席，世界中医药学会联合会服务贸易专业委员会会长。

惠　青：巴西中医药针灸学会会长，世界针灸学会联合会副主席。

焦望义：美国多家针灸大学执行董事，美国国家针灸及东方医学认证委员会（NCCAOM）中医专家委员会主席。

靳丽霞：瑞士华人中医药学会秘书长。

蔡　剑：西班牙中国中医师学会主席，巴塞罗那中医学院院长。

樊　蓉：美国中医校友联合会（TCMAAA）科研部部长，华盛顿美京中医针灸医院主任。

戴京璋：北京中医药大学东直门医院副院长，世界中医药学会联合会主席团执行委员。

魏　辉：全美中医药学会常务副会长兼执行长，美国中医校友联合会执行长，美国网络中医学院院长。

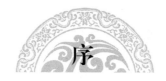

序

　　中医药是中国人民长期与疾病作斗争的经验结晶，是中国文化的重要组成部分，也是世界医学宝库中的一大瑰宝，千百年来为中华民族的健康繁衍保驾护航。目前，中医药已经传播到世界上 183 个国家，政府间中医药合作项目有 80 多个，海外中医药中心有 50 多个，海外各类中医药从业人员大约有 30 万人，中医医疗机构（含针灸）达 8 万余家，为人类的健康作出了巨大贡献。

　　近年来，中医药的国际发展迎来了前所未有的机遇。世界卫生组织鼓励传统医学和西医学并用，以应对新时期的卫生挑战。中国政府提出"一带一路"倡议后，中医药成为"一带一路"建设中的重要参与者。各国纷纷提出与中国加强中医药领域合作，中医药在国际社会的合作需求日益提升，中医药服务贸易成为新的增长点，中医药国际地位不断提升。2018 年 11 月，以"中医的世界，世界的中医，花开全球，共建人类健康命运共同体"为主题，世界中医药学会联合会在意大利首都罗马举办了第十五届世界中医药大会，并发布了《罗马宣言》。这是第一个关于中医药的宣言，发出了共创人类健康命运共同体的呼声，设立了世界中医药日，体现了全世界中医药人的心声。中医药已经成为一张重要的国际名片，世界也越来越需要中医药。同时，我们也认识到中医药的国际化发展仍然面临着很多挑战。例如：如何实现中医药创造性转化和创新性发展，使之与全球化、现代化的大局势相融相通；如何更有力地推进中医药服务贸易，开展更加广泛具体的国际医疗合作；如何进一步推动建立中医药的国际标准和规则；如何扩大中医药对外投资，兴办中医药机构；如何扩大中医药产品贸易出口，提高竞争力；如何发展国内对外的医疗、教学、科研，实现更有效的国际对接；如何进一步开展与国际组织、各国政府的对话合作，立足各地区医疗状况的切实需要，协助各国政府着力解决区域性医疗难题，在世界卫生保健体系中发挥更大作用。

　　我们很欣喜地看到，在《中医药导报》这个平台上，国内外的中医人联

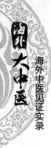

合起来，就中医药的国际发展抒发学术见解，呈现现实，洞见问题，集思广益，探索路径。现今结集出版的《海外中医见证实录》一书，给了我们很多宝贵的参考意见和建议。看到这么多热心人、有志者的成果，让我们更有底气和信心去高质量地推动中医药走向世界。祝愿在不远的未来，中医就如同淡彩山水画中敷施的代赭，让世界呈现一幅"万山红遍，层林尽染"的壮阔图景！

世界中医药学会联合会副主席兼秘书长　桑滨生

2019 年 6 月

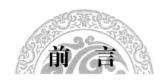

前　言

　　中医海外传播已有几千年的历史，尤在近半个世纪取得快速发展，在海外生根发芽，以各种形态成为海外民众共享共建的卫生资源。《中国的中医药》白皮书指出："中医药已成为……中国与世界各国开展人文交流、促进东西方文明交流互鉴的重要内容，成为中国与各国共同维护世界和平、增进人类福祉、建设人类命运共同体的重要载体。"

　　从 2015 年 7 月起，《中医药导报》在湖南省中医药管理局的支持下，前瞻性地开设了"海外中医"专栏，借此平台广邀各位有海外中医药从业和学习经历的中医人，详尽介绍中医药传入该地的历史沿革及发展历程，当地健康保障制度（医疗保险）对中医、中药的态度及政策（过去、现在、将来、变化趋势），个人经营发展情况，当地居民的接受过程和认知程度，发展中遇到的主要问题或瓶颈，以及中国政府需要支持和引导的建议等。李永明先生的《针灸——中国外销的奇葩》成为该专栏第一篇见刊之作。开设和运营这个专栏是一个很有价值的工程，《中医药导报》杂志社做了大量的组稿工作，邀请了很多海外一线人员撰稿，并积极参与各国华裔中医协会微信平台，以此收集素材，得到很多一线人员的主题讨论实录。功夫不负有心人，至今不到 4 年时间，已经发表文章近 200 篇，积累的成果引人注目！于是我们优中选优，按一定主题精选了一些相关文章，结集出版。

　　这套书的核心价值在于，由海外中医人来阐述海外中医。由一线人员来呈现最前沿的现实，基于现实和切身体会来反思中医的海外发展。这些论文的作者几乎都有海外一线工作或学习的经历。这些一线材料的分量很重，目前国内已出版的关于中医药跨文化传播的合著或专著相对缺乏，且能够达到这种比例的、原创性的、如此大范围的、论题全面又细致的专著更是少有，希望本书能给研究中医的学者和热爱中医的读者提供最真实有用的海外中医信息。

　　海外之大，难以一览无余；海外中医之大，难以一言论其境况与发展。

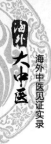

众多文章就像树一样，有很多叶子，有很多花和果，有很多枝，有很多树干。我们希望通过分辑和分版块的整理方式，把树干梳理出来，也展现花、果、叶，让读者既有较整体较全面的认识，也能见到丰富的细节。每篇文章后附有作者简介，可使读者知晓作者的基本信息、个人历程、现所承担的角色，这些可作为文章价值的参考。文末还附有明确的见刊时间，使读者明确文章的时间背景。希望我们的学术诚意能为中医药跨文化传播领域增添一力作。

感谢作者们贡献的智慧和心血！感谢整个编委团队的认真负责！感谢各级领导们和中国中医药出版社的大力支持！望同行指正！也希望有更多的海内外作者给《中医药导报》的"海外中医"专栏赐稿。众人拾柴火焰高，海外中医，看今朝，更待明天！

朱民　严暄暄

2020 年 3 月

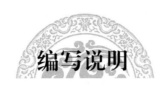

编写说明

从《中医药导报》"海外中医"栏目的主旨到本书的主旨，我们强调"见证""实录"。中医药海外传播的实质是中医药跨文化传通，是中医药进入"他者"的社会。我们希望通过叙事来呈现事实，通过事实来积累对"他者"的认识，通过更多地理解"他者"来促进与"他者"的跨文化传通。

"社会需要叙事，需要叙事建立起码的对社会事实的共识……在中国现代学术的建构中，民族志的缺失造成了社会科学的知识生产的许多缺陷。学术群体没有一个基本队伍担当起民族志事业，不能提供所关注的社会的基本事实。那么，在每个人脑子里的'社会事实'，太不一样并且相互不可知、不可衔接的状态下，学术群体不易形成共同话题，不易形成相互关联而又保持差别和张力的观点，不易磨炼整体的思想智慧和分析技术。没有民族志……关于社会的学术就难以'说事儿'，难以把'事儿'说得有意思，难以把琐碎的现象勾连起来成为社会图像，难以在社会过程中理解人与文化……中国社会科学界无法回避民族志发育不良的问题。"（高丙中）

中医药跨文化传播研究也需要更多的海外民族志。中医药与国际接轨的过程中，我们的观念、认识、传播方式等存在诸多误区，如不了解国外的具体情况、一厢情愿用惯性思维去推动中医走出去，这样的接轨可能达不到理想的效果。此书正弥补了这一薄弱环节，邀请诸多在世界各国工作、生活多年的中医药从业者撰之，给进一步研究提供了丰富的一手素材。我们期望他们从各个角度切入的素材有助于形成海外中医的"全图景"，从而更进一步地分析异同，探索规律，指导传播实践。

作为丛书的第一辑，本书从三个方面详细阐述各国中医药的发展情况，即分为"见证现实""立法观察""教育认证"三个版块。这些对境况的如实呈现是中医药跨文化传播研究中最基础、最有分量的内容，因为所有后续研究都必须建立在实地考察的基础上！要探讨它的问题也好，探讨它的对策也好，都必须基于田野报告，就是社会事实的呈现；如果没有足够的一线资料支撑的话，后面做的所有研究工作都是空中楼阁。而实证性研究在海外中医研究领域是相对薄弱的，这也就是本书的价值所在。

"见证现实"版块收录的文章覆盖 5 个大洲的情况，尤以欧美文化圈的三大洲为主。在中医药的对外发展过程中，进入欧美圈是很关键的"攻坚"，也是最能体现中医走出去的成果的区域。以欧洲为例，很多人以为中医在那边传播的情况大致差不多，但是实际上西欧、北欧、南欧、中东欧不一样，在每一个国家中医药的状况都不一样。如《中东欧 16 国中医药概况与发展战略思考》所述，匈牙利率先立法，捷克率先建立中医中心，波兰、罗马尼亚比较普及，保加利亚、爱沙尼亚、马其顿接受程度较高，其他几个国家相对落后。这种区分很有价值。还有些文章专述某一国，如德国、英国、比利时、瑞士、匈牙利、捷克、挪威，放在一起来看可以呈现出一个清晰的多样化的图景。美洲比较单一一点，主要是北美的美国和加拿大，很遗憾南美洲的情况介绍较少。美国是作为中医走向世界一个比较具有成功典型意义的国家，但是在这个发展得比较好的国家里，中医又有非常复杂的面貌，因为美国是联邦制，中医在各州的发展也不尽相同，中医药面临的问题也非常复杂，在第二辑相关文章中还有进一步的讨论，尤其是创新与"去中国化"问题。在大洋洲，澳大利亚是发展得较好的，也是世界上最先完善地进行中医立法的国家。亚非的文献稍微薄弱一点。非洲有一篇各国中医概况，有一篇讲述南非的中医情况。在亚洲，历史上主要是中医直接地东渡，然后本地化，比如日本的汉方医学，可以说是"中医的日本化"，有两篇文章对其做了相关的梳理和报道。马来西亚也有一篇。

"立法观察"版块讨论了全球中医立法的概况，以及在几个具有成功典型意义的国家相关中医立法的曲折经历和经验教训。在中医药国际化这一领域，立法可以说是中医海外生存和传播所直面的最核心的问题，即中医药一旦在当地发展到了一定火候，标志就是能够合法化，能够进入当地的医疗法规、卫生医疗体系、保险体系里面去，这就说明在当地得到了制度化的认可。所以立法是中医药国际化的"重头戏"，立法方面的研究实际上是中医药国际化传播研究领域特别重要的一部分。除了这个版块专门讨论这个问题，丛书第二辑中的"战略展望"版块也讨论了关于标准化的问题、关于从业者和患者的权益问题、关于如何进入当地社会的问题等，这些问题最后就落实在立法上。所以，关于立法的研究，实用价值是很大的，美国、加拿大的立法经验是很有借鉴价值的，我们希望这些成功的案例能对后续世界各国的中医立法有所启示。

"教育认证"版块涉及的最直接的问题就是当地中医教育培养出的毕业生能否合法执医、有效临床，以及国内外如何联动把握中医教育高地和话语权。现在在世界大多数国家都是以教育学历和（或）行业协会和（或）考试相结合，作为中医执业资格的评估方式。因此，教育认证实际上意味着行业入门门槛的问题，也即获得合法身份的问题。所以这一版块其实和前面的立法版块一脉相承。而教育是关系到海外中医持续性发展的大事，教育怎么办，在国外教育学时有限的情况下如何组织理论大纲，临床实践如何落实，考试以什么方式来考，执业资格证的报考门槛如何设定，传统中医与现代创新在教育中如何把握尺度，如何获取更好的生源，等等，涉及的问题很复杂，且需要贴合各国现实国情。希望我们版块收录的文章能让大家看到更深刻的现实和更广阔的前景。

本书图文并茂，内容丰富，以期"见证""实录"海外中医，使我们对于海外中医的实际状况有了较全面、细致、深入的了解，也为下一辑探讨战略发展打下基础。

《海外中医见证实录》编委会

2020 年 3 月

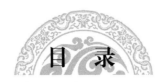

目 录

见证现实

立法观察

教育认证

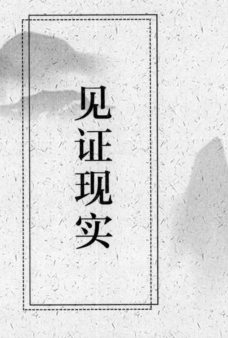

见证现实

编 者 按

　　中医药海外传播的历史悠久，在不同的历史时期有不同的特点。以史为鉴，可以知兴衰。很多海外中医人记录了中医在当地发展的历史轨迹，记录了中医先驱们艰难的创业历程，记录了当地中医药学会等行业组织成立的情况与发挥的作用。这些原创文献可作为中医药国际化相关研究的珍贵历史文献和一手田野资料，对总结分析中医跨文化传播的规律和推动海外中医药战略发展有重要的借鉴作用。

　　本版块收录了欧洲、美洲、大洋洲、非洲、亚洲等地区海外中医人的论文，他们大多是当地华裔中医学会会长、中医学院院长或行业领军人物。这些一线人员的原创文章高度写实地报道了多个国家的中医药发展情况，并分析了中医药面临的机遇与挑战，提出了中医药走出去的良好建议。

　　中医药在欧洲的发展态势良好，针灸在欧洲国家应用相当广泛，但各国发展不平衡，且大部分国家未将中医药治疗纳入医保范围。

　　郭春彪总结了中医药在欧洲的发展历史、目前的发展概况、交流合作、发展成果与面临的难题。

　　于福年介绍了中医药在中东欧 16 国的发展概况，呈现了中东欧 16 国不平衡的现状，并提出了一些推动中医药在中东欧国家战略发展的具体措施。

　　耿直分析了中医在德国发展的历史、现状，从业人员、保险付费、中药运用相关情况，以及中医学历认可、中医教育、科研、学术交流等情况，并提出了思考与展望。

　　陈锦锋从发展历史、中医医疗机构、学术组织、协会、中医药研究、学术工作、中医药教育等角度分析了德国的中医药发展概况，并详细介绍了德国的中医药从业人员的组成及诊疗权限、德国的中医药报销情况、中医药在德国和中国的区别，同时展望了中医药在德国的市场和未来。

　　戴京璋从北京中医药大学德国魁茨汀医院的历史与发展谈起，对中医药国际合作与服务进行了较为深入细致的思考，指出了当前中医药服务走向国

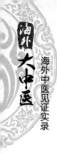

际中存在的工作许可、药物准入、人员素质、政府支持等方面的主要障碍，总结出海外中医院发展需要坚持的原则，给出了海外中医做大做强的建设性建议。

严暄暄是一位人类学学者，其《"他者"在"他者"的社会——英国移民中医》一文基于田野调查呈现了英国移民中医最基本的情况，阐述了英国移民中医近20年的发展态势、文化冲突与适应。

孙培林介绍了中医传入比利时的历史源流，细数了一些引介中医的先驱，他们使比利时成为接受中医较早的欧洲国家之一。中医针灸起步较早，发展较快，但医生针灸师与非医生针灸师的权益相争成为目前影响发展的显著问题。20世纪90年代，比利时所发生"布鲁塞尔肾病事件"是第一次发生的大规模草药中毒事件，在国际范围内引起巨大轰动，同时也造成了国际上对中医的误解。文章还介绍了一些立法和现状细节。

靳丽霞总结了瑞士中医药现状，介绍了优厚的保险制度和规范的登记制度。瑞士虽然将针灸纳入基础保险，但只有学习过针灸的西医执业医师提供的针灸治疗才能通过基础保险报销。中医诊所遍布各大小城市，中医师发挥着全科医生的作用。中药管理严格，中医教育逐渐兴起，形成了专业协会和学术团体。虽然瑞士人对中医的认可度在不断提高，但中医师鱼龙混杂的状况在一定程度上制约了中医药在瑞士的发展。

李其英介绍了瑞士中医现状、发展的有利条件和制约因素，认为唯有加强中医教育与培训，才能保障中医在瑞士的健康发展，并提出了一些具体可行的操作方案。

巴拉蜡·佳浓斯介绍了中医针灸在匈牙利的发展和传播历程、对匈牙利中医针灸发展有影响的著名中医针灸人物、中医针灸组织、教育机构、诊所形式、立法状况等方面，并对未来发展趋势做出了预测，讨论了"匈牙利模式"对"一带一路"倡议的意义。

蔡娟从历史发展背景、针灸立法、针灸教育、针灸诊所等方面总结了捷克中医针灸的发展概况，并分析了捷克针灸发展的不足。

许婷介绍了挪威医疗系统、针灸协会，以及她本人的从业体验。

中医药在美洲的发展，收录的文章以北美两国为主。针灸以尼克松总统访华为契机进入美国，现已成为盛开在大洋彼岸的东方奇花。

陈德成的论文记述了针灸在美国的3次发展高潮，并全面深入地介绍了美国针灸的立法制度、保险支付、临床医疗、科研机构、教育考试等方面的发展历程和取得的成果。

李耀武在访谈中讲述了其创立和经营美国现代历史上第一家"合法"的针灸中心——华盛顿针灸中心的历程、坎坷和经验，采访者樊蓥配合李老先生的讲述，在访者按中高度浓缩地展现了近半个世纪来中医在美国的境遇。

田海河全面剖析了中医在美国的发展现状，当前的机遇和面临的挑战，并对中医药在美国未来的发展进行了深入地思考，并提出了具体建议。

郭原论述了加拿大的中医形式、体制、水平、教育、患者、研究、中药等情况。加拿大政府比较重视中医发展，如鼓励各省立法承认中医针灸中药，奖励引进中医药和对中医药有巨大贡献的医生，积极举办和建立中医教学、科研和临床机构，鼓励中医药的国际文化交流。

在大洋洲，澳大利亚法律规定所有中医从业人员必须在中医注册局注册后方可行医，新西兰目前则没有法律规定传统中医师、针灸师必须注册。

徐志峰从中医行业组织、教育、科研、立法等方面介绍了新西兰、澳大利亚中医药发展的现状。

田丹枫通过整理统计澳大利亚一所中医门诊的初诊病例，归纳总结中医门诊中就诊人群的状况，使用针灸的疾病种类及患者选择针灸治疗的原因。

《澳大利亚中医针灸传播者的类型和现状分析》《海外注册中医师的胜任能力特征分析》两文研究了传播者，前者对澳大利亚中医针灸传播者的类型和现状进行了总结归纳；后者以澳大利亚为例，对海外注册中医师的职业能力进行了描述和评价。

何姗撰写的《中医药在新西兰的发展现状及前景展望》从政府监管、行业监管、临床现状、教育情况等方面概括了中医药在新西兰的现状，并分析了中医药在新西兰发展的现实基础，同时提出了促进中医药在新西兰发展的战略举措。

1960 年起，中国向非洲派驻援非医疗队，带去了中医针灸服务，使不少非洲人了解了中医针灸，伴随着非洲人民对中医针灸的认知，中医针灸诊所也在非洲各国发展起来。

张毅从中医药管理、教育、医疗机构形式、市场等方面对非洲的中医概况进行了阐述，并提出了拓展非洲中医药市场的建议。

罗振山总结了南非中医药市场的发展概况。南非是非洲第一个中医立法的国家，针灸从业者可合法注册。南非政府率先在非洲启动了中药管理程序，中药品种可在南非注册登记。2002 年开始，中成药可以申请到国家药品

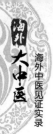

代码（NAPPI CODE），可以从医疗保险公司报销。经过近十年的快速发展，南非中医药行业已经有了稳定的消费人群。

我国与亚洲诸多国家地域毗邻，文化相似，中医药的传入与发展也具有悠久的历史。

胡以仁从民间中医药组织、中医教育、中医药管理、中医药与医疗保险等方面分析了中医药在马来西亚发展的现状，并提出了完善知识结构、提高中医从业人员临床水平、培养中医药人才、重视中药及中成药的进出口和市场动态、争取中医立法和中医纳入保险覆盖范围等建议。

汉方医学是"日本化的中医"，中医与日本人的哲学思想、民族性格、道德规范、社会风俗、生活习惯等相结合后，已带有其民族文化的特征。随着历史发展，日本将汉方称为东洋医学。

平马直树总结了中医学在日本传承与发展的基本过程，归纳了隋朝、唐朝、宋朝、明朝时期中医学传入日本的主要方式、特点及相关影响较大的医学典籍；分析了中医学在日本发展的基本特点和主要代表人物，认为国家政策与社会发展水平是影响中医学在日本的传承和发展的关键因素，中日现代中医学的交流推动了日本传统医学的发展。

田中耕一郎在《日本东洋医学的现状与发展趋势》中从美国对亚洲传统医学的认识，东洋医学的科学验证、教育、作用等方面，详细介绍了日本东洋医学的发展现状和未来趋势。在日本，东洋医学中大多数的中药材、中药颗粒剂均适用于全民医保的保险制度，使东洋医学得到了普及推广。目前，日本国内正积极引进东洋医学教育与科研。

由上可见，"见证现实"版块汇聚了世界各地一线专家所提供的最真实的材料，从传入历史、政策、立法、科研、教育、产业等多个方面记录了当地中医药的发展全貌，反映了当地中医药的情况，是中医药在海外发展的第一手材料，具有原创性、广泛性、代表性和可靠性。希望我们的版块编汇能打开纵览世界中医的窗户，见证中医药在海外的发展现实。

蒋凯彪

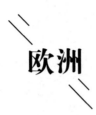

欧洲

欧洲中医药发展现状和未来思考

一、中医药在欧洲的发展历史

欧洲有 45 个国家，据 2014 年统计，欧洲总人口约为 7.38 亿。中医药在欧洲的发展历史已经历经了 800 年之久，《马可波罗游记》《利玛窦中国札记》等著作中，都盛赞中医药治疗的奇效，最早引起了欧洲人对中医的关注。1575 年，西班牙人拉达用拉丁文翻译了《本草纲目》的节选本，译名为《中国植物志》。1683 年，荷兰医生赖尼在伦敦出版了《论关节炎》。1707 年，英国医生弗洛伊尔将中医脉学翻译成《医生诊脉表》。这些都是欧洲保存下来论及中医药的珍贵书籍。18 世纪以后，欧洲人对针灸治疗认识渐多，逐渐在欧洲各国出版了近 50 种针灸书籍。

由于当时西方国家对中文和中国文化欠缺了解，以及交通不便，极少有来自中国的中医医师来到西方行医，因而中医药在欧洲发展缓慢。中医药在欧洲起步于 20 世纪 70 年代，当尼克松总统访华之后，他的随行记者 Restone J，翔实地报道了他在北京治病并观摩针刺麻醉的经过。这一西方特大新闻传遍全球，引起了针灸热和中医热，欧洲各国对中医的兴趣与日俱增。

20 世纪 80 年代，随着中国实行改革开放，越来越多来自中国的中医药从业人员走进了欧洲，充实了欧洲中医药人才的资源。但由于当时的欧洲国家没有对中医立法的意识，大大影响了受过良好中医学教育的中医药人才在欧洲的正常发展。相关媒体报道见图 1-1。

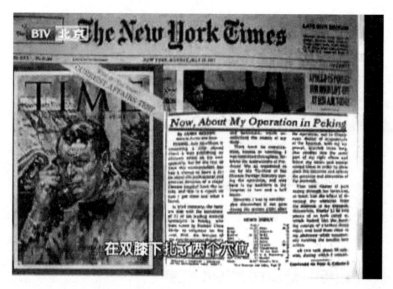

图 1-1　1971 年《纽约时报》中《现在让我告诉你们我在北京的手术》的报道

二、中医药在欧洲的发展概况

目前，中医在欧洲的行医形式主要是开设小型规模的诊所。有的国家在一些综合医院设有针灸科和中医科。

1991 年，德国在魁茨汀（Koetzting）建立了欧洲首座较为完善的中医医院。欧洲的中医实践是以针灸为主体，而多数国家尚未正式批准中医或草药疗法。欧洲多数国家，如法国、比利时、意大利等国规定只有注册医生才能进行针灸治疗，他们认为针灸是一种疗法，只有医生才能操作。

在欧洲至少有 35% 的居民接受过针灸治疗或中草药治疗。因而，中医药已成为补充医学的主流，是欧洲人生活中不可或缺的事物。据不完全统计，欧洲目前有中医师、针灸师 12 万余名，欧洲每年应诊患者已超过 500 万人次。在荷兰 1 650 万人口中，中医药人员达到 4 000 多人，有 1 500 多家中医诊所。英国中医诊所有 3 000 多家，其中在伦敦就有 1 000 多家，针灸师有 1 万多名。法国有 1 万多名针灸师，3 000 多个针灸诊所。西班牙有 1.5 万多名针灸师。葡萄牙有 3 000 多名针灸师。德国有 5 万多名具有针灸资格的治疗师，德国 70 多家西医医院设有中医门诊部。俄罗斯莫斯科市有针灸师 2 000 多名，中医诊所 300 多家。

目前在欧洲对中医立法的国家分为 3 个类别，即未立法国家、针灸立法国家、中医和针灸全面立法国家。目前只有匈牙利、瑞士对中医和针灸进行了立法，葡萄牙只对针灸进行了立法。这3个国家率先在欧洲进行了对中医或针灸的立法，为今后欧洲的其他国家对中医的立法提供了借鉴，有助于中医药在欧洲更深入地发展。

匈牙利于2013年12月17日施行立法，使中医行医合法化。2015年10月19日，在该法律的基础上制定了实施细则，该法令对中医执业人员许可证的发放进行了规定。该法律规定，在中医领域持有至少5年高等教育文凭的人，才有资格向有关当局递交申请，并限定行医地点和期限。申请人必须证明在祖籍国最后一个长期行医的工作单位，没有被取消过行医资格，并无刑事犯罪记录。卫生行政部门需要将申请人的个人资料、毕业证书号码等有关信息存档备查。

瑞士政府于2015年出台了联邦职业考试计划，包括中医针灸在内的4种医学专业需要通过考试，才可以拥有联邦认可的文凭，但被称为技师。有10年以上临床经验的医疗人员在考试中，只要求完成30~40页的论文和45分钟的答辩，考试时要求使用当地语言。

葡萄牙的中医尚未立法，但已被提上议事日程，目前政府反复更迭，结果难料。针灸立法已实施，在葡萄牙卫生系统管理中心（ACSS）平台上申请注册针灸师执业证书的医疗人员，已达到2 000多人。

2002年，英国卫生部成立了草药师立法管理工作小组，其目的是保证草药安全使用，但其做法是把中草药和西方传统草药、印度传统草药归为一类，注册为"草药师"，并把针灸单独分开注册。当时英国中医药学术团体、英国针灸学术团体和以华人为主的中医药学术团体对立法产生了分歧，以及华人中医药学术团体内部意见分歧，因此没有与英国政府达成一致的立法方案。在立法咨询过程中，又更换了原来的卫生部部长，所以英国的中医药立法停滞不前。

在欧洲没有对中医进行立法的国家，实际上是中医治疗的灰色地带。既没有法律规定中医是非法的，也没有法律规定中医是合法医疗行业。中医针灸治疗人员基本上是行业自我管理。由于中医针灸疗效高，副作用小，治好了许多西医无法解决的病症，获得了公众的广泛认同，甚至许多政要也深受其益。

中医针灸在未立法国家是被默许的。但是对于当地政府来说，始终存在一个隐患，就是如果出现医疗纠纷，如何保障患者权益。在没有法律的约束下，以及一些不合格的中医针灸从业人员的不当治疗，造成了对中医针灸治疗的不良影响。如何规范中医针灸医疗人员执业标准，保障病患权益，就成了欧洲各国政府立法规管中医针灸从业人员的出发点，也是中医在海外发展的大势所趋（图1-2）。

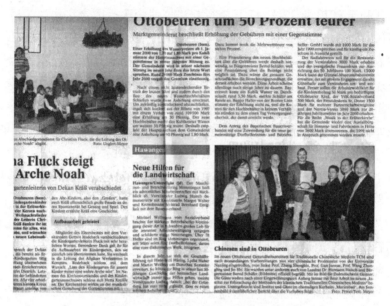

图1-2　德国媒体对中医的相关报道

三、中医药在欧洲的交流合作

在欧洲各国和中国政府间进行的双边合作下，中医药在欧洲逐步发展壮大，各国政府开始重视中医药。目前已有20多个欧洲国家政府与中国国家中医药管理局签订了中医药合作协议。如意大利医学院与天津中医药大学合作探索中医药药理；罗马大学圣安德肋医院与上海中医药大学合作研究中西医治疗效果的对比；英国剑桥大学开展的中药实验室，法国医学研究机构开展对人体经络的研究，都与中国的中医院校进行了合作。

世界中医药大会的召开，进一步加强了中欧之间的中医药交流。这些国际交流与合作都极大地促进了中医药在欧洲的发展。此外西班牙、葡萄牙、瑞士、瑞典、丹麦、斯洛伐克等不少国家的医学研究机构也相继与中国的医学院校及医疗机构进行了合作交流，并开展项目研究。意大利国家针灸学会学术交流团走进中国，与中国学术团体进行学术研讨，并达成与中国中医学术团体进一步交流合作的协定。

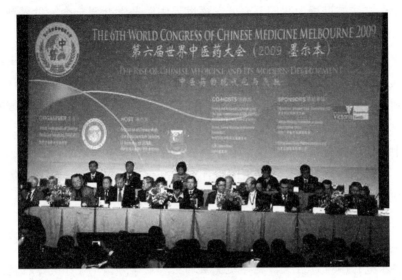

图 1-3　第六届世界中医药大会

四、中医药在欧洲取得的发展成果与面临的难题

中医药在欧洲的发展过程中，欧洲中医药学会和学术组织发挥了重要作用。世界中医药学会联合会于 2010 年发布了 5 个中医药国际组织的标准，以协助建立各地中医药学术团体。欧洲现有中医教学机构 300 多所，每年向各国输送 5 000 多名中医药医疗从业人员。英国建立了较为正规的中医药教育体系，开展学位教育、职业教育、短期培训及学术讲座。

如今针灸在欧洲国家的应用已相当广泛，许多欧洲国家的西医医师（多数为神经科、疼痛科、麻醉科及骨科的医师）在医院或诊所兼任针灸治疗师。

中医药在欧洲发展的态势良好，但中西方文化和中西医理论体系的差别，以及思维方式的不同和中医理论的翻译难度，是中医药在欧洲发展的阻力和障碍。大部分欧洲国家未将中医治疗纳入医疗保险范围。中医药只有得到欧洲国家政府更大程度上的认可并被纳入社会医疗保险，才能良好有序地发展。

如何推动欧洲各国政府对中医进行立法，协助旅居欧洲各国的中医药人员合法地从事中医药诊疗工作，还需要做长久的奋斗。我们要努力促进中医

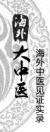

药在欧洲的发展，扩大中医药对欧洲各国政府决策层的影响力，推进欧洲各国对中医立法的进程。我们要充分发挥世界中医药学会联合会、世界针灸学会联合会、各国中医药学会国际组织的作用，促进国际中医药学术的交流沟通，重视中医教育，弥补中医药从业人员医疗水平的参差不齐，保障中医药的正确运用及传播，推动欧洲国家对中医药学位的认可，促进中医药标准化与国际化，规范行医范围，制定考试标准。这是我们今后要加强的领域和努力的方向。

中医药学拥有完整的传统医学体系，随着中医药在世界各国广泛运用和传播，中医药特色和优势将会被国际社会广泛理解、接受和应用，中医药将继续产生巨大的影响，并对人类做出伟大的贡献！

作者简介

郭春彪，1984 年在天津医学院完成西医专业学习，毕业于天津科技进修学院医疗系。出国前参加天津中医学院进修班，师从王文仲、石学敏等教授。1989 年前往澳大利亚留学，1990 年旅居意大利罗马，在罗马大学医学院进修，并在罗马从事中医药临床长达 20 年。现为意大利国家针灸学会会员和教师，西医临床执业医师，意大利中华医学会主席团执行委员，世界中医药学会联合会中医治未病专业委员会理事，世界中医药学会联合会癌症姑息治疗研究专业委员会常务理事，国际针灸医师，海外华人中医论坛秘书长，天津北洋医院医学顾问。

见刊时间：2016 年 9 月《中医药导报》官方微信公众号。

中东欧 16 国中医药概况与发展战略思考

2013 年，习近平总书记提出"新丝绸之路经济带"和"21 世纪海上丝绸之路"倡议（即"一带一路"倡议）以来，中医药事业发展受到来自国际、国内两方面的关注。特别是 2015 年第四次中国–中东欧国家领导人会晤制定《中国–中东欧国家合作中期规划》以后，中东欧国家迎来了前所未有的中医药发展新机遇[1]。

笔者作为匈牙利中医药发展的亲历者和践行者，从海外中医人的角度，就把握"一带一路"倡议的契机、推动中医药在中东欧国家发展提出自己的战略思考。

一、中东欧 16 国中医药概况

从整体上看，中东欧中医药的发展历史及规模远不及美国、加拿大和澳大利亚，也比不上西欧（如英国、法国、荷兰等国家）。但是近年来中东欧中医药的发展呈上升之势，个别国家如匈牙利、捷克等国发展迅猛，成果斐然，令业界瞩目。这无疑是中国政府"一带一路"倡议所带来的好势头。

1. 率先中医立法之国——匈牙利

匈牙利的中医药发展在中东欧 16 国中处于领头羊地位，其标志是两个"第一"：即第一个与中国政府签署"一带一路"谅解备忘录的国家；第一个在欧洲实现中医立法的国家。近年来，在中匈两国政府的积极推动和匈牙利中医团体及社会各界的共同努力下，匈牙利中医事业取得了长足发展。2009 年，经匈牙利教育部批准，中匈两国高校合作办学，中医教育被纳入匈牙利高等教育体系[2]。2014 年 2 月 12 日，在中国总理李克强和匈牙利总理欧尔班共同见证下，中国国家卫生和计划生育委员会（现国家卫生健康委员会）与匈牙利人力资源部（原卫生部）在北京签署《中医药领域合作意向书》。2015 年 6 月 6 日，中国外交部部长王毅同匈牙利外交与对外经济部部

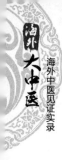

长西亚尔托签署了关于双方共同推进"一带一路"建设的谅解备忘录，匈牙利成为第一个同中国签署此类合作文件的欧洲国家。2015 年 9 月 19 日，在匈牙利国会通过中医立法的基础上，匈牙利人力资源部颁布的中医法案实施细则正式生效，匈牙利成为欧洲第一个实现中医立法的国家[3]。

2. 率先建立中医中心之国——捷克

中医药在 20 世纪 60~80 年代进入捷克，当时在捷克医学院校给研究生开设有 3 周的中医药课程。近年来，随着"一带一路"倡议的推进，捷克中医药发展较快，中捷双方的大学及医院相继建立合作关系。2015 年 12 月，北京同仁堂中医门店在捷克布拉格开业。2015 年 6 月，捷克赫拉德茨-克拉洛维大学附属医院的中医中心正式成立，这是中东欧地区首家由两国政府支持的中医机构。捷克没有专门针对中医药的法规，中医从业人员在捷克不能取得合法的独立行医资格，只能挂靠在捷克医生诊所名下。捷克医生可以应用一些中医药的方法为患者服务，但中药只能作为保健食品使用。捷克有近百家中医诊所，主要提供针灸、按摩等康复性治疗[4]。

3. 中医药深入普及之国

（1）波兰

波兰从 20 世纪 60 年代开始使用针灸疗法，到 80 年代已经取得了长足进步。目前中医针灸疗法在波兰已经非常普及和深入。该国目前未有针对中医药的专门立法，但是有利用草药和针灸疗法的传统，主要是作为"补充和替代医疗"手段。约有 7 万名补充和替代医疗从业者。

波兰主要有两个中医药行业组织，即波兰中医药协会（Polish Society of Traditional Chinese Medicine）和波兰针灸协会（Polish Acupuncture Society）。波兰针灸协会自 20 世纪 80 年代起多次举办针灸培训班，并聘请中国针灸专家前往波兰讲学和参加学术会议。波兰弗罗茨瓦夫医科大学与中国的中医药大学合作建立中医药研究中心，从事中医药联合研究和宣传推广工作[5]。2014 年 7 月，甘肃省中医药代表团访问波兰，与波兰卢布林医科大学达成初步协议，探索在波兰合作成立中医中心和教育培训机构方面的合作。

（2）罗马尼亚

罗马尼亚是针灸传入欧洲以来最早使用针灸疗法的国家之一。但对针灸的兴趣的增加却是始于第二次世界大战以后。Brain（1910—1965）是罗马尼亚医学界杰出的科学家，由于他的努力，使针灸得以迅速进入罗马尼亚。

1958 年，针灸作为一种正式的替代医学疗法被罗马尼亚卫生部科学委员会承认，针灸疗法可以在官方正式的医疗实践中使用。据统计，目前该国已有千余名运用针灸治病的医师。罗马尼亚的中医学会可以审批针灸许可[6]。

4. 中医药接受程度较高之国

（1）保加利亚

大部分保加利亚居民都对中医药很感兴趣，并愿意接受中医、针灸治疗。1991 年，保加利亚在索菲亚成立了"中国中医治疗中心"，该中心是天津中医学院（现天津中医药大学）与保加利亚"巴尔干叉车公司"合作创办的。中国的中成药与保健品在保加利亚药店、食品店、化妆品店均有销售[7]。

（2）爱沙尼亚

爱沙尼亚总统夫人伊芙琳·伊尔韦斯一行于 2015 年 9 月专程访问北京中医药大学，参观了该校中药学院、国医堂中医门诊部和中医药博物馆。据悉，伊芙琳·伊尔韦斯曾就读于爱沙尼亚塔尔图大学医学专业，多年来，对中医药兴趣浓厚。伊芙琳还饶有兴趣地体验了针灸疗法[8]。

（3）马其顿

2013 年 10 月 21 日，中国国家卫生和计划生育委员会副主任、国家中医药管理局局长王国强会见来访的马其顿卫生部部长尼科拉·托多罗夫一行，双方达成三点共识：一是通过派出中方教师赴马教学和接受马方师资队伍来华进修两个途径，尽快在马其顿相关大学中开展中医药教学，尤其是针灸教学。二是推荐成都中医药大学与马其顿相关大学建立合作关系。三是双方将通过互派人员访问考察等方式，加强在中药产品注册和应用方面的交流[9]。

5. 中医药具有发展潜力之国

中医药在拉脱维亚、克罗地亚、塞尔维亚、立陶宛、黑山、斯洛伐克、斯洛文尼亚、波黑、阿尔巴尼亚等国家均有发展潜力。

（1）拉脱维亚

自 1991 年独立以来，拉脱维亚的医药行业发展发展迅速，与中国的交流合作也有着积极的态度。由世界中医药学会联合会主办、空达维尔研究院承办的"世界中联波罗的海中医药合作与发展拉脱维亚学术会议"于 2013年 10 月于拉脱维亚首府里加成功举办。

（2）克罗地亚

2015 年 3 月 19 日，克罗地亚国会女议员、里耶卡大学医学院附属医院

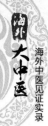

董事会主席罗马妮娅（Romana Jerkovi）率团访问山西并签订了中医药引进欧洲康复旅游胜地的合作协议。根据协议，太原市侯丽萍风湿骨病中医医院将派中医师在里耶卡大学医学院附属医院开诊[10]。

（3）塞尔维亚

应塞尔维亚共和国卫生部邀请，中国国家卫生和计划生育委员会副主任、国家中医药管理局局长王国强率代表团于2012年6月访问了塞尔维亚，与塞尔维亚卫生部部长佐兰·斯坦科维奇先生举行了会谈。中方将根据塞尔维亚的要求派出中医药专家，在中医药教学大纲设计、针灸师师资培训和认证等领域提供协助[11]。2015年6月16日，中国国家卫生和计划生育委员会主任李斌在布拉格会见了塞尔维亚卫生部部长兹拉提波尔·兰卡（Zlatibor Loncar）。

（4）立陶宛

立陶宛卫生部于2014年起草了关于替代医学的法案并提交议会，预计2016年通过。法案中规定了包括针灸、顺势疗法、瑜伽在内的传统疗法行医准则[12]。

（5）黑山

2015年6月18日，成都中医药大学附属医院黑山分院成立暨挂牌仪式在黑山共和国首都波德戈里察隆重举行。黑山分院院长张亚莉称医院投入使用不到1年时间，已接诊患者达800余人次[13]。

（6）斯洛伐克

斯洛伐克政府对中医药的接纳表现出积极姿态。近年来两国医学代表团频繁交往，如天津中医药大学代表团先后访问了斯洛伐克技术大学和斯洛伐克医科大学，就双方在教育、科研和临床等方面的合作进行了广泛的交流和探讨。2013年，南京中医药大学为斯洛伐克短期培训22名学员。2015年4月20日，世界中医药学会联合会秘书长李振吉会见了斯洛伐克中国梦项目负责人欧夏克一行。双方就中医师的认证和标准化方面的合作展开了探讨[14]。

（7）斯洛文尼亚

1991年，斯洛文尼亚成为一个主权独立的国家，其政府和百姓对中医药持欢迎态度。该国对中医的需求较大，斯洛文尼亚国家针灸医学会经常组织代表团访问中国，进行学习交流。

（8）波黑

由于战争等原因，中医药在波黑近年才有发展。2014年11月，中国中医科学院西苑医院与波黑创伤管理协会签署合作谅解备忘录，双方将开展中医药方面的合作。2015 年 12 月 20 日，波黑国家总统米洛拉德·多迪克来华访问期间亲临大成草集团旗下的养生会所——大成膳坊[15]。

（9）阿尔巴尼亚

2010 年 4 月 13 日，国家中医药管理局副局长于文明会见了来华访问的阿尔巴尼亚卫生部部长佩特里特·瓦西利（Petrit Vasili），就开展中阿中医药合作交换意见。近年来，上海中医药大学与阿尔巴尼亚药学院签署了中药教育与科研合作意向[16]。

二、推动中医药在中东欧国家发展的战略思考

第四次中国-中东欧国家领导人会晤制定了《中国-中东欧国家合作中期规划》，为中国与中东欧国家的国际交流合作规划了美好蓝图，作为旅居海外多年的中医人，我们在为此感到振奋的同时也深感即将肩负责任和面临挑战。笔者结合匈牙利中医药发展实际，对中医药在中东欧国家的发展战略提出以下几点思考。

1. 发挥中医药技术和疗效优势

中医药在"一带一路"沿线各国发展不均衡，各国政府及民众对中医认可程度存在较大差异，因此，要实现中医药走出去战略还面临诸多困难和挑战。结合匈牙利的情况，在双方政府的支持下，加强两国医学的科技交流与合作，在合作中增强当地主流医学对中医药学的认知，无疑是行之有效的方法。自 2007 年中匈科技合作委员会工作会议在北京举行以来，中匈双方将中医药合作确立为双边合作的重点。通过科研合作，使匈方西医学界增强了对传统中医药的认识和了解。与此同时，充分发挥海外华人中医师的作用，以实际疗效证明中医药的临床价值。匈牙利就有这样一支专业素质优秀的中医师队伍。西医临床上一些解决不了的问题，通过华人中医师的治疗，立竿见影，手到病除，中医疗效在匈牙利民众中口口相传，为后来实现中医立法打下了群众基础。由此可见，中医药技术和临床疗效是推动中医药在当地发展的切入点。

2. 制定国际中医药标准

中国中东欧研究人员中，小语种人才比较缺乏，其中中医药专业方面的更少。中国政府派出来的专家单纯用英语很难与当地民众沟通。有鉴于此，

充分发挥当地华人中医师的作用，凝聚当地更多的人力资源显得尤为重要。从匈牙利中医药发展历程看，华人中医师在推动当地中医事业发展进程中发挥了重要作用。他们不但拥有中医专业知识，熟悉当地语言，而且了解当地法律和国情，依法注册成立了自己的行业团体——匈牙利中医药学会，联合起来与当地政府交流。

2005年，匈牙利中医药学会成功加入当地主流医学组织——匈牙利医学会联合会，作为团体会员被当地主流医学组织所接纳。匈牙利中医药学会会长于福年先后当选为匈牙利医学会联合会理事以及匈牙利卫生部替代疗法委员会13名执行委员之一。这一切对于推动当地中医药发展以及后来实现中医立法，都具有重要意义。

目前中东欧各国以华人为主体的中医药团体为数不多，有些国家尚无条件成立类似的中医药团体。因此，有必要成立一个中东欧国家中医药联盟组织。联盟可根据各国不同国情，借鉴他国的成功经验，配合各国政府推动中医在各国的发展。同时，联盟的成立，有助于推动沿线国家建立统一的中医药相关国际标准。

目前海外中医药发展最大的障碍，是各国关于传统医学的法律法规，无论是中医行医资格的认定，还是中药产品的准入，都受到当地法律法规的制约。有些国家相关法律尚不健全，缺乏有关中医药的相关标准和监管办法。

笔者认为，联盟成立以后，可以在世界中医药学会联合会或世界针灸学会联合会的框架下为沿线国家提供以下标准化服务。首先，努力通过各国的中医药团体或有志于中医药事业的人士，促使所在国的国际标准化组织（ISO）纳入TC249（TC429是国际标准化组织中医药国际标准化代码）。通过努力，匈牙利标准局于2015年已经成功地加入了ISO/TC249。为设在中国的TC249总部又增加了新的成员国，在中东欧区域内起到了表率作用。第二，完善有关中医基本名词术语的匈牙利语、捷克语、波兰语等多语种中外对照国际标准的制定。第三，对海外中医师进行再教育，广泛开展学术交流活动。第四，对海外中医师进行临床水平的考核及相应职称的评审考核。第五，名师带教，传承教育。第六，中医诊所的标准化建设及其统一挂牌办法的实施等。中国作为传统中医药的发源地，一定要尽早在世界范围内建立中医药国际标准体系，掌握有关中医药国际标准的话语权，提供战略依据及保护知识产权等是实现中医药走出去战略的重中之重。

3. 建立中医药中心

推动中医药在中东欧国家发展，不仅仅是让中医药走入当地科研院所，而是要让中医药能接地气，真正惠泽沿线诸国的民众。在沿线国家建设中医药中心项目，既是当地民众的需求，也是推动中医药发展的手段。2015 年 6 月，中东欧第一家中医药中心首先在捷克落成。此外，匈牙利、黑山、马其顿、波兰、克罗地亚等国亦先后与中国签署了中医药领域的合作协议，准备筹建各自国家的中医药中心，并以此推动中医药在当地的全面发展。

有了顶层设计的政策支持，上述目标能否真正在各国实现，主要取决于财力因素和人力因素。众所周知，中东欧国家经历了从中央计划经济向市场经济的转轨，中东欧经济曾受到国际金融危机的严重冲击，一些中东欧国家不得不接受国际金融组织的救助。搭上"一带一路"这班车，使一些中东欧国家在经贸合作中受益，如匈牙利的经济从去年开始复苏，但某些国家的财政状况仍不容乐观。

笔者认为，在做好顶层设计的基础上，可根据 16 国的不同国情，充分发挥市场机制作用。

从财力上看，可采取双方政府立项、制定标书等方式，鼓励相关中医药机构、行业学会、中医药企业等根据自身的特点和优势，积极参与"中医药中心"等重大项目的竞标。允许民间资金进入，结合当地的国情，采取股份制管理办法。

从人力上看，应当充分利用旅居当地的华人中医药专家资源。他们侨居所在国多年，既懂当地语言，熟悉当地国情，又有中医专业技术特长。可以采取政府招聘、考核或毛遂自荐等方式，竞争上岗。这样，国家既节省财力又节省人力，通过中医药中心项目的建设，全面推动中医药在中东欧的深入发展。

4. 推动当地实现中医立法

近年来，世界各国实现中医或针灸立法的国家逐渐增多。澳大利亚全国、加拿大 3 个省、美国 45 个州及华盛顿哥伦比亚特区等地先后实现中医立法或针灸立法。这种国际大环境对推动中东欧国家的中医立法起到了示范作用。加拿大中医学者吴滨江教授提出，除了东南亚地区，世界中医立法有两个模式：英联邦模式（中医从业人员多，历史年代久）和匈牙利模式（中医从业人员相对少，历史年代短）。并强调了匈牙利模式是可复制的，特别是区域内匈牙利实现中医立法，可能对邻国产生示范效应。纵观海外中医药发展遇到的种种问题，如中医执业医师资格、中医学历认证、中医疗法加入当地医保体系等，都与中医立法密切相关。只有实现中医立法，才能为中医药在海外的长远发展提供法律保障。

笔者曾参与匈牙利中医立法的全过程，对如何争取实现中医立法有着深切的体会，并提出了匈牙利实现中医立法的天时、地利、人和三大因素，也愿意与中东欧国家的中医药同仁分享匈牙利的成功经验，并就相关问题与大家展开更深一步的探讨。希望能够与中东欧国家的同仁们携手合作，借着"一带一路"倡议的契机，积极推动中东欧各国中医立法的进程，共同传承中医药文化，为中东欧国家和人类的健康事业做出吾辈之努力。

参 考 文 献

［1］刘晓朋．解读第四次中国-中东欧国家领导人会晤成果［EB/OL］．［2015-11-25］．http：//news. xinhuanet. com/world/2015-11/25/c_ 1117262704. htm.

［2］于福年．匈牙利中医药发展历程及前景展望［EB/OL］．［2013-11-01］．http：//www. wfcms. org/menuCon/contdetail. jsp？id=5172.

［3］夏林军．匈牙利中医药概况和中医立法后的思考［J］．中医药导报，2016，22（8）：1-4，7.

［4］中东欧首家中医药中心在捷克成立［J］．中医药导报，2015，21（16）：99.

［5］叶佩．波兰中医药发展现状［N/OL］．上海中医药报，2012-03-06［2016-07-07］．http：//www. th55. cn/global/hwcf/1402/195011. html.

［6］中医药在罗马尼亚［EB/OL］．［2016-07-07］．http：//www. 21nx. com/jkw/zybk/1/4/z-15556. htm.

［7］中国制药网．保加利亚中医药接受度高［EB/OL］．［2013-07-08］．http：//www. zyzhan. com/News/Detail/32300. html.

［8］于丽珊．爱沙尼亚总统夫人访问北京中医药大学［N/OL］．中国中医药报，2008-09-23［2016-07-07］．http：//www. acucn. com/inside/news/200809/4468. html.

［9］魏敏．王国强会见马其顿卫生部代表团［EB/OL］．中国中医药报，2013-11-07［2016-07-07］．http：//www. th55. cn/global/hqkx/1402/197688. html.

［10］刘璟．将中医药引进欧洲康复旅游胜地［N/OL］．中国中医药报，2015-03-25［2016-07-07］．http：//zy. china. com. cn/2015-03/23/content_ 35151585. htm.

［11］黄心．王国强访问德国、塞尔维亚和马其顿［J］．中医药管理杂志，2012，20（7）：F0004.

［12］尚玉. 立陶宛卫生部长访问北京中医药大学［EB/OL］.［2016-01-16］. http：//www. edu777. com/jiaoyu/16840. html.

［13］成都中医药大学黑山分院成立［EB/OL］.［2015-06-25］. http：//sctcm. gov. cn/article. asp? id=2954&tab=znews&word=%BA%DA%C9%BD.

［14］李振吉秘书长会见斯洛伐克中国梦项目负责人欧夏克一行［EB/OL］.［2015-04-20］. http：//www. wfcms. org/menuCon/contdetail. jsp? id=6336.

［15］中国与波黑加强中医药合作［N/OL］. 中国中医药报，2014-11-20［2016-07-07］. http：//zy. china. com. cn/2014-11/21/content_ 34113949. htm.

［16］王炼，王国辰. 中国中医药年鉴［M］. 北京：中国中医药出版社，2011.

作者简介

于福年，医学博士，教授，博士生导师，被中国国务院学位委员会评为首批"做出突出贡献博士学位获得者"。兼任世界中医药学会联合会首批世界名中医带高徒指导老师，布达佩斯于氏中医诊所主任医师，黑龙江中医药大学匈牙利分校中方校长，世界中医药学会联合会主席团执行委员，匈牙利医学会联合会理事，匈牙利中医药学会创会会长（2002—2016）、名誉会长，欧洲医疗卫生中医基金会副主席，《世界中医药杂志》编委，欧洲经方学会学术顾问等职。

见刊时间：2016 年 12 月。

中医在德国

一、发展的历史

欧洲针刺（acus，针；pungere，刺）词汇出现在 17 世纪，A. Cleyer 书写了第一篇关于针灸的论文（1682，Frankfurt）[1]。18 世纪在法国和周围地区有运用针灸的报道[2]。

20 世纪 50 年代初，德国 Dr. Bachmann 等人开始在德国教授针灸，他的针灸知识学自法国，并于 1951 年成立了第一个德国针灸医师协会。但针灸作为异族疗法不被重视，只有近百位医师使用，其后发展缓慢。

到了 20 世纪 70 年代，中国针麻技术在世界范围内声名鹊起，尼克松访华后在美国出现针灸热，引起了德国医疗界的关注，也开始研究针麻和针灸的疗效。20 世纪 70 年代后期，德国成立了更多的针灸协会，旨在进行针灸教学，短期内迅速增加了几千位针灸治疗师。某些大学，如吉森大学（Giessen）、海德堡大学（Heilberg），开始开设门诊，提供针灸治疗。同时对针灸疗法进行科学研究，那个时期有关针灸的学术论文在西医界引起了广泛的争议。部分医疗保险公司开始部分付费，有些是在法庭的判决后，被强制承担部分针灸费用，以利于德国大众使用针灸疗法解除病痛[3]。

20 世纪 80 年代以后，止痛研究发展迅速。世界范围内的针灸研究热潮，使医学界对针灸止痛原理有了初步的共识，针灸止痛在德国得到了迅速的推广，许多麻醉师把针灸列为止痛的方法之一。德国的医师协会也开始制定更详尽严格的针灸培训内容，增加培训时间。德国特有的一种行医执照，"自然疗法治疗师"（Heilpraktiker，HP）被允许从事针灸治疗。中德合作的针灸诊所和研究机构明显增多。

20 世纪 90 年代，中医在德国有了飞跃性的发展。标志性的事件是 1991 年北京中医药大学和德国人 Herr Staudinger 合作，在德国巴伐利亚州建立了德国第一家中医医院——魁茨汀（Koetzting）医院（图 1-4、图 1-5），设有 80 张病床，北京中医药大学附属东直门医院派出医生、护士、中药师、气功师、中医营养师等专业人士，对德国患者实施"原汁原味"的中医治疗。管理由中德双方协商共管。开业之际，德国卫生部部长亲自参加了开业典礼，中德两国多家媒体给予报道，并且在其后相当长的一段时间里，来医院参观的医生、医疗团体络绎不绝，加上媒体多角度、滚动式的报道，可以说在一定程度上引起了轰动。伴随临床工作的开展，中医书籍杂志的翻译、科研教学工作的全面展开，极大地推动了中医在德国的发展。迄今为止，该院仍是德国，乃至欧洲唯一一所社会保险公司付费的以中医治疗为主的中医医院。基于良好的治疗效果，2010 年始该医院成为德国心理疾病治疗中心。

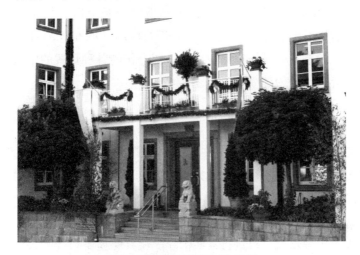

图 1-4　德国魁茨汀医院正门

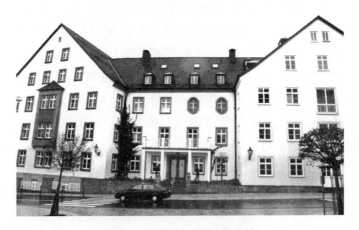

图 1-5　德国魁茨汀医院主楼

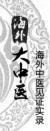

1991 年 9 月 19 日，在阿尔卑斯山冰雪中发现的木乃伊 Otzi，因身体有 61 个（另一说 47 个）体表的点和线的文身，与针灸的穴位多有重合，而被认为是早期用刺激穴位的方法治疗关节病的标志，从而引发广泛的讨论。可见当时的针灸热已经波及德国民众的生活[4]。

进入 21 世纪后，针灸医学不再仅仅是一种补充医学或者替代医学，并得到了德国医学界的广泛认同。由大学和保险公司直接参与的针灸相关科研成果，引领针灸治疗初步进入德国社会医疗保险体系，从而成为某些病种的标准疗法之一（具体见后述）。

私人的中医针灸诊所在德国仍然是最主要的运营方式，单一执业占绝大多数，也有几个医生合作的诊所形式。从业人员和就医人数较前有明显增加，另外与各医学专科结合上也取得了新的成绩，如在矫形骨科、运动医学、妇产科、肿瘤等领域被广泛应用。中德合作的各种形式的中医科研诊疗机构如雨后春笋，纷纷建立。

二、从业人员组成与保险付费

德国有 4 万多名医生有针灸许可证书。除个别医师运营中医针灸诊所外，大部分医生只是偶尔用针灸的方法治疗自己专科的患者。普遍来讲，运用针灸疗法治疗患者的量不大。

Heilpraktier（HP）是德国特有的一种职业资质，可以翻译成自然疗法治疗师，只要通过考试就可以进行某些治疗。没有课程要求（如果学习，需要 2~3 年）。考试内容为西医的基础知识、传染病、法律法规等。没有中医或针灸的内容，但考试通过后就可以实施针灸治疗。在德国约有 3.4 万名自然疗法治疗师，治疗的手段繁多，有多少人用中医的方法治疗患者很难统计。部分在德华裔，或西学中人士，或与医学相关的专业人士，或完全不相关的其他人员，也通过考取 HP 执照从而走上中医针灸之路。

具有国内本科学历以上的中医师，在德国中医从业人员中占极少数，有一二百人，专业素质高，治疗水平专业。绝大部分持 HP 身份工作或开业，有西医开业许可的屈指可数。

德国家庭医生或专科医生如果和社保医师联合会（Kassenvereinigung）有签约，并且该医生持有医师公会标准文凭（Artzekammerdiplom），在用针灸的方法为患者治疗慢性腰痛、膝关节痛这两个病种时，可通过社保计费，一般每年 10 次。购买私人医疗保险的患者，对疼痛性疾病的针灸治疗（西医、HP 均可），由私人医疗保险付费。如果社保患者购买了自然疗法的附加保险，保险公司也会对医生、HP 治疗师的针灸治疗付费。华裔中医师治疗病种广泛，少数患者可以通过保险公司付费或者部分付费，绝大部分患者需自己负担中医治疗费用。

三、中药

德国植物药市值约 20 亿欧元。德国是进口、制造、使用、出口植物药的大国。据统计，草药占德国药品市场的 20%~30%（包含中药制剂）[5]。来自中国的中药饮片，经检验合格后可以进口，但检验费用不菲。由于不时被查出杀虫剂、重金属、黄曲霉菌、微生物等指标超标而被批量禁止进口。有资料显示，被禁止入关的中药饮片可达批量的 20%[5]。

由于部分中药饮片具有毒性，使用不当会造成肝肾损害等原因，被禁用的饮片有增多的趋势。在德国大部分动物类药物被禁用。德国人对中药煎煮时的气味，汤剂的口感比较不适应，也在一定程度上影响了中药煎剂的使用。中药饮片近年来价格一直上涨，患者普遍感觉有一定的经济负担。所以开中药处方时在品种、价格等方面受到诸多限制。近年来，中药的颗粒剂，因价格低，不用煎煮，方便服用的优点，明显开始走俏。

中成药，绝大多数因为没有注册，不能达到欧盟药物的卫生标准而被禁止进口。市场上基本没有中成药出售。可通过从欧盟其他国家邮购等渠道略为弥补。国内的中药制剂如果能规范管理，达到欧盟的生产卫生等标准并在欧盟注册，德国的中药进口将有巨大的增长潜力。

中药是中医的主要治疗手段之一，但这里很多中医从业人员没有经过全面系统地学习，无法正确使用中药，再加上中药进口种类限制、价格昂贵等原因，中药的优势被严重遏制。

德国中药发展近年来值得关注的几件事：

1. 有报道称，因为中药饮片需求强劲，并且从中国进口的饮片经常有杀虫剂含量超标等原因，有些德国农民已开始在德国种植无毒中药，从而进入中药市场[6]。

2. 德国生产的植物药出口中国的增长速度加快[7]。德国生产工艺先进，质量可靠，成分分析精确，适应证、禁忌证、副作用等都在产品上清楚地标明，受国人信赖，在中国市场有很强的竞争力。

3. 德国拜耳药业以 36 亿欧元收购中国滇虹药业，是德国人进军中药市

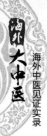

场的另一个惊人举动。他们看到了中药市场的巨大潜力，希望尽快切分蛋糕。

四、中医学历认可与中医教育

德国对中医没有立法，没有独立的管理体系。因为达不到德国法律规定的西医学时数，中国的中医文凭不被承认为医生，不允许私人开业。个别情况下，可获得有限期的中医医师许可，一般最多 2~4 年，在特定的医院或研究所工作。要想长期工作或独立开业，需要去参加德国的医师考试（有国家考试，同等学历考试等），或者 HP 的考试。所有考试用语均为德文。

德国医生的针灸文凭分为 3 种。一是 Diplom A（基础课为主），共 140 学时，2/3 为基础理论，1/3 是实际操作。A 文凭的目的是保证医生可以用针灸的手段治疗患者。二是 Diplom B（深化班），350 学时，学习内容全面深化，教学更加贴近临床，通过对多种证型的学习、病历讨论等，提高诊治水平，目的是培养高质量的针灸师[8]。三是 Artzekammerdiplom（医师公会标准），即 2003 年德国医师公会确定的德国医师针灸再教育学时标准，共 200 学时，包括中医诊断、证型、辨证论治等[9]。具备医师公会标准即可挂牌，治疗患者按医生标准计费。

五、科研

德国人的严谨也体现在对中医的态度上。尽管中医针灸有几千年的历史，现代科研硕果累累，但德国人在对中医针灸的学习、应用过程中，也在不断地进行各方面的科学研究。很多大学、医学院、科研院所除了更详尽地研究中医针灸治疗痛症外，也对其他的适应证进行了扩展研究。

很值得一提的是德国医生 Wolfgang E Paulus，他在 2002 年发表的一篇关于针刺可以提高试管婴儿受孕率的文章。在此文发表之前，西医用针灸的方法治疗不孕症的寥寥无几。此文发表后，引起了西方医学界巨大的反响，翻开了针灸治疗多种适应证的新篇章[10]。

2002~2006 年，由波鸿大学（Ruhr-Universitat Bochum）牵头，共 6 家大学，多家医疗保险公司，500 名医生（针灸证书至少 A 级，针灸临床经验至少两年，并经过 GERAC 为这项研究做的特殊培训），100 名科研工作者，对 3 500 例患者，用针灸治疗常见的痛症，如颈肩痛、慢性腰痛、头痛与偏头痛、慢性膝关节疼痛等，共进行了 3.5 万次的针灸治疗，该项目缩写为

GERAC-Studie。2006 年，经过数据分析研究，确认针灸治疗慢性腰痛、慢性膝关节疼痛的疗效优于传统的止痛药加理疗的效果[11]。所以从 2007 年 1 月 1 日起，德国社会医疗保险开始为这 2 个病种付费。

德国现在对中医的研究题目已经非常广泛，如现在柏林夏里特（Charite）医学院正在进行的：针灸治疗过敏性鼻炎、月经病，中风患者针刺后引起的大脑脑电活动度的变化，乳腺癌患者化疗时伴随针刺治疗提高生存质量的研究等[12]。

科研不仅限于临床研究，中医针灸的民意调查也是一项非常具有德国特色的研究工作。据德国权威的民意调查机构阿伦斯巴赫研究所的数据显示，目前每年接受中医治疗的德国人已超过 200 万。约有 61% 的德国人表示，希望采用中西医结合的方法治疗疾病。经过中医治疗后的患者，有 89% 的人希望继续用中医治疗。仅想采用西医治疗的患者只占 18%[13]。保险公司每年支付的费用（主要是针灸）为 1.5 亿~3 亿欧元。

另外也应该看到，在德国只有少数德国医生青睐中医理论，并进行深入研究。大部分临床医生因为理解困难，或不完全认可中医理论，这些人在西医学或科学的基础上研究中医时，出现了明显的去中医化倾向。

六、学术交流

中德之间关于中医的学术交流在过去的几十年间呈明显上升的趋势。如慕尼黑工业大学与北京中医药大学联手，加强双方在中医药教育和科研领域规范化和标准化方面的合作，两校于 2003 年首次签订合作协议。双方商定共同申请国际科研合作项目，并与世界中医药学会联合会共同举办了 3 届"中欧中医药合作与发展论坛"，致力于将论坛发展成有国际影响力的中医药合作与交流平台[14]。目前，北京中医药大学与迪根道夫应用科技大学合作开展中医硕士学位教育的项目正在计划中。

德国罗腾堡中医药学术交流大会是欧洲规模最大的中医药学术年会，由中医同盟会（AGTCM）组织，每年有超过 16 个国家的与会者参加。中医药学术交流大会是一个非商业性年会，得到了众多中医社团和中医专业人士的支持，为他们提供了一个传播中医知识、讨论问题并联系彼此的平台[15]。

七、思考与展望

在过去的几十年里，古老的中医在这片陌生的土地上得到了前所未有的发展，为德国大众的健康事业做出了越来越多的贡献，这是我们中国人的骄傲。但中医及从业人员在德国还没有一个相称的定位，德国的针灸、中医还没有单独立法。大部分来自国内的中医人，以 HP 的身份执业，但 HP 范围宽泛，人员素质鱼龙混杂，地位远比医生低，很多从事中医药治疗的人员缺乏相关的中医知识，从而使德国医疗界和大众对中医理论和疗效的认同产生了负面影响。国内正规大学的毕业生只能委曲求全以 HP 身份执业，因为在中国 5 年的大学教育已经远远超过了 HP 所要求掌握的医学专业知识，其中不乏国内的专家、教授、博士，到德国来也只能以 HP 的身份执业。

随着世界各国中医立法的发展趋势，怎样保障我们中医针灸专业人士在立法过程中的话语权，保障中医实践者的切身利益，确保传统中医在海外发展的正确方向，是当前我们面临的挑战，中医针灸在德国的发展任重而道远。

参 考 文 献

[1] Andreas Cleyer, Specimen Medicine Sinicae. Sive opuscula medica ad Mentem Sinensium, Zubrodt, Frankfurt 1682 [EB/OL]. http：//www. christies. com/lotfinder/Books - Manu-scripts/cleyer-andreas-5983325-details. aspx？intObjectID=5983325.

[2] Geschichte der Akupunktur im Westen [EB/OL]. http：//daegfa. de/Aerzteportal/Ueber_ Uns. Historie. Geschichte_ Akupunktur_ im_ Westen. aspx.

[3] Gabriel Stux. Geschichte der Akupunktur in Deutschland [EB/OL]. http：//www. argedon. de/dimmaknet/akupuktur/vi_ aku. htm.

[4] Leopold Dorfer, Maximilian Moser, Frank Bahr, et al. Antirheumatische Akupunktur beim Mann aus dem Eis （"Otzi"） vor 5200 Jahren [EB/OL]. https：//www. akupunktur. de/akupunktur/themen/oetzi-akupunktur/5200-jahre-akupunktur. html.

[5] 世界中医药网. 中草药接轨德国市场势头强劲 [EB/OL]. [2013-04-30]. http：//www. worldtcm. org/130430/93L514I. shtml.

[6] 环球时报. 中国草药难进市场，德国农民自种中草药 [EB/OL]. [2006-08-22]. http：//scitech. people. com. cn/GB/4727351. html.

[7] 中商情报网. 2013 年中国中药类产品进出口贸易分析 [EB/OL]. http：//www. catcm. org. cn/newsmain. asp？id=5305&cname.

[8] Akupunktur Aktuell Aus-und Fortbildungskurse [EB/OL]. http：//akupunktur-aktuell. de/schulungen. html.

[9] Akupunktur - Deutsche Akupunktur esellschaft. Akupunktur 2003 Jahresbericht [EB/OL].

http://archiv. akupunktur-aktuell. de/2004/beitrag/02-12-1. htm.

[10] Wolfgang E Paulus, Paulus M. D, Mingmin Zhang, et al. In vitro fertilization Influence of acupuncture on the pregnancy rate in patients who undergo assisted reproduction therapy [J]. Fertility and Sterility, 2002, 77 (4): 721-724. doi: 10. 1016/S0015-0282 (01) 03273-3.

[11] M Haake, HH Müller, C Schade-Brittinger, et al. German Acupuncture Trials (GERAC) for choronic low back pain: randomized, multicenter, blinded, parallel-group trial with 3 groups [J]. Arch Intern Med, 2007, 167 (17): 1892-1898.

[12] The University of Charite in Berlin [EB/OL]. http://epidemiologie. charite. de/forschung/projektbereich_ komplementaere_ und_ integrative_ medizin/forschungstaetigkeit/.

[13] 宏景国际教育. 中医在国外之德国 [EB/OL]. http://nccaom. hongjingedu. com/zixun/2013/1009/116. html.

[14] 宋国城, 朱晟. 北京中医药大学与慕尼黑工业大学续签合作协议 [EB/OL]. [2013-06-25]. http://news. xinhuanet. com/2013-06/25/c_ 116276286. htm.

[15] 德国罗腾堡 (Rothenburg) 中医药学术交流大会源流 [EB/OL]. http://www. tcm-kongress. de/en/welcome_ cn. htm.

作者简介

耿直, 德国中医学会副会长, 德国澳盆奈斯特骨科康复医院主任医师。毕业于北京中医药大学 1980 级中医系, 毕业后在北京中医药大学东直门医院骨科工作。1991 年受北京中医药大学派遣赴德国魁茨汀医院工作, 主要负责意大利分院的筹建, 从此与德国结缘, 2000 年后定居德国。

见刊时间: 2016 年 8 月。

德国中医药的概况、特点与未来

　　德国人以"严谨"的民族性格闻名于世，中医药实实在在的疗效得到当地政府和民众的肯定，中医药在德国正以较快的速度在发展，中医药教育、针灸科研、植物药研究等正蓬勃开展，保险报销较之以前也有巨大进步，不少城市正积极寻求和国内联合举办中医机构。本文描绘了一幅当前德国中医药发展的全景图，特别展示了中医药在中、德两国间的区别，预测了德国中医药的未来发展趋势。

　　习近平主席提出的"一带一路"倡议，使得中国在国际上的影响力逐渐增强，而中医药作为中国特色的重要组成部分，在"一带一路"倡议的贯彻中，也起着不可忽视的作用。如今中医药已经被全世界所认识，德国作为世界强国之一，也是欧洲经济的火车头，中医药（针灸）在德国的发展也是一片欣欣向荣的景象。本文拟从德国中医药的方方面面，系统地介绍中医药在德国发展的情况。

一、德国的中医药发展概况

1. 德国的中医药历史

　　欧洲对针灸、草药的认识，最早见于 16 世纪晚期和 17 世纪早期，其后由法国、奥地利等邻国传入德国。这些最初由多部书籍和文章对中医药做的介绍，虽然是不系统的、片面的，但对人们认识中医药起到了重要的桥梁作用（图 1-6）。18 世纪，德国医学界对中医学有过批评、诋毁，但 19 世纪到 20 世纪中叶，人们对中医药的兴趣逐渐增加。比如，Franz Hubotter 曾在上海同济大学任教，兼做内科医生，中医译著与著作很多。1953 年，Franz Hubotter 最先把中医学讲座搬上德国大学课堂，并坚持到逝世（1967 年）。20 世纪 50 年代起，许多德国学者到中国接触和认识了中医。随着德国医学界对中医药的了解与日俱增，中医相关的翻译著作如雨后春笋般大量涌现，甚至创办了针灸与中医刊物，编写德国人专用的中医教科书，这些书籍和文章虽然多是间接的、经过两三次的转译本，如中文译为英文再译为德文，有不少谬误之处，但客观上使得人们对中医药的认识逐渐完善起来。而针灸是最先为德国公众接受的中医疗法，也是中医药体系中极具神秘色彩的医疗手段之一，吸引着越来越多的人对针灸进行探索。人们对针灸疗法广泛的认同，远远高于对中医药的认知，甚至很多人不知道针灸是中医药的重要组成部分。

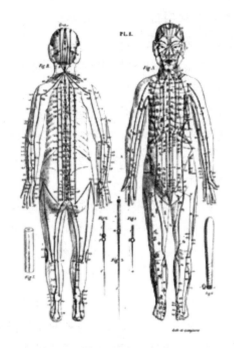

图 1-6　1825 年欧洲的经络穴位图

（Sarlandiere. Memoire sur l'electropuncture. Paris 1825.）

2. 德国的中医医疗机构

近几十年来，随着中国的改革开放，以及文化交流的发展，中医药逐渐被越来越多的人认识，尤其是最近一二十年，信息交流日益方便，可以通过网络足不出户就能了解各地的文化和医疗技术，使得越来越多的德国人很容易就能接触到中医药，对中医药的整体治疗观以及很小的副作用有所认识，开始学习中医、介绍中医。针灸疗法则是德国医疗界认识中医药的先锋，在德国得到很好的认同和发展，一时间在德国遍地都是针灸诊所。据统计，目前在德国巴伐利亚州首府慕尼黑有将近300家针灸诊所，在几乎任何一个诊所聚集的"Aerzte Zentrum"（直译为"医生中心"，指的是几家相互独立的诊所，共同租用一个建筑的不同房间，分别治疗不同系统的疾病，比如有治疗内科疾病的，有治疗妇科疾病的，有治疗骨科疾病的，等等；扎堆开诊所，聚揽人气，吸引患者就诊。至于这个"医生中心"有什么医疗服务项目，完全由诊所自己协商决定。当然，如果是与医疗保险公司签订合同的诊所，在一定区域范围内不允许开太多有相同医疗服务项目的诊所，私人诊所则不受限制），都有针灸治疗项目。据资料显示，德国有数万名医生会应用针灸、拔罐等中医药方法对患者进行诊疗。

值得一提的是，1991年，巴伐利亚州的魁茨汀医院开诊。该院是由北京中医药大学与德国巴伐利亚州卫生部门共同兴建的。这是中医药在德国发展的重要里程碑。该院是德国第一家也是全欧洲第一家中医院，是第一家也是目前唯一的一家可由保险公司支付医疗费用的中医院，保险范围包括"中草药""针灸""气功"和"推拿"等治疗手段。该院自开办以来，由于疗效显著，影响颇广，深受好评。

目前在德国其他比较大的中医医疗机构，还有中国中医科学院与德方合作在克莱恩里特斯弗建立的"欧洲中医康复中心"，以及上海中医药大学与德国一所疗养公司合作在法兰克福设立的"欧洲针灸中心"等。

中医药（针灸为主）在德国越来越被认识、了解，中德合办的医疗机构不断增多，医疗保险也大多支付部分治疗费用，公众对中医药的需求也日渐增高，但中医药目前在德国医疗卫生事业中所占的比例仍很小，仍旧是非主流医学，并没有类似于中医药在中国国内的地位。尽管如此，中医药在德国的发展依然很迅速。

3. 德国的针灸和中医学术组织

20世纪50年代之后，德国陆续出现了一些针灸和中医学术组织，此后这些组织逐渐增多，目前各种针灸、气功、养生等中医学术组织不胜枚举。其中成立比较早的、比较大的协会为德国医生针灸协会（Deutsche Aerztegesellschaft fuer Akupunktur e. V.，DAGFA），负责对德国医生进行针灸培训，并发给相应证书。其余几个大的中医药行业协会有1956年由莱因霍尔德·福尔博士（Dr. Reinhold Voll）创建的国际福尔电针医学学会（Internationalen Medizinischen Gesellschaft für Elektroakupunktur nach Voll e. V.，IMGEAV），成立于 1974 年的德国针灸-耳针医学学会（German Academy for Acupuncture Auriculo Medicine Inc），1978 年由汉学教授曼弗雷德·波克特（Prof. Dr. Manfred Porkert）在慕尼黑组建的中医学会（International Chinese Medicine Society-Societas Medicinae Sinensis，SMS），以及已经举行了 46 届的欧洲规模最大的德国（罗滕堡）中医药学术大会（TCM Kongress Rothenburg）等。但这些学术组织几乎都是由西医医生成立的，鲜有由中医师自己成立的学术团体，因此部分由中国来到德国的中医专家计划在 2016 年 4 月成立血统纯正的中医学术组织，名称暂为德国中医学会（TCM-Verbandchinesischer Aerzte e. V.），注册地点为德累斯顿。显然这个由纯正中医专家（非西学中人员）成立的中医学会，将德国中医药的发展推进到更高的水平。

以上这些学术组织拥有数量可观的会员，比如德国医生针灸协会拥有 8 700 名会员，规模和实力相当惊人。这些学术团体大多有自己的定期的或不定期的学术刊物，如《德国针灸杂志》《针灸理论与实践》等，学术活动频繁，不断开设和举办各种中医药讲座、针灸培训班和研讨会，举办相关展览，还定期或不定期地召开针灸学术大会等，并经常组织德国医务工作者到中国的中医药院校、医院、科研机构进行考察、学习、进修，包括在中医药大学附属医院进行临床实习、教学。现今各种中医药学术组织不断涌现，会员人数也日渐上升，一些德国医院和诊所也已正式开设中医治疗部门，不仅针灸，连中药、食疗、推拿、太极、气功也得到了广泛的推广与运用。中医药在德国以至在整个欧洲的影响正逐步扩大，西方人对中医药的兴趣正日益增强。

4. 德国的中医药研究和学术工作

（1）德国的针灸研究

针灸是德国最早认识，也是接受最广泛的中医疗法。因此，德国医学界对针灸的认识和研究也比较深入，尤其是对针灸镇痛的研究，充斥于医刊杂志、报纸、电台等。比如在德国有名的杂志《明镜》（*Spiegel*）上可以找到很多有关针灸的学术文章，如："Chronische Schmerzen：Akupunktur hilft. Aber warum?（慢性疼痛：针灸有帮助，但是为什么？）"，"Arthrose：Akupunktur hilft verzweifeltenKniepatienten（关节炎：针灸帮助绝望的膝病患者）"[1]。更为专业的针灸学术杂志也有很多，比如《针灸》（*Akupunktur*）、

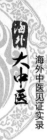

《针灸和耳针医学》（*Akupunktur & Aurikulomedizin*，见图 1-7）等。

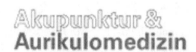

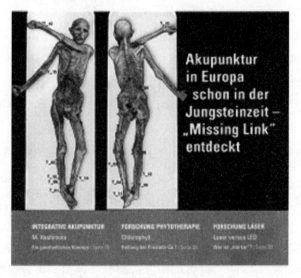

图 1-7 《针灸和耳针医学》杂志

针灸在临床各科的研究和应用也非常广泛，诸如止痛、戒烟、减肥、治疗抑郁症、治疗不孕症等，不胜枚举。其中有报道证实，头胎生产前进行针灸催产，能使产程从 10 小时缩短到 8 小时[2]。而在德国医院妇产科待产前，几乎所有的孕妇都会被询问，要不要进行针灸备产，如果同意的话，就会由助产士在患者身上进行针灸治疗，针刺备产在德国几乎成了常规的治疗手段，尽管助产士对针灸的掌握程度还是相当肤浅的。

2007 年，笔者在德国汉诺威医学院工作期间，曾起草关于针刺研究的博士课题 "How does nonpharmacologic complementary therapy have effect on mood-disorder? ——rapidacupuncture responses in controlled fMRI study on depression"（非药物性的补充疗法对情绪障碍有何影响——对抑郁症快速针刺反应的功能性核磁共振对照研究），可惜由于申请不到课题经费，没有能够进行下去。2016 年，笔者计划再次起草有关针灸治疗精神科疾病的博士课题，目前正处于和迪特里希教授（Prof. Dr. med. D. Dietrich）商量与讨论的阶段。

德国其他有关针灸的高层次研究，比如作为博士课题研究针刺的机理和作用等，尚未见报道。其中的主要原因还是针灸疗法虽然在德国被广泛认可，但仍旧是非主流的、非正统的，申请科研经费极其困难；另一个原因是德国尚缺少中医的高端人才，即便有为数不多的中医高端人才，又不一定同时具备科研的能力或条件。不过随着中医药在德国的持续发展，相信在不久的将来，会出现越来越多的有关针灸、草药等中医药的高水平研究。

（2）德国的植物药研究

德国对植物药的研究，多是分析植物药的主要成分，然后根据这些主要成分的作用，开发新的植物药。这些植物药的现代研究，使人们对草药的认识进一步加深，对拓展中医药的适应证范围、避免中医药的毒副作用、规范中医药的量效关系等大有裨益。比如德国著名的银杏叶制剂，现在用来治疗心脑血管疾病，拓展了传统中医药认为银杏叶和果（白果）敛肺平喘的适应证范围。另外，山楂叶和山楂果含有多种有机酸、黄酮、糖类、苷类，传统中医药用其消食化积、活血化瘀，德国用来治疗高血压、动脉硬化、冠心病等，也用于老年病和抗衰老。有德国人用半边莲来治疗肌肉关节疼痛，传统中医药则用来治疗疮痈肿毒、蛇虫咬伤、湿疮、湿疹等。

德国对植物药的研究虽然并非在中医理论指导之下进行，但有时候也与中医药的传统认识不谋而合，比如车前草在德国有很多剂型，用于治疗咳嗽咯痰，而传统中医药除了用车前草治疗小便不利（如泌尿系感染等），还用于痰热咳嗽。

（3）德国的中草药市场

2004 年 4 月 30 日生效的欧盟《传统植物药指令》要求包括中药在内的传统植物药必须向成员国主管部门申请注册，只有经审批同意后才能在欧盟市场上继续作为药物销售和使用。为了让植物药行业完成注册，新指令给出了 7 年过渡期。从 2011 年 5 月 1 日起，欧盟《传统植物药指令》已经全面正式实施，未经注册的中药将不得在欧盟市场上作为药物销售和使用。这使得中草药对德的出口多少受到了影响。

目前，在德国很多药店可以买到经过严格检测的中草药，有生药饮片、片剂、胶囊、散剂以及颗粒剂等多种形式，但中药注射液比较罕见。药店还能提供煎药服务，甚至有些德国药店开通网上订购中草药的服务，然后邮寄给患者。部分符合欧盟标准的中成药，比如少数几种内服丸散、外用膏丹等，也能在不少药店见到。这些草药来源于世界各地，有从中国、荷兰等地进口的，也有德国本地产的草药。总体上来说，德国的中草药品种基本上能满足日常的医疗需要，但有些中草药品种仍旧稀缺，比如因为担心禽流感，很多药店没有鸡内金，或者只有鸡内金的颗粒剂。而治疗类风湿关节炎的常用药雷公藤，根本就见不到。德国中草药的价格与国内相比昂贵很多，比如6付常规中草药饮片可能需花费150欧元左右。

5. 德国的中医药教育

德国的中医药教育起步较晚。20世纪80年代以来，由于中医药的良好疗效，社会需求量大增，才使得德国有关中医药的教育取得较快发展，出现了各种短期培训班、度假班、业余班，间或在西医学院校开设某些专业或学科，还组织大批学员到中国学习和进修。比如德国医生针灸协会（DAGFA）、德国针灸学会（Deutschen Akademie fuerAkupunktur）等，都提供针灸的培训和教育。德国目前已经有30多个医学院开设了针灸课程，另有10多所大学开设了"中国医学"讲座。比如慕尼黑大学从1977年首次举办针灸讲座，经过多年的发展，慕尼黑大学已正式开设了中医研究生课程，将授予中医硕士学位。由德国著名中医临床和教育专家韩鹏教授（Prof. Dr. Carl-Hermann Hempen）主持这项工作。

虽然在德国至今尚缺乏以中医、针灸命名的院校，更无完整规范的中医教育体系，而且从总体上说办学层次不高，中医药教育水平有限，但中医药的教育在德国正在不断发展、壮大。

此外，在德国电台、杂志、报纸等媒体上，还经常出现介绍针灸、气功、草药，以及在中医理论指导下的营养咨询等内容，甚至在德国连锁有机食品超市安娜图拉（Alnatura）中，还有"五行茶"。在圣诞市场上，还见到印有太极图的挂包。这些无疑会加深人们对中医药的认识，也激发越来越多的人对中医药产生兴趣，并进而进入中医药的培训机构学习中医药。这些媒体对中医药的宣传，客观上促进了中医药教育在德国的发展。

二、德国的中医药从业人员

在德国只有注册医师、心理治疗师和传统医生（Heilpraktiker）可以从事医疗工作[3]。由于心理治疗师只能进行谈话性治疗，因此只有注册医师和传统医生可以从事中医药治疗。除了注册医师和传统医生以外的其他群体，如理疗师、按摩师等虽然也可能学习了中医药方法，但由于本身资质问题和法律限制，不能从事创伤性治疗（如针刺、放血疗法等），没有处方权，只能从事按摩、足浴、拔罐、耳穴压豆等，不属于医疗活动。

德国的注册医师，一般是指经过大学对西医学的系统学习和临床实践，通过国家组织的数次医疗考核，合格后颁发行医许可。一般情况下，德国的注册医师都是博士毕业，也有很少情况下，没有获得博士头衔，自己参加国家组织的医疗考核，通过后而获得行医许可的。在德国只有学习成绩很好，才能进入医学院校学习，而能坚持到毕业、通过国家医疗考核的就更少了。所以，能获得注册医师的资格相当不容易。因此，德国医师的专业素质还是相当高的。但对于想从事针灸的注册医师，从 2000 年起还必须向国家保险公司提供 A 证书，即相当于 140 小时针灸基础课程培训的针灸水平，每年必须参加至少 25 小时的针灸进修，其针刺治疗才给予报销。2003 年的第 106 届德国医师代表大会，将针灸培训作为合法医师进修的条例，并规定了针灸进修的具体要求，从法律上确定了针灸的合法性。获得医学针灸师证书之后才被允许进行针灸治疗，而注册医师的中药处方权往往无须特别资格考核。

在德国除了西医，其他医学都不能视为常规医学或正规医学，而命名为非常规医学、传统医学、替代医学、自然医学或补充医学。1939 年 2 月 17 日，德国通过了"传统医生"法律，传统医生（Heilpraktiker）指的是从事非常规医学（非西医）的人，即未经国家考核但持有开业执照的行医者。在德国其他的行业，如缝纫、理发、打字、修脚、花匠，甚至农民都要接受专业训练，往往需要二三年时间，领取结业证书经审查合格，再予考核后才能录用。唯有传统医生则不然，报考人员不需要医科专业文凭，只要年满 25 岁，由医生出具健康证明，由市政府出具无犯罪记录，就可以报考。而考试也不需要国家统一考试，仅由地方卫生部门聘请西医主考。这使得越来越多的没有经过医学教育的人员，如家庭妇女或其他从业人员，在短期学习医学知识并通过传统医生考试后，从事医疗活动。

客观上讲，传统医生的医学专业素质参差不齐，成员复杂，没有处方权，所用药品费用和其他治疗费用常常被保险公司拒付，因为不属于法律意义上的"医疗行为"而不受法律保护。而在德国能够从事针灸疗法的从业人员，除了注册医师以外，就是传统医生了，因此，某些从事针灸疗法的传统医生或多或少影响了中医的信誉，对中医发展不利。但必须看到，近年来从中国国内过来的一些中医药专家，由于不能取得德国的注册医师资格，往往只能考取传统医生执照行医，这部分人代表了德国中医药的最高水平和发展

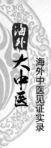

方向，极大地扩大了中医药的影响。

　　由于一些提供针灸治疗的德国注册医师的诊所，主要治疗方法并不是针灸，只是把针灸当成一个吸引患者的手段和可以增加收费的项目，治疗效果并不完全来自针灸。虽能对针灸起到一定的宣传作用，但对中医药（针灸）的促进作用有限。而传统医生由于不能从事西医学治疗，则主要靠替代医学如针灸、草药、按摩、整脊手法、顺势疗法等作为治疗的措施和生存的手段，是德国中医药发展的生力军。

　　如上所述，在德国只有注册医师和传统医生可以从事中医药工作。但从对中医药的了解、认识、掌握程度上，从事中医药的人员大致可以分为以下几类（表1-1）。

表1-1　德国中医药从业人员的分类及特点

医师分类	中医药从业人员	教育	人数	主要特点
注册医师	德国人、在德国的其他欧洲国家的人、华人后代	欧洲教育	多数	西医学知识扎实，学习中医较晚，大多只经过德国本地周末班中医课程或者中国院校的函授课程学习。中医药并不是主要治病方法，一般只是宣传和收费手段，公立医疗保险每年能报销10次治疗膝痛和腰痛的针刺治疗费用，私人保险等报销针刺费用一般不受限制。对中医认识较为客观，但欠缺中医的正规系统教育和中医临床经验
	第一代华人	中国教育、欧洲教育	少数	大部分是国内西医出身，来德国后继续学习西医，通过德国国家医学统考获得注册医师。一般在中医诊所任职或者自己开诊所后，才对中医药有需求。西医学知识扎实，学习中医较晚，大部分会回中国短期学习中医。有潜力，对中医认识较为客观
传统医生（heilpraktiker）	德国人、在德国的其他欧洲国家的人、华人后代	欧洲教育	多数	报考传统医生执照没有任何学历和专业要求，因此其他行业失业人员、想转行做医疗服务者，或家庭妇女等，经过1~3年的西医学学习，可考取传统医生执照。考试难度较高，每次约30%的通过率。传统医生由于自身医学知识有限，并且受法律的众多限制，如不能通过注射或静脉给药，故难以从事西医学，多数转而从事替代医学，如中医药、印度医学、顺势疗法等。虽然西医学知识有限，学习中医较晚，但迫于生存压力，有些人会在德国本地系统学习中医，还有些人去中国短期学习中医，并获得中医硕士和博士学位，对中医认识有时会盲从，比较欠缺中医临床经验，但以中医药为主要治疗措施者，对中医药关注度很高

医师分类	中医药从业人员	教育	人数	主要特点
传统医生（heilpraktiker）	第一代华人	中国教育	少数	大部分是国内正规中医药院校毕业，或者在国内已经是中医专家，有着丰富的中医临床经验。由于德国不认可中医院校的文凭属于医学专业，很少会直接批发医师行医执照，因此必须考取传统医生执照才能从事中医药工作。这部分群体代表了德国中医药的最高水平，由于经验丰富，语言能力强，了解当地的地域特点和风土人情，能三因制宜（因地、因时、因人），疗效很好，较有信誉，影响很大
既非注册医师，又非传统医师	第一代华人	中国教育	少数	大部分是国内正规中医药院校毕业，或者在国内已经是中医专家，有着丰富的中医临床经验。但由于语言能力有限，不能通过传统医生执照考试，因此不能自己开中医诊所，只能在注册医师的诊所或医院任职，虽然未能获得行医执照，但可以向劳工局申请许可，在德国医师的监督下进行针刺等创伤性治疗，而在传统医生诊所任职则只能从事非创伤性治疗，即不能从事针刺等治疗。也有些华人在德国开办中医按摩馆，但不能从事针灸和中草药治疗，不被认可为医疗活动

　　无论注册医师还是传统医生，他们要获得行医执照，就必须系统地学习西医学，参加西医学考核。获取行医执照后，只要不违反法律，可以从事其他体系的医疗活动，比如中医药、印度医学、顺势疗法。所以在德国合法从事中医药的人员都有坚实的西医学知识，这一点非常重要。因为很多针刺导致的医疗事故，究其原因就是对西医学知识的缺乏，尤其是解剖学知识不足，导致在身体重要部位针刺过深，或者角度错误，或者患者出现不良反应时认识不足，延误抢救。这些血的教训，促使人们反思。因此，国内中医院校基本上都设置课程为：中医课程约60%，西医课程约40%。其中解剖学的学习持续时间最长，用一学年的时间掌握身体部位的构造。在德国从事中医药，特别是针灸，必须先通过西医学的考试，这与国内中医院校的课程设置异曲同工，可以减少很多由于针刺过深或针刺角度问题等导致的医疗事故。这种对西医学知识的严格考核制度，能够保证医疗活动健康有序，减少医疗事故的发生。当然，这也提高了从事中医药活动的门槛，不像在英国等国家，开中医诊所没有医疗考核，甚至还能开成中医连锁店，因此，德国医疗体系还是相当严谨的。

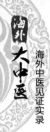

虽然在德国从事中医药的人员，并非都在中国系统学习和实践过中医药，专业水平也良莠不齐，但大浪淘沙，疗效决定一切。在中医药临床实践中，不断摸索、钻研，不断提高中医临床技能，就能不断提高疗效，使中医药不断向前发展。否则，只把中医药（针灸）当成宣传的手段，在中医药方面浅尝辄止，必然不会有很好的疗效，也会被医疗市场淘汰，当然也就无从谈起对中医药发展做出贡献。

三、德国的中医药报销情况

德国是世界上第一个建立医疗保险制度的国家，迄今已有 110 多年的历史，分为公立医疗保险和私人医疗保险。现行医疗保险法中已将中医药列入传统疗法范畴。自 1986 年起，已有不少保险公司承担一定数额的针刺治疗费用，条件是针刺治疗要在政府卫生部门认可的医疗点施行。1991 年 3 月开业的魁茨汀医院可以得到医疗保险公司报销几乎所有的中医药治疗费用，包括针灸、草药、气功、推拿等，虽然这只是特例，但已经让医疗保险公司认识到了中医药的独特疗效。

2006 年起，针刺治疗慢性腰痛和膝痛等痛症的医疗费，可以从公立医疗保险里报销，但仍有很多的限制，如：①必须在和保险公司签订合同的注册医师的诊所或医院里治疗，才可报销。注册医师开的私人性质的医院或诊所，等同于传统医生诊所，公立医疗保险对其针灸治疗是不给予报销的；②只有针刺才可能报销，艾灸和中草药不报销；③只有膝痛和腰痛这两种疼痛疾病才给予报销；④每年只报销 10 次针刺治疗的费用，每次费用为 36.72 欧元[4]。

这些限制说明了中医药在德国略显尴尬的地位。在公立医疗保险能给予报销的医师诊所或医院里，大部分是西医医生在做针刺治疗，而真正的中医专家由于不被承认医学背景，只能考取传统医生执照，以这种执照行医，公立医疗保险公司是不报销针灸等治疗费用的。

当然，部分高收入人群购买的私人医疗保险或者在参加公立医疗保险之外自己额外购买的附加医疗保险，以及国家给公务员（如教师、政府职员等）设立的津贴（Beihilfe）医疗保险，大部分可以报销针刺治疗的费用，但艾灸一般不予报销。中草药只有很少数的保险能报销，比如小部分政府雇员的津贴（Beihilfe）医疗保险，可以报销在德国药店购买的中草药费用，中医推拿按摩并不在医疗保险报销名录里。拔罐疗法不仅见于传统中医，在东欧一些国家，也是古老的治疗手段，因此很早就被德国认可，大部分的私人保险、附加医疗保险以及津贴（Beihilfe）医疗保险都会报销拔罐治疗的费用，极少数医疗保险公司（比如欧洲专利局为员工买的私人保险）不报销拔罐治疗费用。

此外，还有一些私人性质的互助医疗保险，比如有些按摩师或理疗师自己出资成立互助协会，在协会成员生病时，统筹安排资金，在一定程度上给予报销。

在德国，参加公立医疗保险的人仍旧占绝大多数，只有少数收入高的人群才有能力购买私人医疗保险。附加医疗保险对已经发生的疾病的治疗费用不予报销，只报销购买附加医疗保险之后发生的疾病治疗费用，而很多身体相对健康的人们，由于公立医疗保险能够覆盖大部分的疾病治疗费用，觉得没有必要再购买附加医疗保险，因此，有附加医疗保险的人们也只是少数。国家给公务员（如教师、政府职员等）设立的津贴（Beihilfe）医疗保险，虽然限制较少，但每次报销针刺治疗费用的额度比较低。

总的来说，虽然目前德国的医疗保险公司在中医药治疗（主要是针刺治疗）费用报销上有各种各样的限制，但比起以前已经是巨大进步，今后随着中医药的影响逐渐扩大，相信医疗保险公司对中医药治疗费用的报销会更加宽松一些。

四、中医药在德国和中国的区别（表1-2）

表1-2 中医药在德国和中国的区别

	德国	中国
发展历史	几十年	3000～5000 年
认可程度	中医药虽然在德国短短时间内得到广泛的认可，但认可程度仍然很有限，有很多人甚至没有听说过中医药，即便对中医药有认识，很多人也只是认识针刺治疗。当然也有少数人对中医药有深入理解，常进行中医养生或中医治疗	在西医传入中国前，一直是主流医学，西医传入后，与西医并驾齐驱。中医药深入民心，几千年来，保障了人们的身体健康，挽救了无数人的生命
报销与否	见前述	中医药治疗被各个医疗保险公司认可，几乎均予报销

	德国	中国
疾病种类	患者生病时首选能报销费用的西医治疗，最后找到中医治疗的，基本上都是西医治疗无效的疑难杂症。患者常把中医药治疗当成最后的希望，宁愿自费也要来看中医	从养生保健到诊治疾病，从预防疾病到病后康复，中医药已经深入人心，再加上诊疗费能报销，所以不仅是疑难杂症，常见病、多发病也是国内中医药治疗的主要疾病
患者数量	较少	往往人满为患
疗效评价	由于主要是疑难杂症，又仅靠中医药手段治疗，有时候还缺少一些关键的中草药，有时候起效缓慢，但由于其专注于疑难杂症的研究和治疗，往往能见到奇效，治好很多西医治疗无效的顽症	国内有着大量的中医专家，丰富的草药资源，以及大量临床资料和科研文献资料，对各种疾病的诊治，常常立竿见影
专业水平	德国的中医药水平与国内不可同日而语，有很大部分从事中医药人员接触中医药较晚，甚至用德语学习中医，即便能短期到中国学习，也难以领悟中医药的精髓。只有少部分在中国接受过正规中医药教育，并有多年临床经验的赴德中医专家，才是德国中医药的中流砥柱。他们代表了德国中医药的最高水平。由于受到诸多限制，这部分中医专家在德国只能用有限的中医手段，解决西医解决不了的疑难杂症。他们必须尽最大努力，在最短的时间内让患者见到疗效，所以这些专家对中医药的钻研锲而不舍，始终走在中医药发展的前列。由于这部分中医专家大部分以传统医生的身份行医，不能像国内那样中西医结合，所以他们对纯粹的传统中医药孜孜以求，对其发展功不可没，其专业水平有时候可以与国内中医专家相媲美	中国是中医药的发源地，也是全世界学习中医药的圣地，代表着全世界中医药发展的最高境界。只有在中国经过多年正规的、系统的中医药学习，以及经过多年的中医临床工作，才能成长为真正的中医药专家。中医药在国内的发展大致可分为纯粹的传统中医药（不包含西医成分），以及中西医结合。国内中医药的发展，在这两个方面都处在世界前沿
发展趋势	发展迅速，从无到有，从少数人知道到遍地针灸诊所。今后对中医药的认可，必然会进一步加深，医疗保险或许会增大中医药的报销额度，草药或许会纳入报销范畴	在可以预见的将来，中医药在中国这个有着深厚文化底蕴的国度，必然百花齐放，生机盎然

五、中医药在德国的市场和未来

针灸和中草药在德国得到快速的发展，一是因为有神奇的治疗作用，而且副作用小，尤其是治疗疼痛疾病以及一些疑难杂症等疗效显著；二是因为中医的整体观和辨证论治给西医学提供了新的思路；三是因为以中医理论指导的养生保健观念，也越来越深入人心。当然对针刺疗效的报道也一直存在着争议，但大部分研究肯定了针灸疗法的神奇之处。世界卫生组织（WHO）确认了针刺可以治疗呼吸系统疾病、心血管系统疾病、神经系统疾病、消化系统疾病、运动系统疾病、泌尿系统疾病、妇科疾病、皮肤疾病、心理和精神疾病等九大类疾病。在德国，中医药治疗涉及几乎各个系统的疑难杂症，许多人把中医药治疗作为最后的希望。

目前，德国民间与政府对针灸持肯定态度，认为针灸是西医学的一种重要的补充或替代，针刺治疗费用也能部分从医疗保险中报销。但这些并不意味着中医药（主要是针灸）在德国有很大市场，接受中医药治疗的患者也不像国内那样人满为患。中医药在德国仍旧是非主流的替代医学，而针刺治疗被认为只是众多治疗方法之一，并没有被认为是传统中医药体系的一部分。许多德国中医界的同仁，在中国受过多年的正规中医药教育，有着国内的医师资格，正努力争取在德国也被承认医师资格，而不仅仅是传统医生，这也是德国中医学会（TCM-Verband chinesischer Aerzte e. V.）的宗旨之一。

随着中国在国际上的影响力逐渐加强，相信作为有中国特色的中医药体系，必然也会被世界各国逐渐认同。为了促进德国中医药的发展，德国针灸学会或中医学会和国际学术团体要相互主动积极地联系，壮大自己的学术队伍，加大高层次、高水平的学术交流，进一步开展高端的科研课题研究，开展规范的中医药教育培训和考试认证，制定中医药国际标准等，借着"一带一路"倡议的大好形势，使德国的中医药发展与国际中医药的发展保持一致，甚至引领潮流。

参 考 文 献

[1] Spiegel online Wissenschaft, Thema Akupunktur [EB/OL]. [2016-01-02]. http：//www. spiegel. de/thema/akupunktur/.

[2] Guelbahar Yakut, Geburtsvorbereitende Akupunktur [EB/OL]. [2016-01-05]. http：//www. punktsicher. de/geburtsvorbereitende-akupunktur/.

[3] Anonymitaet, Heilpraktiker [EB/OL]. [2016-01-09]. https：//de. wikipedia. org/wiki/Heilpraktiker.

[4] Dr. med. Schueuermann [EB/OL]. [2016-01-06]. http：//www. praxis-eschenhof. de/

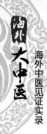

Preisliste-Gesundheitsleistungen. pdf.

作者简介

陈锦锋，北京中医药大学博士，曾在中国中医科学院望京医院、北京中医药大学东方医院工作多年。2005年起在德国汉诺威医学院作为访问学者工作两年。2007年起在德国多家中医诊所从事中医药临床工作。2012年创立德国慕尼黑中医专家门诊。

见刊时间：2016年8月~9月。

对中医药国际合作与服务的思考与启示

——从北京中医药大学德国魁茨汀医院的历史与发展谈起

从慕尼黑出发向东北方向行驶，穿过举世闻名的巴伐利亚山林便进入了青山翠树环绕的魁茨汀市。路旁一座大门外蹲立着两尊威武的石狮，建筑格外引人注目，外墙铜牌上用中文和德文标示着"北京中医药大学魁茨汀医院，德国第一所中医医院"（图1-8~图1-10）。大门上的篆文"寿"字体现了中国传统文化的厚重和中医药的健康养生理念。在全面实施"一带一路"倡议和中医药国际化全方位推进的进程中，作为中医药对外合作的窗口和典范，北京中医药大学德国魁茨汀医院26年的发展历程能够为蓬勃发展的中医药国际合作与服务提供哪些可供借鉴的经验呢？又能给中医药逐步走入国际医学体系带来哪些启示呢？让我们沿着其成长轨迹去总结和探索吧！

一、医院历史回顾

1991年在北京亲身感受了中医药神奇的疗效后，居住在德国巴伐利亚州魁茨汀市的老施道丁尔先生克服重重困难和阻力，与北京中医药大学（当时名为北京中医学院）东直门医院合作，在家乡建立了德国第一所中医院，使德国人民得以受益于中医药医疗服务。2010年，医院挂牌成为北京中医药大学德国魁茨汀医院。开院至今已26年，目前仍然是欧洲地区唯一一所由保险公司付费、能收治住院患者的中医院[1]。简要归纳，医院的发展大致可以分为3个阶段。

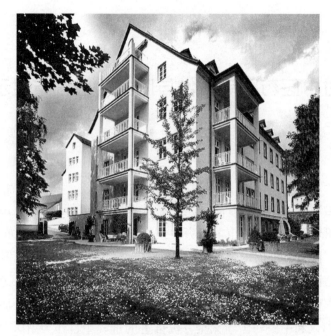

图 1-8　北京中医药大学德国魁茨汀医院

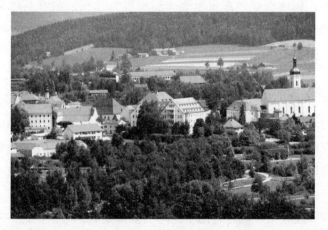

图 1-9　魁茨汀医院远景（位于巴伐利亚国家森林公园之中）

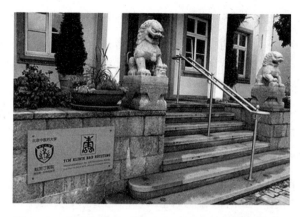

图 1-10 北京中医药大学魁茨汀医院标牌和医院大门

1. 1991~2001 年：临床为主，奠定基础

20 世纪 90 年代初，北京中医药大学及其附属东直门医院在中国改革开放之始，以极大的勇气和魄力，在西方国家合作建立中医院，实现了当时历史条件下的飞跃，也成为中医药"走向世界"的先导。建院之初，临床医疗是主要工作重点，为使医院得以稳固和发展，以廖家桢教授为首的前辈们为此付出了大量心血，悉心观察，周密思考，根据疼痛性疾病居多（约占70%）的情况，积极探索，制定规章，不断积累，形成初步规范。以临床疗效充分显现出中医药在医疗、保健等方面的优势，赢得了患者、西医医生等各界人士的好评，为医院的发展奠定了良好基础。

2. 2002~2011 年：积极推进，扩大领域

在既往工作的基础上，此阶段主要加强了两个方面的工作：一是确保持续良好的医疗服务质量；二是扩展合作领域，扩大服务范围。

（1）确保良好的医疗质量

疗效是中医药的生命力和几千年来不断发展的根本。优质、高效的服务及良好的医疗质量，是取信于患者及社会各界人士的关键所在，是医院生存和发展的根基，是促进中医药更深入和广泛传播的基础与保证。在法律法规允许的范围内，魁茨汀医院充分利用现有条件，调动和发挥医生们的主观能动性，依靠中医药内服、外用相结合，配合针灸、推拿等多种方法，最大限度地提高临床疗效。

良好的疗效使魁茨汀医院的病床使用率一直保持在98%以上（经济危机严重时期因缩减医疗费用除外）。患者常常需要等待几个月方能入院，平均住院

时间为 25 天，中药使用率为 100%。2005 年，医院门诊正式建成投入使用。临床上，魁茨汀医院克服了药物品种短缺、患者病程长、病情复杂等困难；尽管住院时间较短，但临床总有效率较高。疗效的保证，需求的增加，使得门诊量也较前增加 5 倍。

（2）扩展合作领域，扩大服务范围

教学、科研是促进中医药全面发展的必要条件，并对提高临床水平有重要意义。通过对医院内德国医生进行中医药理论与实践的培训，使他们能够更好地理解中医药文化并配合中国医生的工作。通过在院外举办的中医药讲座，在培训班培养一批西医学习中医人才，为逐步实现中医药人才的本地化，促进中医药融入主流医疗体系作出努力。不断通过科研证实中医药的安全性、有效性，作为临床疗效的佐证，同时促进中医理论的丰富和疗效的提高[2-4]。鉴于此，2008 年，魁茨汀医院获得了世界中医药学会联合会颁发的"中医药国际贡献奖"。见图 1-11～图 1-12。

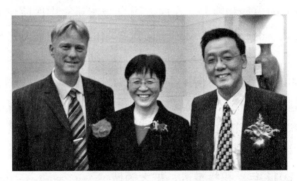

图 1-11　国家中医药管理局原局长佘靖（中）与魁茨汀医院院长戴京璋（右）合影

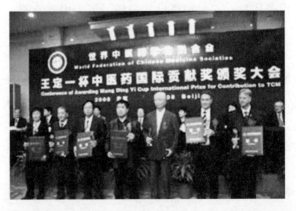

图 1-12　2008 年北京中医药大学魁茨汀医院获"中医药国际贡献奖"

随着社会经济的快速发展、疾病模式的转变及长期患有躯体病症等因素，心理精神疾病患者日渐增多。基于医院长期良好的治疗效果，2010年，魁茨汀医院被医疗管理部门和保险公司批准成为心理精神疾病治疗中心，进一步扩大了中医药的服务范围。魁茨汀医院收治疾病的种类也不断扩展，慢性阻塞性肺疾病（COPD）、溃疡性结肠炎、多发性硬化等呼吸系统、消化系统、神经系统的疑难杂症病患不断增加，使魁茨汀医院不断面临新的课题与挑战。经过大家的共同努力，临床有效率始终保持在70%以上，获得患者、西医医生及医疗管理部门等的信赖和好评。

2011年7月，在医院20周年院庆之际，魁茨汀医院与世界中医药学会联合会合作，成功举办"第一届中欧中医药合作与发展论坛"，代表来自中国、德国、澳大利亚及欧洲等多个国家和地区。至今共举办了5届，拟将其办成常态化、有国际影响力的中医药合作与交流平台。历经4年多的艰苦工作，由德国、奥地利、瑞士等主要德语区国家多个大型医师学会、中医学会、针灸学会、汉学家等共同努力制定完成的《中医基本名词术语中德对照国际标准》，在2017年6月举办的第五届论坛上正式发布，为德语区中医标准化填补了空白，为今后中医药更好地传播和发展奠定了基础（图1-13）。

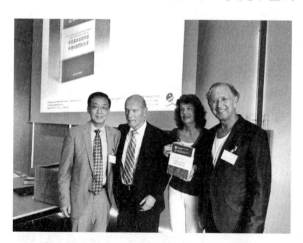

图1-13　2017年6月，《中医基本名词术语中德对照国际标准》发布会及德语主编合影

3. 2012年至今：深化合作，发展提高

慕尼黑工业大学自然疗法研究中心自建院伊始就与魁茨汀医院合作开展中医药科学研究工作。2003年，北京中医药大学和慕尼黑工业大学签署了就中医药教育及科研的规范化、标准化方面开展合作的协议。截至2016年底，慕尼

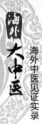
黑工业大学自然疗法研究中心的同事们共在专业杂志上发表了 80 余篇有关针灸等中医学研究的文章[5-6]，魁茨汀医院的中国同事参加了其中的一些科研工作。其中 30 余篇为原创论文，多篇文献可见于 PubMed 数据库。在德中科技中心资助下，双方分别在北京和慕尼黑举办了 3 次"中德代谢综合征防治研讨会"，将继续就重大疾病防治、中药标准化等方面的研究进行合作（图 1-14）。

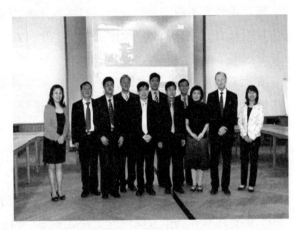

图 1-14　2013 年，北京中医药大学校长徐安龙率团访问慕尼黑工业大学并签署合作协议

2011 年，北京中医药大学与迪根道夫科技应用大学签署了合作协议，将开展学生与教师的交流等项目合作，首批学生已于 2012 年来德完成交流。2012年，时任中国卫生部副部长、国家中医药管理局局长的王国强率团访问魁茨汀医院，并访问了德国巴伐利亚州和慕尼黑工业大学医院等地，与巴伐利亚州环境与卫生部部长马策·胡柏共同签署《中医药领域合作备忘录》（图 1-15）。

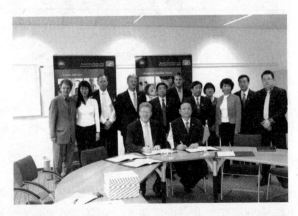

图 1-15　2012 年 7 月，王国强与马策·胡柏签署《中医药领域合作备忘录》

通过组织北京中医药大学学生来德交流参观和安排北京中医药大学的德国本科留学生在魁茨汀医院实习，双方在教学领域的合作进一步加强，今后将共同努力开展中医硕士课程等学历教育的落实，魁茨汀医院也将成为北京中医药大学在欧洲的临床实习基地。

二、医院运营现状

魁茨汀医院始终秉承"患者至上，疗效第一"的宗旨，致力于提供优质的中医药服务，促进中医药教学、科研及中医药文化在海外的宣传、推广、发展与提高。

1. 一般情况

目前，魁茨汀医院来自北京中医药大学的医务人员包括内科医师、针灸医师、推拿医师、气功医师、药师及护士等。除中医团队外，根据保险和治疗的需要，还配备有西医医生、心理医生、治疗师、营养师、理疗师和翻译员。医院现有 80 张病床，年收治患者 1000 余例次。患者主要来自德国各地及周边国家。中国医生的主要任务是负责住院患者的中医诊疗和出院患者的门诊复诊。

患者住院前要将病史、检查、西医医院诊疗情况等资料提供到医院。入院后，西医医生首先询问病史，然后在患者面前，向中国医生复述病症等情况，患者可以进行补充修正。中国医生再通过"四诊"采集相应的临床资料、舌脉等，做出中医辨证诊断，制订治疗方案（中药、针灸、气功、推拿等）。德国护士根据方案安排患者具体的治疗计划，这些都是在中国医生主导下进行。日常中西医每周 3 天共同查房（所有患者），中德医生各自单独查房 1 次。至少保证医生每周对每个患者查房 2 次，以及时了解病情变化，调整治疗方案及方药。病情变化时也可以随时联系医生并解决。中国药师负责按医生处方煎煮中药，再由中国护士发药给患者服用。

魁茨汀医院使用慕尼黑工业大学自然疗法研究中心开发的"个人健康管理软件"，对患者住院期间及后续随访进行管理。所有住院患者的中西医资料，包括国际疾病分类（ICD）诊断、西医理化检查、西药、中医舌脉、辨证、方药及针灸穴位均录入电脑系统。软件还可对患者的健康状况、危险因素、中医体质类型等进行评估，并对日常生活、运动、饮食、心理及医疗等

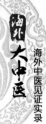

给予指导。患者住院 3~4 周，出院 3 个月、6 个月、12 个月后，秘书将通过书信或电子邮件方式进行随访追踪。

2. 患者特点与疗效保证措施

住院患者具有病程长、病情复杂、多种病症并见、做过多次手术、长期大量使用强力止痛药与激素等特点。如前所述，从病种而言，疼痛性疾病比例已减少至 50% 左右，其他系统和精神心理疾病比例在不断增加。面对病种变化，治疗难度增大，监管更加严格等不断出现的新挑战，魁茨汀医院始终坚持充分发挥中医药优势，身心同治，内外结合，确保良好疗效。

三、制约中医药在德国发展的因素

中外来访者经常在问：为什么北京中医药大学魁茨汀医院建院 26 年了，到目前为止还是德国，乃至欧洲国家唯一由保险公司付费、能收治住院患者的中医医院？我们认为这既表明了各方面对中医药疗效和我们工作的认可，又表明了中医药在海外发展仍然面临很多壁垒与障碍。制约中医药发展的因素是多方面的，如政策、法律法规、文化认同、认识观念、经济、保险付费、住院时间、治疗需求等。如：经济危机时期，政府大量削减医疗经费，医疗管理部门和保险公司严格控制，尽管医院疗效好，受患者欢迎，但 100 个患者申请，也只批准 4 个人住院。

中医药服务走向国际面临的困难主要有以下几点。

1. 工作许可

在德国可以运用中医药进行治疗的人员有西医医生、牙医和自然疗法治疗师，大部分华人属于自然疗法治疗师。在德国，欧盟或海外其他国家，中医医院运行最大的困难就是中国医生难以获取作为医生的工作许可，因为没有工作许可就没有居留和从事临床治疗的权利。

2. 药物问题

德国有很长的植物药应用历史，在海德堡等地还建有专门的博物馆。直到现在也有很多，如止痛、镇静安眠、通便等方面的植物药制剂，许多都是非处方药物，在药店就可以买到。中草药归属尚不明确，但依据处方在药店也可买到，如饮片、颗粒剂、粉剂等。魁茨汀医院内只有中药饮片，没有其他剂型和中成药，原因在于对颗粒剂等进行检测的结果显示，有些品种的有效成分含量不符合中国药典规定，且其 1∶3 或 1∶5 等比例亦无研究证据可供参考。成药因无质控标准可循也不能使用。饮片都从中国直接进口，受药监部门监管，指定药店负责日常管理和定期监察。2012 年以前，在进口中药前，德国药监部门要求中药生产企业进行 GMP 认证（除非已有美国、日本、澳大利亚等国的认证），全部由医院联系、安排和承担费用，这对相关中国企业中药生产标准的建立和提高起到了积极的促进作用。近 5 年对取得中国 GMP 认证的企业已经不需要再认证。

对中药饮片的具体要求是：符合中国最新版（英文）药典规定；重金属、农药残留、微生物、黄曲霉素等指标须符合欧盟标准；且禁止放射处理及硫黄熏制等。有很多种类药物因重金属和农药残留超标而不能使用，只能被迫应用其他可用的同类中药替代，因此疗效也会受到影响而大打折扣，这也是魁茨汀医院日常工作中的常见困难之一，如同战士上战场没有得力的武器。这些问题的出现与空气、土壤等污染，种植过程中肥料、农药的使用，以及药材加工、处理过程和药物对重金属的吸附性等诸多因素有关联。因此应从源头抓起，在明确要求、合理种植、规范加工、科学管理等各个环节下大功夫。

3. 人员素质

除具备扎实的中医药理论功底及临床实践经验外，更要有为中医国际化事业而牺牲个人利益的奉献精神，如同"西学东渐"时的传教士。

4. 向西医医生灌输中医理念

对于法律法规而言，中医药教学是目前相对容易开展的工作，应当作为逐步走入各地医疗体系的重要步骤。因此应大力合作开展不同层次、不同方式、适合需求的系统化中医教学。让其在看到中医疗效的同时，培养他们掌握真正的中医思维方式，学习中国文化，从人才培养入手，多方面渗透发展，逐步实现中医药人才本地化，让主流体系内的医生为中医药学呼吁呐喊。既有利于中西医生之间的协作与配合；又可增进政府管理部门对中医药的认可和重视，为其进入本地医疗体系夯实基础。

5. 政府的支持

促进对话与合作，组织开展院校、科研机构间的合作，组织不同形式的活动（如开放日、健康日等），普及知识，提供治疗体验，增强民众对中医药的了解和信任。

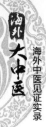

6. 合作者

需要与有社会影响力、有实力、相信中医并执着于此的人士密切合作。魁茨汀医院的成功就得益于双方合作者的共同努力，特别是北京中医药大学及各附属医院的鼎力支持。

四、思考与启示

1. 海外中医院发展需要坚持的原则

作为中医院，特别是海外中医院，必须以"一个核心、两个坚持、三个方面"作为工作原则，即以疗效为核心，坚持以中医理论和观念为指导，坚持中医特色和优势，从医疗、教学、科研三个方面全面发展。

前面已经反复强调过，中医的生命力和发展的动力在于疗效。有疗效，患者才能信任。有疗效，保险才能付费（帮助他们降低整体医疗费用）。有疗效，才能得到医疗管理部门和西医的尊重。有疗效，中医药才能被接受。没有疗效就丧失了存在和发展的根基，"中医废存"之争的历史和现实都证实了这一点。现在尤其强调疗效，主要是中医疗效正因为人才、药物等因素在减退。医院运行和管理虽然复杂，但必须要围绕这个核心进行。而达到这个目标的根本就是要坚持以中医理论和观念为指导，坚持中医特色和优势。教学与科研也是一样，一定要保持中医传统和本色，为中医服务。不能像国外的中餐一样，为迎合西方人口味而"变色"。许多患者都把魁茨汀医院的中医药治疗作为最后的希望，为此中医同仁们必须通过自身努力，不断创新与发展，不断创造出奇迹。

具有思辨性理论特征的中医理论，与西医学的实证性理论，有着本质的不同。中医基本理论由《黄帝内经》而确立，此后历代都是基于此来解释具体的、新的经验事实，从而对某一问题或某一方面的疾病与防治进行深入、具体的阐述，《伤寒论》《温病条辨》《脾胃论》等都是如此。屠呦呦也是从古典医籍中得到启示，发现了青蒿素。因此我们必须坚持以中医理论为指导，坚持运用天人相应的生命观、阴平阳秘的健康观、正邪相争的疾病观、达致中和的治疗观、形神合一的养生观等中医基本观念，坚持整体观念、辨证论治、防治结合、综合治疗的特色和优势。

两个坚持就是要以中医为本，就是要将中医药学理论、观念及思维方式植根于头脑当中，将其作为生活方式自觉落实于中医人的行动当中。必须在继承中学习，在继承中发掘，在继承中创新与发展。

中医学是实践性极强的学科，其社会属性是为民众医疗、保健提供保障，因此中医临床的重要性不言而喻，不再赘述。教学中要提倡理论与实践、知识与技能、医学与人文、经典与现代的结合。科研要为临床服务，着力于开展验证中医学理论与内涵的研究，开展中医药有效性、安全性及相关药物学与机理等方面的研究。

20 多年来，魁茨汀医院也参与了多项中医药领域的科研工作，如德国科技部赞助的"关于现代自然疗法治疗头痛的研究"，以及关于肥胖、代谢综合征等病症的防治等项目的研究。其中"中药指纹图谱"[7]的研究结果，有望成为欧洲标准。

德国巴伐利亚州议会议长在医院 20 周年庆典时称赞魁茨汀医院是"一个在西方西医学条件和观念下设法将中国传统医学发扬光大的示范性实验项目"。2007 年 6 月，魁茨汀医院中欧中医药国际合作论坛上作为中外合作的范例进行介绍，扩大了影响，也为进一步开展中医药国际合作提供了可借鉴的经验。2014 年，德国卫生部部长格勒（Hermann Grohe）率团到魁茨汀医院考察，为政府间合作提供条件（图 1-16）。

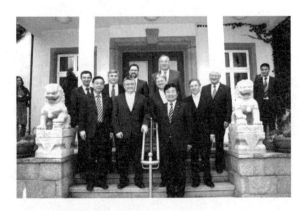

图 1-16　2014 年，德国卫生部部长格勒率团到魁茨汀医院考察

2. 海外中医做大做强的启示

由于各个国家、地区发展状况不同，健康理念与政策法规各异，所以应有不同的策略。个人认为，原则上必须从国家利益、从中国文化"走出去"

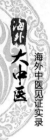

和"一带一路"倡议的需要、从中医药国际化发展大局出发，必须尽快控制和结束长期存在的散兵游勇、单打独斗、各自为政，甚至跑马圈地，为短期利益而恶性竞争的局面。具体而言，应该从宏观和微观，也就是说从体系建设和自身建设两个方面考虑。

（1）体系建设

从海外中医药发展的策略和中外合作角度而言，应从如下几方面着手。

第一，政府主导，顶层设计。习近平总书记关于"推动中医药走向世界"及在上合组织成员国元首理事会上"传统医学是各方合作的新领域，中方愿意同各成员国合作建立中医医疗机构，充分利用传统医学资源为成员国人民健康服务"等重要指示及在与德国总理默克尔会谈时再次将中医药合作作为双方重点合作领域的讲话，使我们受到了极大鼓舞！也为我们今后工作指明了方向。

《中医药法》《中医药发展战略规划纲要（2016—2030）》《中国的中医药》等纲领性文件的发布是中医药发展和中医药作为国家战略的顶层设计。《中医药"一带一路"发展规划》更是体现了中医药国际化全面推进战略的远期展望。中国政府与 80 多个国家政府间签署的中医药合作协议，中法、中德等国家间建立的相关工作组和中医药海外中心的建立，表明中医药已得到越来越多的国家和地区的重视。

具体来说，就是要制订规划、整合资源、统一协调、合理布局，合理开发和利用国内外有效资源，根据不同地区社会、经济、卫生的发展水平与需要，进行科学规划与配置。如发达国家应以倡导中医养生保健理念为先导，开展对慢性病及重大疾病的防治研究；欠发达国家则仍应以常见病、多发病等疾病防治，以及提高医疗水平为主。如何促使外国政府提供更多的政策法规支持等具体工作还有待落实。

第二，以中医药院校和科研机构为主体，发挥各自优势，医教研结合，重点发展。力争取得更多的、更高层次的、更可信的中医药研究成果，是推进更高水平的中医药国际合作和获取更多国家地区认可和接受的关键。

第三，将中医药产业作为支柱性产业。这在中医药发展战略规划中已经明确。企业间要避免不合理竞争，规范生产、品类互补。加强中医药产品的产业链建设，必须在种植、加工、检测、销售、物流等各个环节下功夫。提高中医药产品的科技含量和国际竞争力，逐步扩大国际市场占有率。

第四，以专业学会为平台，加强标准化建设。标准化建设是主导中医药国际化发展所必需的。不跟风，不盲从，增进合作与交流，利用现代科技手段，切合临床实际，不断总结，以大数据为基础制定标准，只有这样才能适应国际化战略的需要。

第五，建立非学术性、集团公司化中医药国际发展联盟。广泛吸收海内外具有广博理论知识、有丰富实践经验，十分了解本国、本地区的相关法规与需求，在学术、文化、经济、社会各界具有相当影响力的中医药专家学者、汉学家、支持中医药学术发展的各界人士，充分发挥他们的所长，形成合力，资源共享，促进中医药国际化进程的合理持续稳步发展。共同努力，真正地把中医药在海外做大做强。

（2）自身建设

加强中医药界的自身建设是把海外中医药做大做强的另一重要方面。必须将其作为企业一样经营，克服门户之见、流派之争、地域不和等弊端。应以"海纳百川"的胸怀，互学互助、取长补短、和而不同、共谋发展。主要有以下三点要做到：

第一，货真价实，始终如一。学习同仁堂，百年如一日地恪守"炮制虽繁必不敢省人工，品味虽贵必不敢减物力"的原则；坚持"同修仁德，济世养生"的理念；坚持中医本色，不投机，不造假，不自己砸牌子。

第二，细节周到，管理精致。学习宝马、奔驰等德国制造业品牌，充分的人性化设计理念，赢得口碑。如在魁茨汀医院，除常规治疗管理的耐心细致外，在过敏季节到来前，对有此病症的患者提前施予"抗过敏滴剂"；头痛或偏头痛患者前兆出现时实施针灸治疗；流感发作季节备好"防感汤"等，都可以帮助患者预防发作或减轻症状。带给他们惊喜，也带来了对中医药的赞誉，充分显现中医药人文关怀的特点。

第三，特色鲜明，专注质量。"一艺足供天下用，得法多自古人书"，一得阁墨汁因此而扬名。前人为我们留下浩如烟海的珍贵中医药文化遗产，只要专注于学习与遵循，专注于应用与发扬，必能得到"济天下苍生，拯万民疾苦"的技艺与方法。我们还必须要专注于医疗服务与质量，坚持"患者至上，疗效第一"的宗旨，只有这样方可做大做强。

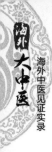

北京中医药大学德国魁茨汀医院经过 26 年的探索与努力，在保险支付、患者管理、治疗规范、健康指导、教学研究和弘扬中国文化等方面积累了一定的经验，希望其能够为中医药走向世界，给不同国家和地区人民提供健康福祉方面有所借鉴。相信在中医药发展迎来天时、地利、人和的今天，经过国内外中医药学界同仁们的共同努力，中医医院与机构将似燎原之火，遍布世界各地，使古老的中医学术发扬光大，成为救助病患的诺亚方舟和增进人类健康的伊甸园，造福全球百姓。

参 考 文 献

[1] Hager S, Dai J, Fischer V, et al. East meet West：Synergy through Diversity ［J］. Forschende Komplementarmedizin, 2016, 23（Suppl 2）：3.

[2] Melchart D, Weidenhammer W, Streng A, et al. Prospective Investigation of Adverse Effects of Acupuncture in 97 733 Patients ［J］. Archives of Internal Medicine, 2004, 164（1）：104-105.

[3] Melchart D, Streng A, Hoppe A, et al. Acupuncture in patients with tension-type headache：randomised controlled trial ［J］. Bmj, 2005, 331（7513）：376-379.

[4] Li Y, Linde K, Hager S, et al. Assessing morphological characteristics within traditional Chinese tongue diagnosis—A reliability study ［J］. European Journal of Integrative Medicine, 2008, 1（Suppl 1）：10.

[5] Melchart D, Hager S, Dai J, Weidenhammer W. Quality Control and Complication Screening Programme of Chinese Medicinal Drugs at the First German Hospital of Traditional Chinese Medicine-A Retrospective Analysis ［J］. Forsch Komplementmed 2016（23）：21-28.

[6] Melchart D, Doerfler W, Eustachi A, et al. The talent study：a multicentre randomized controlled trial assessing the impact of a "tailored lifestyle self-management intervention"（talent）on weight reduction. ［J］. Bmc Obesity, 2015, 2（1）：38.

[7] Wagner H, Bauer R, Melchart D, et al. Chromatographic Fingerprint Analysis of Herbal Medicines Volume III ［M］. Springer Vienna, 2011（4）：181-190.

作者简介

戴京璋，1962 年出生，主任医师，教授。1988 年 6 月毕业于北京中医学院（现北京中医药大学），获医学硕士学位，师从国医大师吕仁和教授。2002 年 6 月至今，任北京中医药大学德国魁茨汀医院中方院长。2014 年 6

月至今，任北京中医药大学东直门医院副院长。兼任世界中医药学会联合会主席团执行委员。

其他作者

马淑惠，北京中医药大学德国魁茨汀医院副主任医师。

见刊时间：2017 年 9 月。

"他者"在"他者"的社会

——英国移民中医

人类学中的"他者"与"自我"的划分是相对的。对西方社会和学界而言，中医作为中国传统医学是他们眼中不折不扣的"他者"；而对于我（们），研究中医在海外传播现状的中国学者，"老外"是相对于中医源文化的"他者"。"他者"（中医）在"他者"（西方）的社会中现状如何呢？笔者于 2013~2014 年在英国访问学习 1 年，其间对英国中医进行了较全面细致的人类学考察，本文拟就田野见闻做一粗线条的报告。

英国中医从业人员可分为三类。移民中医，指具有或曾具有中国国籍，成长于中国，尤其是中医药技能学成于中国（大陆地区），源文化为中国文化，移民到英国的人群所执业的中医人群，简单地讲，就是中国移民中医。老外中医（洋中医），指学习了现代中国中医的老外所执业的中医人群。"西方中医"[1]是一个专有名词，由云南中医药大学的贺霆教授提出，专指中医传到西方后，由当地人进行再创造形成的异于我国现行中医的当地"中医"，比如英国的五行针灸。限于文章篇幅，本文专注于讲移民中医。

一、英国移民中医的发展态势

从 20 世纪 80 年代末至今的三十多年间，移民中医在英国时起时衰，大致呈抛物线趋势。笔者曾访谈数十位移民中医，综合田野资料和文献资料，分阶段述之。

1. 20 世纪 90 年代之前缓慢增长

虽然自从尼克松访华之后西方掀起了针灸热，英国的中医业也开始缓慢增长，但中国移民英国的中医师人数不多，只有零星的中医店，唐人街上也只有一家中国香港人开的"保寿堂"，患者主要是华裔，中医在英国民众中的认知度也不高。

2. 20 世纪 90 年代早期至 20 世纪 90 年代中后期迅速增长

之所以 20 世纪 90 年代早期成为上升阶段的起点，因为当时有个重要事件。在 20 世纪 80 年代末，唐人街上的罗鼎辉医生治愈了 1 例小儿湿疹[2]。当时罗医生尚未开诊所，只是在其先生主办的旅行社的楼上行医，权当副业。那一例小儿湿疹是在西医医治无效后找到她，患儿家属当时只是抱着试试看的心态，经中药外洗内服后，竟然没多久就治愈了。患儿的母亲找到原来就诊的西医院，质问医生，你们说无药可治，中医药却治好了。当时在场有位医生叫 David Atherdon，他很感兴趣，后找到罗鼎辉医生做了一系列临床实验，证实中医治疗湿疹确有很好的疗效，并发表在《柳叶刀》等权威杂志上，并且英国报纸、电视台也纷纷报道，一时轰动，罗鼎辉医生也因此出名了。慕名而来的患者从半夜开始排队，一直排到地铁站，造成交通拥堵，一度使得伦敦市政府经常出动警力来维持秩序。1991 年，罗医生在唐人街上开了第一家中国大陆人经营的诊所——"康宁诊所"（图 1-17），1992 年一年据说赚了 80 万英镑。精明的犹太人马上发现了商机，开起了中医店，通过中国大使馆介绍中国医生，为他们办工作签证来英国当坐堂医生。陆陆续续地中国人也纷纷效仿开店，自己做老板，从国内招聘中医师，开起了中医店。几年内中医店在英国大城市迅速增长。

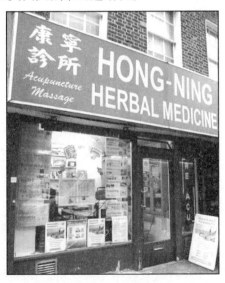

图 1-17　唐人街上第一家中国大陆人经营的诊所——"康宁诊所"（现貌）

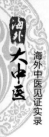
3. 20世纪90年代中后期至21世纪初（2005年前后）呈爆发式增长

20世纪90年代中后期，第一批中医店老板已经赚得盆满钵满，完成了原始资本的积累；国内经济增长也使得一部分人先富起来，有能力到英国投资，于是英国移民中医在资本注入下开始了扩张。扩张主要是以连锁经营的方式，一个大老板，不断地开分店。店长和前台大多不是中医专业的，而是经营方面的人员；前台常见市场营销、商业金融专业的中国留学生，既解决了毕业生工作居留的问题，又解决了廉价劳动力和营销专业人才的问题。亦有一批来得早的中医师，获得了英国永久居留权以后，从原公司脱离出来，自己开店当老板。在资本和人力的支持下，中医业扩张迅猛，红火的时候在伦敦每周都可以看到有新店开张。在那些年里我们在国内经常听到的新闻报道都是说中医"墙内开花墙外香"，中医在海外如何红火，这其中恐只看表面现象的误导或者有报喜不报忧的文化心理。其实就笔者访谈获得的一手材料来看，这阶段的扩张是疯狂的，繁华背后有几个突出的问题：

从业人员鱼龙混杂：从20世纪90年代中后期到2005年前后十年间出现了3 000多家中医诊所，每个诊所里有1~4名中医师，到2005年英国大约有四五千名中医师，但实际上其中很大比例并非真正的中医师，只是泛医疗行业和医学沾边的人员，如牙医、护士、化验员。滥竽充数的结果就是疗效大打折扣。原本从20世纪70年代到20世纪90年代初，中医在西方疗效被神化的形象逐渐被低疗效抹消了。

短期性商业行为：商业化导致利益驱逐，出现了很多唯利是图的短期性行为，如卖假药、打激素针、出售被禁的减肥药、菜单式给药（医生忙不过来，由前台按"病症-药单"直接卖药给患者，像点菜一样，什么病给第几号药包，违背了中医辨证论治、个体化诊疗的原则）等。这些短期行为，尤其是被舆论报道的负面事件，影响恶劣，使英国民众对中医渐起质疑。

掠夺式经营，杀鸡取卵：很多大老板的目标就是赚钱，经营方式最明显特点就是圈钱。举一个典型例子：英国曾经最大的中医连锁公司，鼎盛时达到500多家分店，当时一个分店里往往有4个前台、3个医生（前台负责营销，人数比医生多，有的店里甚至医生须听从前台的销售计划，异议无效）；前台给药给1年的药量，针灸开1年的疗程，而且常有买10次（针灸推拿等医疗服务）送3次，1年疗程只收半年的费用之类的促销，等等。实质就是圈钱，商业掠夺。更有甚者，后来这家连锁公司分家了，公司重组以后有些店未通知患者，患者交了1年的治疗费但门店关了，投诉无门，大大影响了移民中医业界的诚信度，造成极恶劣的社会影响。

部分从业人员素质不过硬，医疗事故频出，媒体争相报道，造成极恶劣的社会口碑。如：卖违禁药，"龙胆泻肝丸事件"，拔罐拔出血疱，糖尿病患者做足疗被烫伤等。

4.2005~2008年市场淘汰休整期

很多人以为是经济危机摧残了英国中医，笔者综合各方信息认为，下降阶段自2005年已开始，下降是市场的反馈和抉择，物极必反，盛极必衰，更何况是经历了一段时间的唯利是图和自杀式经营。从2005年起，业界普遍感觉"没以前那么好赚钱了"。2008年起，经济危机发挥了市场淘汰的作用。英国经济整体下滑，国民支付能力大大下降，像中医这样的自费项目自然是排除在生活必需品之外的。很多中医店惨淡经营，疗效不过关的中医店逐渐被市场淘汰了。连锁公司纷纷倒闭破产，目前只剩下一家大型中医连锁——康泰集团（图1-18），且旗下的分店也为数不多（2013年时只剩13家分店），主要以伦敦唐人街为主。能够熬过经济危机，经过市场淘汰存留下来的中医店大都是"有两把刷子的"，临床本事过得硬的。目前这些移民中医进入了市场休整期。

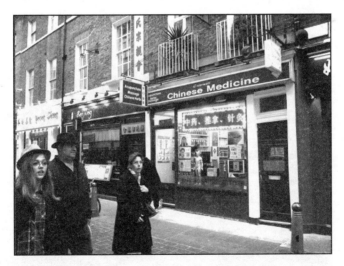

图1-18 英国现存最大的中医连锁康泰集团在伦敦唐人街的分店之一

二、英国移民中医现行主要经营模式

1. 开店流程

在英国开一家中医店与开一般商业店无区别，只要遵守一般的商业经营相关法规，至今没有专业法规约束（这也是导致中医店良莠不齐的重要原因之一）。开店的一般流程很简单：与房东租下店面，在所辖地区政务厅登记，办理保险，装修开张。此外，还有每年交税（税款仅征收扣除成本和工资之外剩下的营业额部分，家庭诊所交税很少）。坐堂医生只需持有英国中医行业学会的会员证即可上岗。

2. 顾客（患者）及常见病疾

中医在英国属于替代医疗，一般不在国家健康服务系统（NHS）覆盖范围内，属自费项目。患者大多有较高的收入水平，各肤色人种（文化意义上的）都有。常见病种与国内的差异很大，以躯体痛症为最常见（如腰肩颈背疼痛、关节炎、风湿病、运动损伤等），其次为皮肤病（尤以湿疹多见）、身心疾病（焦虑、抑郁、失眠等）、妇科（痛经、更年期综合征、不孕不育等）、内科杂症（如花粉症、哮喘、三高症、肠易激综合征、消化不良、便秘、偏头痛等），还有减肥、戒烟、生发、美容等商业性较强的项目（图1-19）。

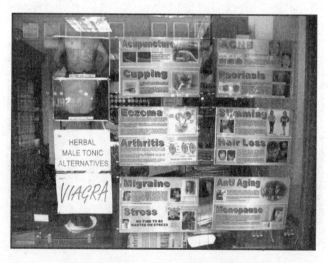

图1-19　伦敦一街边中医店的橱窗广告

3. 经营模式

经过 20 余年与英国当地社会和市场的磨合，目前英国中医主要有两种经营模式。

（1）高街模式（high street shops）

店面选址在人流量大的繁华地段，周围常见商业街、银行街、大百货、大超市、饮食街、地铁站、娱乐区等。经营项目常见很多短期的或商业性极强的项目，如 5 分钟/10 分钟按摩体验、减肥、壮阳、皮肤病、脱发、戒烟等。推拿按摩占盈利的很大一部分（30%~80%）；另有可观的盈利是依靠卖中成药。甚至有些店没有坐堂医生看病，经营项目主要是推拿按摩。患者流动性比较大，尤其在大城市。高街店以伦敦唐人街上的 20 余家中医店为代表（有的患者进中医店有旅游观光体验的意旨）。见图 1-20、图 1-21。

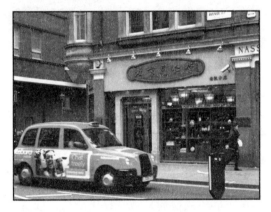

图 1-20　伦敦唐人街地标——北京同仁堂（外景）

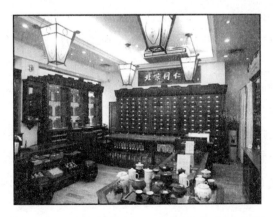

图 1-21　伦敦唐人街地标——北京同仁堂（内景）

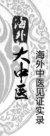
（2）社区/家庭模式（community-based shops/clinics）

这类诊所多开在社区街道或者私宅，经营项目以医疗处置为主（针灸、推拿、开方剂），卖或不卖中成药，盈利往往以针灸为主。患者主要是就近社区常住人口，流动性相对较小，靠疗效口碑吸引客源（图1-22）。

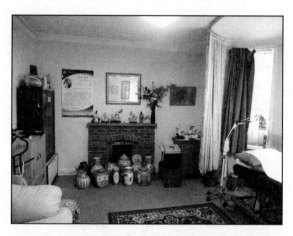

图1-22　伦敦名老中医马伯英教授的私人诊所（家中诊室）

4. 医疗服务过程及价格

现行医疗服务过程大多数按照私人医疗模式：患者来店之前一般需要预约（高街店也可以随到随看），英国人一般比较守时，患者到达后，前台通知医生接引患者到单独的治疗室，进行问诊等四诊，解释（中医）诊断和可选的治疗方案，开方（草药或粉剂）或选择中成药，或选择针灸、按摩。一般而言，草药或粉剂1剂为5~8英镑，带药7~10天，一般需35~50英镑以上，药可稍等即取，也可以预约取药或邮寄；中成药5~10英镑1瓶，一般每瓶100粒，每次服8~10粒，可吃十天到半个月，一般给两三种中成药，需20~30英镑。如果只开药，一般整个过程十几分钟至半小时，取决于医生风格，英语好的或健谈的医生可以与患者多聊一些，以维持更好的私人医患关系。如果上治疗床做针灸或推拿，前后总共1小时左右，35~60英镑，药费另算。本次治疗结束时再约下次复诊。可见，针灸是最好的盈利项目，单位时间盈利效率较高，医生相对轻松，且为维持治疗，患者的回头率较高。另外，英国人对针灸的信任度远高于中药，故中医在英国的形态以针灸为主。

三、"他者"在"他者"的社会——文化冲突与适应

笔者作为人类学者，尤为关注中医作为"他者"在"他者"（西方）的社会中生存发展面对的文化冲突与适应问题。这个问题在中医的跨文化传播中需引起高度重视。

宏观地看，中医在英国是以"瘸腿"的状态发展的，即针灸的受欢迎程度远远高于中药。这种"瘸腿"状态是文化选择的结果[3]，即针灸比中药更容易被西方（科学）思维理解。这种医疗服务更迎合英国私人医疗的需求，这种技艺（craft and art）型的医疗手段更符合西方人对东方的文化臆想。

就个体从事中医的移民而言，对这种宏观的文化选择有些无可奈何，但在异文化背景下有些选择是可由个体自主选择的，从而避免文化冲突而更好地适应"他者"的社会。简而言之，即中国的一句老话：入乡随俗。在田野中，笔者发现，中西医兼通的中医师往往比无西医背景的中医师更易适应于与西方人进行临床沟通，因为这个群体可以预判西方人对中医病名病机治疗等术语的理解方式和程度，从而有意识地避免"鸡同鸭讲"的困境，有一部分中医师甚至可以借用西医的术语和思路对中医进行解释，即用西医的语言对中医进行叙述，以跨越中西医差异与中西方思维差异的鸿沟，极大地提高了医患沟通的效率。

另外，笔者发现，英语流利虽是医患沟通的基础工具，但并非决定性因素，语言只是载体，能否成为私人医疗模式中的长盛不衰者，关键取决于临床水平和与顾客的文化沟通，是否理解、尊重和融入"他者"的文化体系。有很多英语流畅的从业者也难以维持稳定的顾客群，是因为医患之间"说不上话"，这在私人医疗中是大忌。而有些从业者英语水平一般，但凭对顾客（他者文化）的理解和尊重，能形成亦医亦友的关系，从而能"广结善缘""财源广进"，在个人利益得到满足的同时也为中医赢得好的口碑，形成良性循环。这些"入乡随俗"包括（不止于）：认清英国作为信用社会的事实，遵循他者的"游戏规则"，不急功近利，不钻空子，踏踏实实，诚信经营；尊重他者社会的意识形态，如动物保护主义、自然主义或科学主义；顺应和借势英国社会对文化的崇尚、东方主义式（orientalism）的文化好感，明确作为中医文化传播者的角色，有意识地突出中国文化特色和中医文化特色推广中医科普，既能赢得更多顾客，也贡献于中医传播事业。

此短文仅介绍了英国移民中医最基本的情况。人类学有 3 个基本步骤，

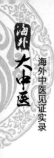

即田野调查，呈现，阐释。在此仅达到第二步，且尚未涉及个案细节，后续工作另著文继之。

参 考 文 献

[1] 陈林兴，吴凯，贺霆．人类学视野下的中医西传——兼谈国内中医药走向世界战略研究［J］．云南中医学院学报，2014，37（1）：86-90.

[2] 马伯英．中国医学文化史［M］．上海：上海人民出版社，2010.

[3] 严暄暄，丁颖，魏一苇，等．中英两国中医形态的比较人类学研究［J］．湖南中医药大学学报，2015，35（6）：57-60.

作者简介

严暄暄，英国伦敦大学学院（UCL）医学人类学硕士，湖南中医药大学中医文化博士，英国威斯敏斯特大学访问学者。现研究方向主要为中医药跨文化传播、中医人类学、中医文化。

其他作者

马伯英，英国中医师学会（FTCMP）前会长，英国皇家医学会终身院士。

见刊时间：2015 年 10 月。

比利时中医的历史发展和现状

一、中医传入的历史源流与邻国影响

比利时国土面积为 3.05 万平方公里，北邻荷兰，南接法国，东南临卢森堡，东又与德国接壤，并与英国隔海相望。比利时的官方语言是荷兰语、法语和德语，一般民众特别是受过高等教育的医疗从业人员大都会说荷兰语、法语、英语或者一些德语。上述诸多因素都对比利时中医的萌发和发展产生了积极正面的影响。

比利时卫生保健知识中心在 2011 年公布的官方资料表明，针灸是 16 世纪通过耶稣教会传教士带入欧洲的。到了 18 世纪末期，在欧洲，特别是法国医学界，对针灸的科学性产生了极大兴趣。1822 年，英国外科医生 James Morss Churchill 出版了《针灸》的专著[1]。尽管比利时不是第一个将中医引入欧洲的国家，但从比利时的历史观点和所处地理位置来看，比利时是接受中医较早的欧洲国家之一。其中，荷兰中医对比利时的影响最早，法国中医对比利时的影响最大，英国中医对比利时的影响比较散在（主要是集中在20世纪70~80年代），德国中医对比利时的影响就比较小。

据现有资料表明，最早将针灸带入荷兰的是 Wilhelm Ten Rhyne（1647—1700）和 Engelbert Kaempfer（1651—1716），他们在日本长崎飞地注册了一个叫荷兰-东方-印度的贸易公司，并在那里居住了 2 年。他们对针灸的介绍奠定了针灸在欧洲的基础。荷兰的外科医生 Ten Rhyne 根据自己在伦敦和坎普弗尔的经验和观察，发表了介绍针灸的文章[2]。据包乐史的《中荷交往史》一书记载，针灸曾经由一位叫周美爷的华人医生于 1709 年传入荷兰[3]。可见，荷兰接受针灸早于法国，而当时的比利时尚属于荷兰领地。第二次世界大战之后，荷兰当地来自中国大陆的华人主要是从广东、浙江一带漂流到荷兰的部分船工、棉线和布带贩卖者滞留下来的。20 世纪 50 年代，许多受过荷兰语教育的印尼华人来到荷兰，使得华人群体随之扩大。据不完全统

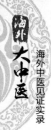

计，这些来自印尼的华人中，每 100 人中便有 1 名医生，这已是很高的比例[3]。而这些医生中不乏对于中医的痴迷者和热爱者，对传播中医起到了积极作用。在 1990 年，笔者就见证过荷兰医生针灸协会的会员有数百人之多，而且绝大多数是来自印尼的华人医生，或者是华人的后代在荷兰医学院毕业行医之后再学习针灸入会的。

尽管中医传入荷兰较早，但是，在 20 世纪 70 年代之前，中医药在荷兰的发展与法国相比，可以用天壤之别来形容，最显著的区别就是没有专门的中医学校传授中医药知识，中医药从业人员也极其有限，还谈不上规模化的门诊和治疗。而 20 世纪 70 年代初的尼克松访华之旅就像春风一般，吹开了中医之花在欧洲的绚丽绽放。

《纽约时报》专栏作家詹姆斯·雷斯顿因急性阑尾炎术后出现疼痛，在他接受了 20 分钟的针灸治疗后得到缓解。由于这一名人效应，加上事件过程被辗转叙述，传成了雷斯顿靠针灸麻醉做了手术。无形之中为中医大规模推向海外起到了巨大的推动作用。随后意大利导演安东尼奥尼在 1972 年拍摄的纪录片《中国》中，甚至记录了通过针灸麻醉对一位产妇实施剖腹产手术的全过程。这股国际针灸热就如催化剂一般，帮助针灸这一古老的东方医术作为一种补充替代疗法在西方民间稳稳地站住了脚跟。于是便有了落座于荷兰的英荷针灸学院（The Anglo-Dutch College of Acupuncture），该学院于 1972 年宣告成立。这个针灸学院的成立不仅方便荷兰本国学员学习针灸，也提高了比利时学员的学习热情，而且，该学院采取了灵活的办学方法，将课堂分别开设在了荷兰和比利时两地。一时间前来学习针灸的学员络绎不绝，每年开班招收数十位学员是一件极其普遍的事情。

至今，活跃在比利时中医教学和临床第一线的绝大多数中医教师都是从这个学院走出来的，他们中的学生也已经成为比利时中医临床和教学的主力军，他们也是中医在比利时发展的见证人和推动者。笔者于 1990 年来到比利时定居之后，立即被该学院聘为兼职教师一直到 20 世纪 90 年代末期，主要教授针灸和中药。

欧式耳针学的鼻祖法国医生 Nogier P. 早年曾经学习过针灸。据其自称，1950 年，他曾亲自拜访过一位旅居马赛的中国人用烧灼法，对患者的同侧耳郭进行烧灼后，完全治愈了其顽固性坐骨神经痛。他看到烧灼耳郭太残忍，于是，便以针刺耳郭，也取得了同样的疗效。经过 6 年研究，Nogier P. 发明了倒置的胚胎学耳针，于是法式耳针疗法终于诞生。也正是由于法式耳针学便于学习的特点，在比利时就有很多医生和中医爱好者，首先是通过学习法式耳针进而接触中医针灸的。Nogier P. 医生于 1957 年 3～8 月在《德国针灸杂志》上发表了他的论文和耳针治疗穴点图，从此耳针进入德国。经叶肖麟摘译介绍于《上海中医药杂志》（1958 年 12 月）。此学术成果一经公布，立即吸引了中国中医学者的关注，进而促进和推动了中医耳针学的创立和发展，形成了具有中医特色的耳针学[4]。

所以说，目前中医学中的耳针学，其本身的发现、形成和总结提高都是鉴于法国耳针学的基础发展而来的，即如果没有法国 Nogier P. 对于耳针学的发明阐述，就没有今天的中国耳针学。而法国耳针学的诞生也是受到中医耳穴理论的启发和影响的。如果没有马赛中国耳针的事件，也就不会有法式耳针的今天。目前，中式耳针学和法式耳针学并存于世，互为辅佐。

法国对针灸的推广对于针灸进入比利时并得到发展也起到了至关重要的影响。越南曾经是法属殖民地，接收过许多越裔华人，这些华人来到法国之后，也将针灸和中医带到了法国，这样针灸学和中医学在法国逐渐开始了传播。比如生于 1909 年的 Ngyuen Van Nghi 医生就曾经在越南、中国和法国接受过中医教育。其一生对医学最大的贡献就是将中医带到了法国，并将之发扬光大。此外，还有一些其他医生，诸如：Jean-Marc Kespi 在中医教育方面的成就巨大；还有生于 1919 年的法国教父 Claude Larre，其在 1976 年于巴黎创办了中医学校，开始了中医教育。由于法、比接壤，语言相同，所以，法国开始中医教学后，比利时一些中医爱好者即刻前往法国听课学习，并将中医带回了比利时。由于比利时法律层面上明文规定了只有西医医生可以从事医学检查、诊断和治疗，所以，前往法国学习中医的以西医医生居多，而对于那些极其向往中医的其他人士来说，诸如理疗师等，在学习中医之后充其量只能游走在法律边缘，暗中为患者提供中医药治疗，一旦被发现或者被举报，将立即发生比较严重的法律纠纷。

比利时与荷、法、德、英地域相连，文化背景相似，比利时的国土虽小，但是，无论医生还是民众，始终关注着中医药在邻国的发展历程，对中医的兴趣和热情逐步提高，越来越多的患者也开始体验到了中医针灸的神奇及其确切疗效。时至今日，法国、荷兰和英国的中医办班教育仍然吸引着来自比利时的医生和中医爱好者。

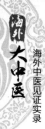

二、比利时的中医先驱

明清时代，在中国广州和福建沿海一带，这些地区与内陆相比，他们与海外，特别是与东南亚地区之间的商务贸易和人员交往比较密切，其中不乏为文化往来。也有许多中国人在这个时候移民到了海外，而这些华人中的后代在随后的岁月里有一部分人流向了更远的海外，诸如欧洲、美洲和大洋洲等地。而大批移民海外来到比利时的华人主要是在第一次世界大战期间。应英国、法国、比利时等协约国的要求，在第一次世界大战期间，曾有14万中国劳工在法国和比利时为协约国挖战壕。按照普遍可以接受的"有中国人的地方就有中医"这一种说法，我们现在只能推论中医在比利时的萌芽可能是源于海外华人的自身保健需求以及逐渐深入的中国文化传播。不过这些怀有一技之长的极少数华人根本不可能堂而皇之在当地悬壶济世，或公开为民治病而谋取生存资本。从法律角度来讲，华人中医历来没有地位和市场可言的，更不可能被主流社会认可和被大众接受。比利时于1967年11月10日就颁布法律，规定行医者必须取得西医大学文凭。中医逐渐走向前台，为民众提供医疗服务并被民众基本接受只是近40年的事情。

真正促进中医在比利时本土的发展和壮大，笔者不得不提到几位值得敬重的重量级先驱人物。值得欣慰的是，他们当中的很多人都还健在，有好几位还坚持在中医临床一线工作，并且对过往传播中医的历程还记忆犹新。

1. Jean Basens

他当年享有比利时医生针灸师第一人的美誉。据称在他被疾病缠身时，西医对其无助，而仅仅通过一次针灸治疗就将其治愈。随后他于1951年前往法国跟随 Dr. Roger De La Fuye 学习针灸技术，并于1954年学成回到比利时。1964年，他与几位同道成立了比利时第一个针灸协会，并任会长，并相继成立了比利时针灸医生协会、法国 Roger De La Fuye 医生国际针灸协会比利时分会和国际中医学院。当时在比利时的医生当中从事针灸工作的人数极少。

2. Francois Beyens

他本人近日在接受我采访时，向我介绍了他是如何热衷中医的，并一再强调中医不是他介绍到比利时来的，他对中医做出的一点点贡献就是正式向比利时医生传播和教育针灸。1968年至1971年间，他专门去了中国香港，在那里待了 3 年，跟师学习针灸。1971 年，他回到比利时开始从事针灸临床。这个时候在整个比利时从事针灸医疗者仍然是凤毛麟角，只有几位西医医生和几位非医生针灸师。Beyens Francois 随后又辗转去了中国台湾，在那里继续学习针灸。

1973 年，他从中国台湾回到比利时之后，便与几位针灸师发起了成立比利时历史上第一个医生针灸学会，当时仅有 12 个会员，同年还创办了比利时医生针灸学校，开始对受过高等教育的西医医生进行正规的针灸教育。到了 20 世纪 70 年代末，该校每年的学员有 100 名之多。为了学校可持续性发展和节省经费，他提出了所有授课教师都是免费义务教学。也是因为此举，学校发展很快，在市中心地段买下了一栋楼房专门用于教学。

成立比利时医生针灸学会的主要目的就是为了推动针灸的科学研究，阐述针灸的作用机理和医学应用，在比利时为医生建立专门的针灸学校，与其他国家的针灸协会开展联络，收集有关针灸的文献和发表文章。目标确立之后，他们确实做了大量的工作，本想在医学科学院和上层政治方面取得更大影响，可是，事与愿违，绝大多数当地民众对于针灸治疗还没有听说，更不用说是亲身接受治疗。比利时医学界也没有普遍接受针灸这一治疗手段。这个医生针灸协会发展到了 20 世纪 80 年代中期，除了针灸教育之外，开始融入了中药教育。后来该学会聘请了中国香港的陈启恩博士来比利时教授中药知识。笔者也于 1989 年 9 月应邀从南京中医药大学前来比利时为这个学会授课中药。前来听课的医生除了来自比利时以外，荷兰、卢森堡、德国、意大利等国的医生也特地赶来，阵容很大，学员中大多都是临床各科的医生或大学教授。

3. Jos Struelens

如果说 Jean Basens 医生是比利时医生针灸师第一人的话，Jos Struelens 则是比利时非医生针灸师第一人，而且他与针灸的机缘巧合竟然与前者如出一辙。20 世纪 60 年代初期，Jos Struelens 在一次日本摔跤中导致其肩膀受伤，当时既是摔跤指导又是针灸师的教练正好在场，及时施治之后使他的外伤得以治愈，并可以继续参加训练。此次针灸治疗的亲身经历大大激发了他学习针灸的热情。1961 年，他远赴日本专门去学习针灸，后又去了中国台湾和大陆专门学习针灸技术。1968 年，当他回到比利时后就开办了针灸诊所。到 1973 年时，他的针灸技术已经比较娴熟，名声也越来越大，先是被邀请到一家荷兰医院，应用针灸麻醉进行切除子宫的手术。随后，又被比利时一家医院邀请，在100多例手术中应用针灸麻醉，手术范围包括肾结石、胆囊切除、输卵管结扎、输精管结扎、阑尾切除、腹腔镜检查等。

1977年，他与W. Boermeester医生等共同创建了一所针灸学校，开始了针灸教育，教学内容基本上参照法国和英国针灸学校的教学计划。可惜的是，办学不久，由于意见分歧，一些教师离开了，并成立了另外一所针灸学校。他创建的针灸学校也于1982年歇业。时至今日，Jos Struelens仍然活跃在临床第一线。在采访中他明确告诉我，尽管他本人是非医生针灸师，可是，他从来没有遇到任何法律纠纷，也没有被医生针灸师起诉过。

4. Paul Rausenberger

出生于1936年的Paul Rausenberger是比利时另一位传播中医的先驱者。他本身的职业是理疗师，后又去美国学习了整脊疗法，之后又对中医产生了浓厚的兴趣，并从1972年至1980年在荷兰的英荷针灸学院（The Anglo-Dutch College of Acupuncture）担任教务长一职，在荷兰和比利时两地招收学生，进行中医教学，很多荷兰和比利时年长的针灸医生大都是从该学院毕业的。1980~2001年，他本人于荷兰注册成立了欧洲中医药大学（European University of TCM），招生和教学一直延续到2002年。虽然他现今年事已高，不再从事中医药教育，但是仍然活跃在中医临床第一线。

5. Ludo Kenens

Ludo Kenens本身的职业也是理疗师，曾兼任比利时理疗师协会的负责人。在任期间他开始面向理疗师传播中医药，将中医药理念和魅力正式通过学校课堂的场所，以教学的方式展现和传播给非医生从业者，引发了他们极大的兴趣。从此，理疗针灸师和医生针灸师之争和割据就开始上演了，并一直延续到现在。这个举动现在看来似乎没有什么了不起，但放在20世纪70年代中期那个时代，那可是需要极大勇气的，因为，当时法律底线是不允许任何其他人公开从事医疗这一受保护专业。

6. Walter Vandewalle

Walter Vandewalle本身的职业也是理疗师。1978年，他与Walter Boermeester医生等人有鉴于针灸热潮的汹涌澎湃，于是关掉了自己的理疗师诊所，变卖产业，举家搬往比利时安特卫普附近，倾其所有，创建了比利时第一所正规的针灸学院——精明（Jingming）针灸学院。20世纪70年代末的比利时与欧洲其他国家一样，当时的通讯工具和手段与目前的技术还有本质上的差别，大多是通过书信联络或者是电话邀请，甚至是上门宣传，每接受一个学员，他和他的妻子都要花费很多的时间、精力和财力。由于他在办学上的成功，随后的其他中医针灸学校也都效仿他的理念和经验，引入了相互竞争的机制，对于中医针灸来讲倒也不是坏的消息。2016 年，Walter Vandewalle 已近 80 岁了，为了采访他本人，我与他相约，于 2016 年 1 月 10 日专程去了他们家，看望了他们夫妇俩（图 1-23），并邀请他们一起去饭店吃饭。可惜的是他已经患了早期老年痴呆症，对过往他只是记得他与他的妻子白手起家，在比利时创办起第一所正规严格的中医针灸学校，而且他还记得那是在 1978 年，在他人生最困难的时候起步的，那一年他接受了心脏手术，即使那样，他也没有丝毫降低办学热忱，没有停止办学，而且一直干到退休。退休之后，他们夫妇俩依靠着微薄的养老金度日，目前居住在较小的租用公寓房里。当谈到目前的生活状况时，他们夫妇俩流露出的是对今后生活的担忧和不安，而浮现在我面前的是 26 年前亲眼所见到的他们夫妇为中医针灸奔波的身影。现今看到这一对曾经为中医针灸传播和教育奉献一生的夫妇，晚年的生活处于困境，身体现状欠佳，令人不胜嘘唏。

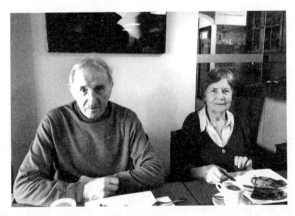

图 1-23　2016 年拜访 Walter Vandewalle 夫妇时留影

三、医生针灸师与非医生针灸师的权益相争

在比利时从事医疗检查、诊断和治疗一直以来都是西医医生的权益，受到法律保护。当医生这一权益一旦受到挑战和威胁，医生针灸协会或者医生针灸师个人首先想到的就是拿起法律武器去捍卫自己的合法地位和权益，并

将对方绳之以法，扼杀在摇篮里。1967年11月10日，比利时颁布的皇家法令第78条（KB78）就以法律的形式再次确定了医生的独特权利以及相关医疗人员的职业规范。而当中医，特别是针灸出现在比利时公众的视野时，医生针灸师与非针灸师的权利之争就此产生了。在比利时从事中医或针灸职业的人员大体可以分为3类：西医医生、理疗师和其他人员。其他人员就是指既不是医生，也非理疗师的普通中医针灸爱好者，也包括来自中国大陆、中国香港或中国台湾的华人，他们大多毕业于中医院校或者进修过中医针灸。这一状况一直延续到现在。

上面讲到的Francois Beyens医生在布鲁塞尔成立的医生针灸师协会除了上述职责之外，还有一个更加明确的任务就是保护针灸成为医生针灸师的职业专利，巩固医生针灸师的地位，反对任何其他人使用针灸治病和从事医疗活动。一旦发现他人踏入针灸领地，法律纠纷将不可避免。可以起诉他人针灸医疗活动的不仅仅是这个医生针灸师协会，任何一个西医医生都有这样的权利和职责。

另一个有趣的插曲是比利时医生联合会一般不介入医生针灸师与非医生针灸师之间的法律纠纷。1979年，比利时医生联合会声明：我们不会回答针灸是否是医学一部分这样的问题。可是，一年之后该联合会又发文指出，确认针灸是一种医学技能，也就是从侧面说明非医生针灸师从事针灸实属违法[5]。

无论是医生联合会间接不介入针灸是不是医疗行为，还是一年之后承认是医疗行为，比利时医生针灸协会自从成立之后就一刻也没有停止过应用法律武器来讨伐非医生针灸师的从业行为，并一直延续到1999年新的关于替代疗法的法律草案颁布之后。尽管处于如此高压状态，法律武器确实震慑了一大批本打算学习中医针灸的人士，他们均因担心惹上法律纠纷而最终放弃。可是，中医和针灸的声誉越来越高，越来越多的比利时民众在常规西医治疗乏效时开始尝试中医针灸这一古老而神秘的治疗手段。由于中医针灸具有确切的疗效，又有神秘而深厚的文化背景，所以，民众对中医的热情从来没有减退过，相反，日益高涨。针灸在比利时从20世纪60年代开始兴起到20世纪90年代末，确有非西医医生人员从事针灸而被提起公诉，被法庭宣判有罪。不过十分有趣的是，法庭在对他们宣判有罪的同时，仅仅予以一定数额的罚款，判决生效之后并没有限制或者停止他们继续从事针灸临床。

可见，法院也是在一定程度上默认了这个既成事实。这个现实尽管不合法，但是合情合理，被大众接受。所以，这些判决对非医生从事针灸工作并没有真正起到恐吓作用，非医生针灸师仍然不断出现，为民治病。上面介绍的数位对中医针灸在比利时的发展做出贡献的人员中，除了前两位是西医医生之外，其余都是非医生针灸师。他们对中医针灸教育和临床的推动一刻也没有停顿下来。也正是由于这些非西医医生的不懈努力和顽强拼搏，以实际行动和疗效证明了中医针灸的伟大和优势，中医针灸在比利时才一步一步走到今天。

笔者于1997年就受到比利时医生联合会的起诉，法庭初审判决我是非法行医，并出现在当地报刊上，对我十分不利。对此，我上诉中级法庭，出示了大量资料，包括我的教学计划和出版书籍，证明我的无辜和我从事的职业对于比利时民众来说是一件幸事。在中级法庭上，就连检察院的检察官都反过来为我辩护，法庭上一片喝彩，法官当庭宣布我没有违法行医，以我的胜利而告结案。我的判决结果对于整个比利时针灸界来讲具有里程碑的意义，其他非医生针灸师就可以借鉴我成功的案例来保证自己的从业安全。尽管在法庭上法官可以考虑到大众对于中医针灸的热爱和针灸具有丰富的文化内涵及比较确切的临床疗效而网开一面，但是，法律法规还是神圣和严肃的，西医医生和家庭医生还是可以在任何时候拿起这个法律武器来起诉其他中医针灸从业人员，而置人于法律纠纷之中。

四、"比利时中草药肾病事件"对中医的误解

"比利时中草药肾病事件"的经过大致如下：从1990年至1992年，比利时布鲁塞尔有位年轻女性患者患有慢性间质性肾炎，从而引起了肾病科医生的流行病学的思考，因为从流行病学的角度出发，一般来讲，这类患者患病率不是很高。1989年至1990年间，每年只有1例病例发生，而到了1991年出现了3例病例，到了1992年上半年已经发生了6例病例。肾病科专家和流行病专家进而对布鲁塞尔7个肾透析中心的数据进行了采集，在进一步调查中发现，这些年轻女性患者都是在同一个减肥诊所服用了减肥混合药物而导致肾间质纤维化，而并无肾小球肾炎。调查还发现这个位于布鲁塞尔的诊所以减肥而著称，在过去15年一直从事着减肥治疗，从未发生过任何医疗事故。可是，自从在原有的西药胶囊中加入了汉防己和厚朴浓缩药粉之

后，事情的发展出现了截然不同的结果，患者均出现了肾功能的损伤[6]。仅在布鲁塞尔自由大学肾病中心就有 105 例患者前来就诊。这些患者中有 43 例患有肾功能衰竭；12 例需肾透析，等待肾移植，31 例成功进行了肾移植；30 例进行了尸体肾移植；1 例接受了丈夫的肾移植并成功[7]。

这是第一次发生的大规模草药中毒事件，因此，比利时该事件在国际范围内引起巨大轰动。大量科学数据最终证实，导致肾病事件的罪魁祸首是马兜铃酸。1992 年，在事件发生和公布的同时，比利时政府部门当即下令严禁厚朴和防己在比利时进口、流通和临床使用。此次事件之后，《新英格兰医学杂志》于 2000 年 6 月 8 日发表了一篇比利时医学研究者 Nortier 等人撰写的研究报告，题目为《泌尿系统癌症与服用中药（广防己）有关》[8]，国际媒体上不时出现"中药可能致癌"等危言耸听的报道，美国食品药品监督管理局（FDA）同时在网上列出了广防己等数十种含有马兜铃酸的草药和相关产品：包括马兜铃、木通、青木香等多味中草药，以及八正丸、当归四逆丸、跌打丸、龙胆泻肝丸、冠心苏合丸等 14 种中成药，警告生产商、零售商、消费者，这些草药有肾脏毒性和可能致癌。一时间中药不安全的言论持续在国际范围内发酵。

"比利时中草药肾病事件"发生之后，世界肾病医学界突然出现了一个新的医学名词——"中药肾病"。中药在走向世界、服务民众的过程中已经步履艰难，将中药与肾病机械而又顽固地联系起来，对于中药声誉的影响可想而知。为此，来自中西医界的许多医生，如美国的李永明博士[8]、樊蓥博士、陆卫东医师和来自英国的马伯英教授[9]等在这关键时刻先后挺身而出，捍卫了中医药的声誉。李永明博士在美国最权威的临床医学杂志——《新英格兰医学杂志》（The New England Journal of Medicine）撰文指出从这次肾病事件中的用药处方和实验依据来看，事故的发生是由于汉防己被误以广防己取代，汉防己本身没有马兜铃酸，而没有导致肾病的可能性，误用含马兜铃酸的广防己是中毒的原因。此外，没有遵循辨证论治和中病即止的原则，因为在中药药典中，无论是汉防己还是广防己，都是用于治疗关节炎的中药，从来没有关于减肥的记载。另外，这些中药都是在短期内服用，而布鲁塞尔这家诊所的减肥混合药物平均服用时间为 12 个月。因此，从业人员对中药知识的缺乏是导致该事件发生的内在因素。

马伯英教授在《国际肾脏学》（Kidney International）杂志上更加旗帜鲜明地发表了"该是取消中药肾病这个命名时候了"一文，认为这样的命名方法不符合疾病命名原则，是对中医和中药的误导，是不能接受的。将中药与肾病联系在一起会对民众产生误导，以为所有中药都可以导致肾病，而且，任何涉及种族歧视的命名都应该取消。

李永明博士[10]和马伯英教授义正词严的观点博得了中医界的欢迎，并已经引起了西方医学界的共鸣。来自比利时安特卫普大学医学院的Marc E. De Broe教授就于2012年在《国际肾脏学》杂志上发表文章，支持取消使用中药来命名这个肾病，主张采用"马兜铃酸肾病"[11]。经过上述专家的中肯意见表达，目前这一疾病已经在学术界取得比较一致的意见，在国际权威专业书籍中也都使用了"马兜铃酸肾病"这一疾病名称。中医专家在捍卫中医声誉过程中打了一个漂亮仗。也是通过这一事件，国内中药监管部门以及中药生产厂家都在全方位注意中药品种，严格把握质量检验关口，含有马兜铃酸的多种中药，诸如关木通、广防己、青木香、天仙藤、马兜铃、细辛、威灵仙、青香藤、通城虎、南木香等，都已经很慎重选用。特别是在向国外出口中药原药或者中成药时，各项检查指标都严格控制，参照国际标准生产加工，坚决杜绝中药马兜铃酸中毒事件的发生。

五、比利时中医专业教育的发展

严格来讲，比利时的中医针灸教育起步于20世纪60年代末，当时仅仅是面对西医医生开设的。所谓针灸学校，并不对非医生中医爱好者开放，而且无论是规模，还是生源都处于刚刚起步阶段，零星散在的几位针灸师所接受的教育大多是前往法国、英国、日本，以及中国香港、中国台湾完成的。

1972年，在荷兰成立的英荷针灸学院（The Anglo-Dutch College of Acupuncture）由于其在荷兰和比利时境内同时开课，因而吸引了一批比利时的学生。而Jos Struelens于1977年开办的针灸学校，开启了比利时本土面向任何中医爱好者的针灸教育新纪元。可惜，随后的短时间内，由于办学观念等分歧，这所学校很快就退出针灸教育舞台，而被由Walter Vandewalle等推拿师和医生组合的精明中医学院所取代。在1978年创办精明中医学院伊始，Walter Vandewalle就在教学内容上做了大胆改革，Bruno Braeckman针灸师第一次将脏腑辨证、舌诊和脉诊等内容纳入教学计划，更加全面地向学生传授中医知识。也就是这次教学改革和尝试给比利时的针灸教育注入了新的生机，更加符合中医本身的教育要求。1990年底，笔者有幸加入了精明中医学院的这支教学队伍，参与到比利时针灸教育全面、系统、正规的发展建设中，这一教学体系一直延续至今（图1-24）。

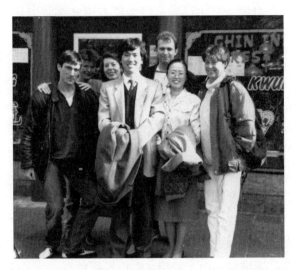

图1-24 1991年，笔者（左四）在英荷针灸学院授课后与部分师生合影

20世纪70年代末，随着中医在国际地位的日益提高，中国的中医药高等院校在国家教育部和卫生部的指导下，开始面向国外举办中医针灸普通班和提高班。这些班首先规定在国内三所著名的中医院校进行，包括北京中医研究院针灸研究所、南京中医学院和上海中医学院。后来增加了广州中医学院和成都中医学院。接受过中医培训的这些人员，当他们返回到自己的国家，在临床上大胆地使用中医，直接促进了中医在当地的发展，扩大了民众对中医的理解和认同。来自比利时的医生理疗师也先后前往中国进行临床学习或者实习。随着中国改革开放的不断深入和与各国的交往不断扩大，目前在中国的所有中医药院校中，基本都开放了面向国外的中医学习和进修的课程，不再局限于首批的3所院校。不过，到目前为止，与世界卫生组织签署了合作意向，被世界卫生组织承认的正式培训中心还是这3所院校。

在笔者加入精明中医学院之前，比利时的中医针灸师前往中国临床实习和接受教育大多是零星和分散的。通过沟通，笔者促成了比利时精明中医学院与国内中医药大学的校际横向联系和合作，先后与江西中医药大学、广西中医药大学和南京中医药大学建立了联系，学员定期前往中国学习和临床实习（图1-25），并邀请这些中医药高等院校的教授来到比利时进行教学和临床指导（图1-26）。除了比较单纯的针灸教学之外，精明针灸学院在20世纪90年代初引入了中药学这一重要的中医学科，使学校教育更加符合中医特色和临床需求，培养了一批既懂针灸，又懂中药的中医师。

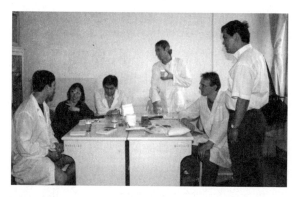

图 1-25　2001 年，比利时精明中医学院的毕业生在南京中医药大学临床实习

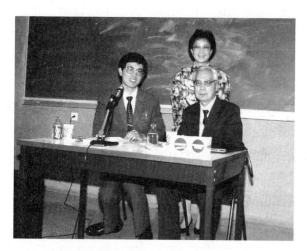

图 1-26　1989 年，南京中医药大学孟景春教授（前排右一）在布鲁塞尔自由大学授课

由于精明中医学院教育的巨大成功以及针灸和中医的广阔市场前景，1990 年，比利时中医师 Danny Van Laethem 联合数位同道在安特卫普市创建了比利时另外一所中医教学单位——比利时中医学院（OTCG-College of Traditioanl Chinese Medicine）。至此，加上设于布鲁塞尔的那所医生针灸学院（法语和荷兰语双语教学），比利时在荷兰语区的中医教育进入了三足鼎立时期：两所面向所有具有医学背景的中医学院和一所仅仅面向西医医生的医生针灸学院。1994 年，比利时注册成立了麒麟中医学院，教学地点设在了荷兰海牙市，主要面向荷兰学生。1980 年成立于荷兰的欧洲中医药大学（European University of TCM），其在比利时的招生和教学一直延续到 2001

年。可见，中医针灸教育的市场并不是风平浪静的，也是竞争激烈的。

2003 年，伴随着校长 Walter Vandewalle 的退休，比利时精明中医学院合并至鲁瑟拉勒高等学院（Hogeschool Roeselare，归属鲁汶大学）。这一合并正式标志着中医针灸进入比利时高等教育体系，所发毕业文凭相当于硕士研究生学历。随后，鲁瑟拉勒高等学院的针灸课程于 2010 年并入布鲁日高等学院（Hogeschool Brugge，也归属鲁汶大学），所颁发的文凭仍然被比利时教育部认可，相当于硕士研究生学历。

2012 年，比利时各个大学的医学院院长举行了圆桌会议，一致通过了取消针灸以及其他 3 项替代医学在比利时高等院校医疗系中的教育地位。笔者从事教学工作的布鲁日高等学院也受到影响，决定终止针灸教育的招生，但同时保证尚未完成的针灸高等教育将继续按照计划完成，但不能招收新的学员。从 2014 年起，精明中医学院的原班教学人马移师，并入了成立于 2012 年的另外一所中医学院即比利时中医学院（Instituut voor Complementaire Zorg Opleidingen，ICZO）。在经历了比利时中医针灸办学教育的一波三折之后，ICZO 已经成为目前比利时最大的从事中医针灸教育的学院，继续不遗余力地推广中医药在比利时以及邻国的发展。目前，主要由华人中医针灸师组成的比利时中医药联合会，在会长林国明教授的领导下，积极牵线搭桥，正在积极筹划该学院与设于布鲁日的孔子学院联合办学，已经得到浙江中医药大学的同意以及比利时相关部门和大学的同意，拟正式成立孔子针灸学院，将中医针灸教育在新的高度进行更大范围地推广。

六、比利时的针灸立法

为了彻底保护中医针灸师的权益，不再授人以柄，唯一可以从根本上杜绝可能发生的所谓"非法行医"的法律纠纷就是在法律层面上修改立法，以法律的形式将中医针灸的合法地位确定下来。尽管发生于比利时的中草药肾病事件对中医和中草药的形象大打折扣，动摇过一些民众的心理，使一些患者的观念产生过混乱。可是，好在中医针灸在比利时有着良好的声誉，在整个社会已经形成了一大批热衷中国文化、得益于中医针灸保健服务的患者和患者家属，中医针灸师也越来越多，于是，动员民众、游说政客、扩大呼声等一系列活动如火如荼地开展起来。成立于 1982 年的比利时针灸协会（Belgian Federation of Acupuncture）联合了欧洲东方医学联合会（European Federation for Oriental Medicine，EUFOM）等几个针灸专业协会，投入了巨大的财力、物力和精力，积极稳妥地进行了这项艰巨而有意义的工作，从 20 世纪 90 年代起要求针灸立法的呼声一刻也没有停止过。

1999 年 4 月 29 日，时任比利时卫生部部长的 Colla（比利时社会党，此项法案被称之为 Wet Colla），鉴于针灸以及其他 3 项替代医学（顺势疗法、整脊疗法和整骨疗法）在比利时民众中得到越来越认可的事实，以及在欧盟关于顺势疗法的行政指令干预之下，积极推动了针灸等互补/替代医学的立法草案的建立，并在国会通过。1999 年 11 月，比利时政府颁布了相关法规以确保执法。这是在所有欧洲国家中以立法形式确定针灸地位的最积极的举措。可惜，好事多磨，这届政府在这项法律草案还没有最后投票生效之前便提前解散了。尽管如此，这项议案还是具有法律效应的，目前还在修改讨论和完善修改之中。该草案明文规定了针灸师的从业人员一定是下列专业的毕业生：医生、理疗师、助产士、护士和牙医等具备医学背景的人员，并参加规定学时的课程，经过针灸专业训练，在卫生部认可的专业协会进行认证和登记，接受针灸专业协会的资格检查。具体来讲，比利时政府部门目前基本明确了如下操作程序。

针灸师证仅限发给医生和理疗师（包括从中国大陆来比利时已经在比利时执业的四位中医师）；针灸师证由比利时卫生部在参照特别专家委员会的基础上发放；特别专家委员会由 7 位西医医生和 7 位非传统医生组成；特别专家委员会将制定取得证书的标准和每一个非传统医生的执业范围；特别专家委员会下的非传统医学专业中还要分设各个专业分会，并由 3 位西医医生和 6 位非传统医学医生组成；各个专业分会负责制定职业标准、注册流程和收费标准等，以及目前已经从事该职业，但尚不符合发证标准的过渡转化条件；所有非传统医学医生需要向患者的西医医生汇报治疗结果；无论是西医医生还是理疗师从事针灸专业时需要接受 1 000 小时（包括理论、临床实践和实习）的针灸教育。教育标准将由相关机构人员共同制定，并最终需经由卫生部批准。

从上述针灸立法议程来看，这一法律草案的出台保护了比利时患者的健康合法权益，更重要的是，可以从根本上保证针灸从业人员的质量。自从这个针灸立法的草案在国会通过之后，比利时从事针灸的非医学医生再也不用担心遇到法律诉讼和纠纷，即使医生针灸师或者医生针灸师协会对非西医医生从事针灸专业提起诉讼，一般来讲，法院也不会受理，针灸师的合法地位基本形成了。

但同时十分遗憾的是，如果这项法规最后得到通过，来自中国大陆的中医针灸毕业生却将再也无缘比利时的中医针灸市场了，因为来自中国的文凭将不被承认。另外，针灸立法的成功并不代表中医立法的希望，也并没有看到中医立法的曙光。中医立法就目前情况来看还是机会渺茫，最关键的是牵涉到中药的使用，中药目前仅仅是归类为非医学专业范畴的，而发生在比利时的中草药肾病事件在短时间内完全消除影响也不太现实。

由于比利时布鲁塞尔是欧盟总部所在地，在政治、文化、经济和军事等方面所处地位极其重要，一旦针灸在比利时立法成功，将对其他欧盟成员国的多米诺效应和引导作用是不言而喻的。2013 年 7 月，葡萄牙国会正式通过了补充和替代医学法案，确立了针灸等 6 种疗法在葡萄牙的合法地位，也是中医药国际化道路上的一个里程碑。经过 28 年的努力，2014 年 12 月 17 日，匈牙利国会终于立法，使中医药行医合法化。2015 年 9 月 18 日，匈牙利国家人力资源部又在该法律的基础上制定了 42/2015（IX. 18.）号实施细则，并于 2015 年 10 月 19 日正式生效。中医和针灸在欧盟部分国家的成功立法对比利时的针灸正式立法也产生了推动作用。

七、比利时中医的现状

从 1999 年 4 月 29 日至今，比利时互补/替代医学立法草案的已经开始显效并执行，各个相关替代医学协会也已经严格按照行业标准对从业人员审核、注册，并制定教育标准，已经将不符合入会标准的人员清理。但是，这个关于针灸以及其他 3 项替代医学的法律草案还没有真正成为法律。有鉴于此，其间已经有数起法律行动，诉诸比利时法院，要求废除这个关于互补/替代医学的立法草案，但是，这些诉讼都没有得逞[12]。

自从比利时针灸立法草案通过之后，中医，特别是针灸的声誉越来越高。世界卫生组织于 2001 年发布的一组数据表明，在 1998 年有 40% 的比利时民众至少一年中有一次接受替代医学治疗，其中排在首位的替代医学是顺势疗法，其次是针灸[13]。而根据比利时统计中心于 2014 年发布的数据表明，在 2010 年至 2012 年期间，比利时民众首选的替代医学便是针灸，占总人数的近 25%[14]。这一来自比利时国家统计部门的权威数据不仅仅是简单意义上的一次数字变化，更重要的是再次证明了针灸越来越被比利时民众接受，针灸疗效越来越确定。

诚如任何事物在其发生和发展过程中，总会遇到各种阻力，中医针灸在比利时近 50 年的发展过程中也可以印证这一事实。很显然无论是整个西医界还是西方制药公司和体系，他们都已经看到了中医针灸确实是在整个国民医疗体系这块大蛋糕和奶酪上分到了一羹，而且这个事实是他们不是很乐意看到的。所以，在针灸和其他 3 项替代医学立法的进程中，自然会受到来自当地传统医学和药学界的极力反对和阻止。相较而言，不能否认和低估西方医学以及背后的西药制造业的庞大团队及其社会各阶层的能力、财力和政治背景，他们与上层领域的关系要比相对分散和保守的中医从业人员的活动能力强得多。最明显的例子就是 2012 年比利时各个大学医学院院长的圆桌会议，一致通过了取消中医针灸以及其他 3 项替代医学在高等院校中的教育地位。另外，发生于 1990 年至 1992 年间的"比利时中草药肾病事件"，尽管证明是误用广防己导致的肾病，可是，在比利时主流媒体上时不时将该事件抖出来，渲染一下，吸引眼球，造成民众心理恐慌和阴影，而中医针灸界鲜有发声，往往处于被动地位。

从 2014 年 10 月起，比利时社会和卫生部部长 Maggie De Block 上任伊始，面对针灸等替代医学的最后立法的呼声，既没有表示支持，也没有表示反对，而是以一种新的口吻告诉媒体：只要替代医学符合循证医学的范畴，我就会批准通过立法。其言外之意就是一旦你们无法证明替代医学符合循证医学的范畴，那该草案流产就不是我能掌控的范围。其实，就针灸而言，它既是一门医学，又涉及哲学、社会、政治、文化等诸多人文因素的领域。仅仅用循证医学来设立唯一门槛，看起来似乎合理，其实，其背后处事方法完全背离了自然科学的原理，是不可以接受的。但不管如何，比利时各个针灸协会及时应对了她的要求，可是，递交给她的这些材料尚未见下文。

比利时中医药联合会在会长林国明教授的领导下，积极开展了与国内有关部门的联系（图 1-27）。2015 年 6 月初，国务院侨务办公室和国家中医药管理局海外访问考察团来到比利时，林国明代表联合会向他们汇报了比利时针灸立法的近况和困境，希望国家派遣卫生行政部门负责人前来比利时与当地卫生部部长沟通，向其展示中医针灸在循证医学方面已经展开的研究和取得的成就。部与部对等的交流远比民间针灸团体的交流更加严肃和正式。此外，要突出来自中国接受过高等教育的中医，在未来进入比利时，可以享有比利时中医针灸的相同待遇，而不能拒之门外，这样不利于比利时高端人才的发展。只有这样，才能将国家层面的研究结果展现给比利时，促使针灸真正立法，进而对整个欧盟产生指导效应。一旦比利时针灸立法不能通过，今后中医药通过比利时走入欧盟将极其艰难，更谈不上中医文化在比利时的进一步传播和发展。

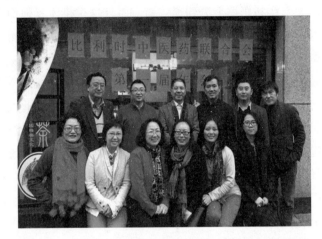

图1-27　比利时中医药联合会2015年年会部分理事合影

目前，在比利时的针灸从业人员有近600人，其中非医生针灸师有400多人，其余为西医医生。非医生针灸师中绝大多数为理疗师，其中也包括一些护士、助产士和牙医。来自中国大陆的西医和中医大多包括在非医生针灸师中，而且数量有限。尽管比利时中医针灸市场较大，可是，由于1999年通过的法律草案已经限制了绝大多数来自中国大陆的中医针灸师的入会，加上比利时官方语言为法语、荷兰语和德语。对于来自中国大陆的医生来说，要在短时间内学会掌握当地语言，并且可以很熟练地与患者交流是一大难题。

与其说是中医在比利时的生存，倒不如说是针灸在比利时的发展，因为，绝大多数针灸师仅仅接受了针灸教育，对中药了解甚少，就是接受过中药教育，也勉为其难，更不要说熟练运用。在比利时仅仅依靠针灸开业为生的针灸师不多（按照标准是每天要有10个以上患者才可以称之为以针灸为生），大多数是针灸配合其他疗法辅助治疗。在比利时境内完全依靠中医和针灸两种手段治病的中医就更少，这也是中药市场在比利时难以发展的一个重要因素。目前，在比利时有三家草药公司，都有30年的销售历史了，主要是销售产自中国台湾的浓缩中药粉。主要销售对象除了比利时的客户外，来自欧盟其他国家的订单便是他们生存的基础。

中医针灸在比利时尽管起步较早，发展较快，又有立法草案，但是，其背后蕴藏着危机。一旦立法废除，几代人为之努力的结果就会荡然无存，前功尽弃，而且还会对周边国家乃至整个欧盟直接产生负面影响。即使立法正式通过，对于今后来自中国大陆的中医将会亮起红灯。加之针灸在比利时高等教育遇到的严寒、"中草药肾病事件"的持续性发酵和中药教育的颈瓶现状，等等，都是摆在我们面前亟待解决的问题。但我们相信，有国家有关部门的大力支持，有中国灿烂文化为背景，有广大民众理解和支持，有中医针灸的确切疗效作为基础，中医在比利时前进的脚步就不会停止，而且会迈得更大。

参 考 文 献

［1］Belgian Health Care Knowledge Centre, Federaal Kenniscentrum voor deGezondheidszorg, Centre fédéral d'expertise des soins de santé. Acupuncture：State of affairs in Belgium （KCE reports 153C）［R］. 2011：20.

［2］Kelvin Chan etHenry Lee. The way forward for Chinese medicine［J］. Taylor & Francis, 2002：231.

［3］包乐史. 中荷交往史［M］. 荷兰：路口店出版社，1989.

［4］陈巩荪. 耳针的临床应用［M］. 南京：江苏科学出版社，1982.

［5］Belgian Health Care Knowledge Centre, Federaal Kenniscentrum voor de Gezondheidszorg, Centre fédéral d'expertise des soins de santé. Acupuncture：State of affairs in Belgium （KCE reports 153C）［R］. 2011：21.

［6］Jean-Louis Vanherweghem. Rapid progressive Interstitial renal fibrosis in young women：association with slimming regimen including Chinese herbs［J］. The Lancet, February 1993, 341（8842）：387-391.

［7］Joelle L. Nortier, Urothelial carcinoma association with the use of a Chinese herb（AristolochiaFangchi）［J］. The New England Journal of Medicine, 2000, 23（342）：1686-1692.

［8］Yong Ming Li（李永明）. Chinese Herbs and Urothelial Carcinoma［J］. The New England Journal of Medicine, 2000, 343（17）：1269-1270.

［9］Bo-Ying Ma（马伯英）. Time to abandon the term "Chinese herbs nephropathy"［J］. Kidney International, 2011（60）：2039-2040.

［10］李永明. 对比利时肾病（中草药肾病）成因和中药致癌之说的质疑［J］. 中国中西医结合杂志，2002，22（2）：142-145.

［11］Marc E De Broe. Chinese herbs nephropathy and Balkan endemic nephropathy：toward a singleentity, aristolochic acid nephropathy［J］. Kidney International, 2012（81）：

513-515.

[12] Belgian Health Care Knowledge Centre, Federaal Kenniscentrum voor deGezondheidszorg, Centre fédéral d'expertise des soins de santé. Acupuncture: State of affairs in Belgium (KCE reports 153C) [R]. 2011: 17.

[13] World Health Organization. Legal Status of Traditional Medicine and Complementary/Alternative Medicine: A Worldwide Review [R]. 2001: 96.

[14] World Health Organization. Legal Status of Traditional Medicine and Complementary/Alternative Medicine: A Worldwide Review [R]. 2001: 96.

作者简介

孙培林,比利时中医药联合会副会长兼秘书长,从事中医临床以及教学30余年,曾任教于南京中医药大学国际针灸培训中心,1989年9月公派到比利时讲学,1990年底再次受邀自费前往比利时讲学工作至今。目前任教于比利时中医学院(www.ICZO.be),并在荷兰、德国、法国、奥地利、瑞士、挪威、波兰、加拿大等国讲学,并兼任国内多所中医药院校的客座教授和硕士生导师。

见刊时间:2016年11月。

瑞士中医药概况

一、坦诚的瑞士人对中医敞开胸怀

历史上第一位在瑞士用中医治病的人已经无从考究。

1989 年，时任北京广安门医院针灸科主任的田从豁教授，应中国驻瑞士大使馆的邀请来到瑞士，治疗一位被西医判了"死刑"的大咯血患者。田教授很快用中医的方法控制了出血，并取得非常好的治疗效果。据说这个患者是个国会议员之类的名人，所以瑞士报纸做了追踪报道，在当时社会引起了轰动。这是否是中医正式叩响瑞士国门的第一声已无从考据，但可以肯定，这是铿锵有力的一声。

1995 年，瑞士东北部一家咨询公司投书中国国家中医药管理局，以寻求合作。国家中医药管理局医政司司长陈佑邦出面进行了访问会谈，于 1996 年夏天在瑞士东北部圣加伦州（St. Gallen）的小镇巴德拉格兹（Bad Ragaz）建立了第一个由中国官方支持和选派专家医生的中医诊疗中心。陈佑邦任该中心第一任主任，与上海的两位专家一起在这个四面环山、拥有天然温泉和高尔夫球场的小镇上，开始了传播中医、造福当地人民的工作。这可以说是中医以官方面孔正式走入瑞士的第一步。

出于对中医学五千年久存神秘感的好奇，瑞士人一开始就把中医当作西医学的替代疗法而全方位接纳，求真务实的民族风格与中医疗效的立竿见影很快融合。

中医卓越的诊疗效果，为瑞士这家咨询公司带来了可观的经济效益，加之投资小，精明的瑞士人从中看到了勃勃的商机。但此时咨询公司内部股东发生了意见分歧，另一股东遂另起炉灶，组建新的公司，专以经营中医诊所连锁店为业务。

瑞士虽是一个非移民国家，但联邦政府非常重视对不同学科紧缺人才的引进，每个州每年都有不同配额的移民数。中医作为引进技术，在 20 世纪

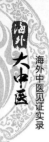

90 年代末是受到联邦移民配额优惠的，中医诊疗中心的中国医生可以直接取得工作许可。1996 年至 2003 年，可谓中医在瑞士发展的蓬勃时期，几家瑞士人为主的公司与中国官方或公立医院合作，先后在瑞士各地建立了连锁分店，医生均来自国内医院，并在瑞士当地雇用了久居瑞士的中国大陆人员或中国台湾同胞作为医生的医疗翻译。每个诊疗中心一般有 2~3 位中国中医师，每日接待患者 30~40 人。许多中心每年毛收入接近 100 万瑞士法郎。此后，由西医家庭医生或私人雇用中国医生开设的中医门诊或诊所如雨后春笋般在瑞士成长起来。时至今日，在瑞士正式登记的中医诊所已经超过 1 500 家（图 1-28）。

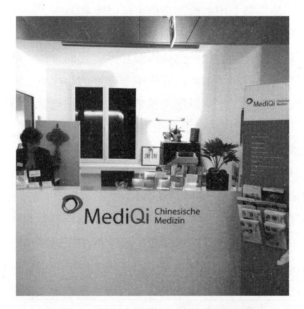

图 1-28　瑞士 MediQi 公司旗下的中医诊所
（1996 年开办的第一家瑞士官方中医诊疗中心）

二、得天独厚的保险制度和规范的登记制度

瑞士作为世界上名列前茅的富裕国家，其管理体制有许多令全球借鉴之处。瑞士的医疗保险制度可以说得天独厚，非常完善，大大小小的医疗保险公司提供基础保险和附加保险。所谓基础保险即是所有在瑞士居住的人，国家强制必须加入的保险，以保证患病时的基本医疗检查和治疗；附加保险则是居民根据个人条件自由加入的保险。一般西医的检查和治疗由基础保险支

付，中医和其他自然疗法（甚至包括气功和营养膳食）归入附加保险。医疗保险制度为中医在瑞士的兴起和蓬勃发展提供了坚强的资金保障。这在全球范围内也极为少见，换言之，它解决了中医的生存大事。

由于针灸的疗效确切，得到了瑞士公民的普遍认可。2012年，瑞士全国公民进行投票，将包括中医针灸治疗在内的5种自然疗法归入基础保险，目的是让没有附加保险的居民也能享受到针灸治疗。遗憾的是，能通过基础保险报销针灸治疗费的，仅为学习过针灸治疗的西医执业医师，中国中医师的针灸治疗仍归入附加保险，而许多公民并不了解真相。虽然这一举措对中国中医师没有直接利益，但从另一个角度也反映了公民和联邦对针灸的认可度。

与保险制度相应，瑞士的医疗体系分为两类：西医学和自然疗法。西医执业者通常要经过国家考试取得行医资格；自然疗法治疗师则要通过各州的考试，方可开业，每个州的政策也不尽相同。而自然疗法治疗师的治疗如要取得保险公司的认可报销，需在有关登记部门认证登记取得编号，方可纳入保险公司的报销范围内。最大的两个登记部门为经验医学登记（Erfahrungs-medizin Register，EMR）和瑞士补充医学基金会（Schweizerische Stiftung für Komplementaermedizin，ASCA）。EMR在德语区，ASCA在法语区，这两个部门均与大部分疾病保险公司合作，治疗师的学历、学时证明等需经过他们的认证方可纳入保险公司的报销系统。此外，治疗师每年需要35学时的继续教育课程才能在保险公司的报销系统延续，继续教育学时的认证也同样归属这两个机构，仅有个别医疗保险公司实施自己的认证体系。

中国中医师在进入瑞士之前，这样的认证机构即存在，说明中医在1996年官方进入瑞士之前已有瑞士人使用针灸。中国中医师在未考取瑞士行医资格之前，如在中医连锁店和私人诊疗中心行医，一般要有西医医师的监护，以避免医疗责任事故和纠纷。

三、特殊的全科医生

与目前国内越来越多针灸科已经逐渐并入理疗科，以及英国针灸仅作为中药搭配或赠送的方式不同，中医针灸医师在瑞士反而真正发挥着全科医生的作用。由于中医师在瑞士没有使用西医疗法的权利，加之中药必须由药店给出，所以只能最大限度地发挥出传统中医的优势，将针灸推拿运用得淋漓尽致，恰恰恢复了中医学"一针二灸三药"的原本状态。

对于日益反对和厌恶化学药品，崇尚自然的瑞士人而言，中医师已经成为他们的第二类"家庭医生"。许多患者治疗有效后往往全体家庭成员都来治疗，或者一有病症首先考虑是否可以用针灸治疗。瑞士的针灸所治疗的病种涉及内、外、妇、儿、五官、骨伤、皮肤各科，常见病种为各种痛症，运动损伤，过敏性疾病，风湿性关节炎和类风湿关节炎，抑郁症，失眠，消化系统疾病（如慢性胃炎、胆汁反流性胃炎、肠易激综合征、克罗恩病等），皮肤病（如湿疹、神经性皮炎、银屑病、荨麻疹等），妇科病（如月经不调、子宫肌瘤、更年期综合征、不孕症、产后抑郁、缺乳等），甚至疑难病症（如多发性硬化、帕金森病、肿瘤等）。

与瑞士民众对中医接纳和欢迎的态度有所不同，众多瑞士家庭医生对中医针灸起初持抵触和怀疑态度，一方面因为不了解，另一方面因为竞争带来的冲击。但随着患者日渐增多的良性反馈，部分家庭医生开始主动给中国医生转诊患者，甚至自己亲自来治疗。除家庭医生外，心理医生、牙医、兽医、助产士和其他治疗师也常常介绍患者前来治疗。

四、严格的中药管理

无论中药还是西药，瑞士在进口药品和医疗器械前，都须经过专门的审核机构瑞士医疗（Swissmedica）的检验。由于检验费用极高，一般个人很难支付。另外，瑞士许多州规定，只有药店可以经营药品，所以在瑞士的中医师没有权力自行进药。现在最大的4家中药店分别为：Complemedis 药店（位于索罗图恩州），经营中国台湾顺天堂的中药粉剂（图1-29）；Noyer 药店（位于首都伯尔尼），经营来源于比利时的中药滴剂；Lian 药店（位于苏黎世州），经营中药粉剂；Kündig Apotheke 药店（位于圣加伦州巴德拉格兹），既往经营中国江阴天江制药有限公司的中药颗粒剂，现在改为中国广东一方制药有限公司的产品（图1-30）。Complemedis 药店和 Lian 药店是以中药为主，其他两个是兼营药店。Noyer 药店是老字号家庭企业，现在已是第3代。目前这几家药店均以单味药为主，没有中成药，或者说中成药尚未经过 Swissmedica 的检验，所以不能经营，但他们有部分经方、成方药。通常是中医师开了处方，传真给药店，药店配好药，直接寄给患者。既往寄药需2~3天，现在患者基本第2天可以拿到药。

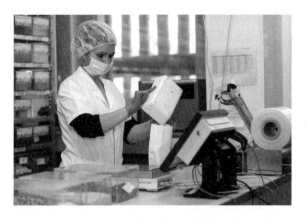

图 1-29　Complemedis 药店员工正在配伍中药

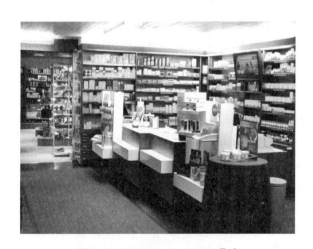

图 1-30　Kündig Apotheke 药店

虽然这样的模式给中医师临床用药带来不便，但从另一角度讲，对中医师是一种保护，无形中避免了药事纠纷，最重要的是避免了中药的滥用，对中药的安全使用也是一种保护。可以说瑞士人以他们特有的"狭隘"限制了中医师从中药经营中盈利，但同时他们也用他们特有的"慎重"让中药应用在规范中缓步前行。

五、起步中的中医教育

瑞士的基本教育体系是小学 6 年，初中 2~3 年，高中 3 年。部分州成绩好的学生小学毕业后可以考高中预科，两年后直接进入高中的学习。在初中阶段，可以有两次机会参加州立高中的考试，即初中二年级或初中三年级结束后，也可以初中毕业后进入职业学校。大学一般本科 3 年，硕士研究生 2 年，博士研究生 2~3 年。目前所有的大学尚无中医专业，但中医针灸学校或者说自然疗法学校有 10 余所。专门的中医针灸按摩学校仅 2~3 所，其他自然疗法学校亦开设中医针灸课程。唯一的一所田氏中医学院是有中国中医教育背景的中医师建立的，但目前只教授中药和方剂学。其他学校均由瑞士人创建，师资是在美国或其他国家学习过中医的人员，也有部分中国中医师在学校任教，主要课程为中医基础理论、针灸、按摩或气功，部分学校设有伤寒论和温病学课程，学制 3~4 年，大部分以周末或业余时间授课为主。中医基础理论为 300 学时左右，针灸 300 学时，实习时间 600 学时。经过考试毕业后，大多自己独立开业。从师资力量和学时数来讲，这样的中医教育确实是初级起步阶段。还有 1~2 所学校以中医继续教育课程为主，目的是满足中医医师和治疗师每年要求的 35 个继续教育学时。

六、专业协会和中国医生自己的学术团体

自然疗法中最早的专业协会是有 30 多年历史的自然疗法医生协会（Naturaerzte Vereinigung der Schweiz，NVS），许多从事中医针灸的人员也加入其内。另一个是瑞士职业中医者联盟（Schweizerische Berufsorganization für Traditionelle Chinesische Medizin，SBO-TCM），成立于 1996 年，拥有会员 1300 余名。瑞士西医医生学习中医针灸者亦有一个学术团体——瑞士中国医药针灸协会（Assoziation Aerztegesellschaftenfür Akupunktur und Chinesische Medizin，ASA）。这些组织的负责人均为瑞士本地人。

自 1996 年后，来瑞士工作的中国中医师逐步增多，部分中国医生亦取得独立开业的许可，客观上需要有中国医生自己的团体，以便形成中国医生自己的群体实力与当地官方机构交流对话，并与国内外的同仁交流协作。在中国驻瑞士大使馆领事部的建议和支持下，经过 6 个多月的筹备，于 2008 年 11 月在瑞士著名的温泉疗养院 Bad Zurzach 成立了瑞士华人中医药学会（图 1-31），曾任北京针灸骨伤学院院长的吴学章教授任第一任会长，后又接任 Bad Ragaz 中医诊疗中心主任，田德禄教授任名誉会长。

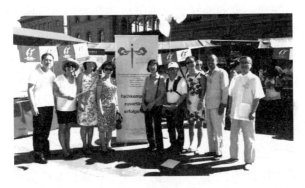

图1-31　瑞士华人中医药学会部分成员在联邦广场"遇见中国"活动合影

瑞士华人中医药学会要求会员必须是中国中医药院校或西医院校毕业，有3年以上瑞士临床工作经验的中医医师，以保证学会的学术水平和专业质量。吴学章会长在成立大会上作了热情洋溢的讲话，阐明学会是中国中医师在异国他乡的大家庭，是中医师的学术交流平台，通过这个平台使大家共同提高专业技术水平，也是沟通上下，联系国内外其他机构和团体的桥梁。

只可惜吴教授在学会成立月余后即因突发心梗而离世。彼时学会经历了几近夭折的厄运。现任会长叶成源教授在危难中接任（叶成源会长系金针传人叶心清大师的幼女），带领学会成员精诚合作，忘我奉献，才使学会跨过荆棘，日趋壮大。该学会现拥有会员近70名，在瑞士华人社团中是鲜有的正规学术团体。2015年9月，瑞士华人中医药学会会员正式成为世界中医药学会联合会的团体会员。

该学会每年邀请瑞士境内外知名专家举办4~5次中医学术讲座和继续教育课程，并组织会员周末旅游登山。瑞士华人中医药学会作为瑞士华人中医师唯一的学术团体，已经以一个独立而具影响力的行业组织，并与联邦政府相关机构建立起互助互信的纽带关系，也将为中医事业在瑞士的健康发展发挥不可或缺的积极作用。

七、横生的杂草带来隐忧

随着民众对传统中医的需求增加，2003年以后，瑞士各州政府也相应放宽了政策，对中医诊所的审批日渐宽松，加之部分商人对利益的追求，致使中医诊所开始"膨胀"和混乱。

现在瑞士的中医从业人员早已不局限于从中国来的临床医师，众多的非专业人员在当地完成一定的课时后，也可申请开业。目前瑞士中医从业人员大体有以下3类。

（1）中国的医师：基本上受过中国正规中医院校的系统高等教育及专业培训，从事临床工作多年，他们也是目前瑞士中医实践群体的主流。

（2）当地西学中者：大多数是当地家庭医生或专科医师，经过一定的中医学时（约300学时）后再从事中医者。

（3）非医学专业人员：这些人既往无医学或医学相关专业教育经历，仅在当地参加相关中医课程，完成一定的课时并申请获准后从事中医者。

以上3类从业人员，由于教育资质悬殊、临床经验迥异，虽然均从事中医临床工作，但在疗效和医德方面自然存在着明显的差异。而患者及保险公司，由于无法详细鉴别，当非专业人员在治疗方面出现问题或者疗效屡屡不能令人满意时，往往直接问责中医，严重影响到中医在整个瑞士的声誉和形象，甚至给瑞士人民的健康带来隐忧。最遗憾者，上述第1类和第3类人员在登记机构和保险公司认证系统内属于同等身份，均以附加保险支付。

2003年6月，瑞士联邦颁布了外国人员入境限制法律，既往可以取得连续延签的工作许可受到限制，尤其在德语区范围。此后应邀来瑞士工作的华人中医师只能得到两年签证的工作许可，两年后必须回国，在一定程度上限制了中国中医师的入境。许多中医连锁店则将目光投向欧盟国家，自2007年后，许多欧盟国家的人员进入瑞士中医连锁店，一部分已取得欧盟成员国国籍的人员可以直接拿到5年的居留证，当然这些人员中不乏正规中医学历的中国中医师。

与此同时，一批曾在中医连锁店做翻译或其他工作的且已取得长期居留身份的中国大陆人员及中国台湾同胞，不少也取得中医教育文凭得以开业，这些人员或自己行医，或雇用已在瑞士行医的中医师开办连锁店，多者达16家。而许多从中国或欧盟来的中医师由于语言和身份问题不得自行开业，只能受雇于人。可以说中医在瑞士经过发展壮大阶段，自2009年以来进入混乱阶段，这种混乱表现在以下几个方面。

1. 经营模式及经营者混乱

私人经营私人行医者，私人经营雇人行医者，私人经营连锁店者并存。

2. 从业人员混乱

如上所述，部分翻译人员、家庭主妇、既往无业者均在短时间内摇身变为中医师，大讲特讲中医之辞，大行特行中医之道，不懂装懂，自欺欺人。

3. 学历证明混乱

持有各类中医学校教育的文凭，各种各样，甚至不惜造假。比如没有中医本科教育背景，却能拥有中医硕士、博士文凭。为此，2008 年 3 月，EMR负责人员曾特地致信中国驻瑞士大使馆询问中国中医教育学历事宜。受大使馆教育处委托，瑞士华人中医药学会和大使馆教育处官员一起于 2008 年 3 月 18 日在 EMR 总部为其详细介绍了中国基本教育体系和中医教育体系。虽然此举能为 EMR 的认证工作提供一些参考，但对于国内的某些假学历仍无能为力。

4. 管理混乱

主要发生在私人经营的诊所和连锁店内。由于许多中医师存在语言障碍，不了解当地的法规政策，不仅工作中听任翻译和老板的指令，生活中也受到诸多限制，曾经有受聘来的中医师业余时间访客都要通报；部分雇主不按联邦规定给工作人员支付应有的保险，不按规定交税，不按法定给予休假日，超时工作，克扣工资，甚至不予行医登记等。加之部分雇主和翻译素质欠佳，仰仗已有的身份压制中医师，造成工作关系紧张，出现中医师殴打翻译，中医师精神分裂、抑郁等恶性事件的发生。

5. 竞争手段混乱

个别经营者急功近利，以套现捞取患者医疗附加保险为目的，要求医者延长疗程；滥发宣传广告，夸大疗效，甚至为吸引患者，免费、优惠治疗，低价竞争，扰乱市场。

八、希望的曙光

2012 年以来，瑞士中医进入萎靡阶段，门诊量普遍下降，许多诊所处于勉强维持状态，一些商人经营者开始转卖诊所、连锁店。相反，一些早期来到瑞士的中国中医师在取得长久居留身份后，陆续自己开业，以业医者的身份和态度经营自己的诊所，求真务实，稳步前行，这些中医有望带动中医在瑞士的再次复兴。

瑞士联邦政府也意识到了这种混乱局面和势态，在放开市场的同时，希望通过自由竞争、优胜劣汰来控制市场。另外，于 2015 年夏天，瑞士通过了联邦职业疗法技师考核制度。这个项目自 2008 年启动，由几家自然疗法

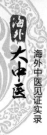

协会组建了专门机构，目的是通过考试制度，让部分自然疗法治疗师成为拥有联邦认可文凭的职业，目前仅有 4 类文凭，包括顺势疗法、欧洲经典自然疗法、中医针灸按摩和印度自然疗法。虽然这项考试远远低于中国的中医药大学的水平，文凭也只是职业技师，而且以本地语言为考试语言，但从另一方面来讲，能将中医针灸归入瑞士联邦认可的职业，对中医针灸的发展有积极意义。

面对联邦考试制度这个敏感议题，瑞士华人中医药学会自 2013 年起，为中国中医师是否有必要参加考试，中国中医师的学历认可之事四处奔走。2015 年 8 月，在中国驻瑞士大使馆科技处前任参赞叶建忠先生的帮助和支持下，瑞士华人中医药学会负责人和瑞士联邦教育科技创新署的负责人以及负责中医考试的协会负责人进行了四方会谈，这次会议介绍了中国中医师的教育背景，为中医在瑞士的健康发展以及争取中国中医师的合理地位走出了关键的一步。

中医在瑞士的发展虽然起步较晚，但与其他国家一样，经历了萌生、蓬勃、壮大的阶段，由于种种原因，尤其是纯商业利益的介入，中医在瑞士的发展不可避免地经历了混乱、萎靡、萧条的阶段。中医药是中华民族的智慧结晶，是一个伟大的宝库，在经历了种种磨难之后，终会迎来辉煌灿烂的未来。

作者简介

靳丽霞，1992 年毕业于北京中医药大学中医系。1999 年 6 月来到瑞士，2008 年参与筹备瑞士华人中医药学会，并担任秘书长。

见刊时间：2016 年 2 月。

中医在瑞士的现状及可持续发展的建议

借着中医在瑞士发展的诸多利好因素，相信中医的瑞士人越来越多，中医诊所也遍布瑞士各大小城市，中医在瑞士的发展如火如荼。但是中医师医术水平参差不齐的状况在一定程度上制约了瑞士中医的健康发展，成为中医在瑞士发展道路上的一道坎。尤其是 2017 年施行的新联邦考试制度的出台，将会使部分语言不过关的中医师失去从业资格，且紧缩的工作签证又使得国内的中医精英难以进入瑞士，这就使得瑞士中医的发展进入一个人才流失、后继无人的尴尬境地。唯有加强中医教育与培训，才能保障中医在瑞士的健康发展。

自中医进入瑞士 20 多年以来，其中医诊所及从事中医的人越来越多，瑞士人对中医的认可度也不断提高，诸多有利因素促使中医飞速发展。但仍有一些不良因素制约着中医的发展，如中医师医术水平的参差不齐，从长远来看，要保证中医在瑞士的健康可持续发展，加强中医教育是非常必要的。

一、中医在瑞士的发展现状

中医进入瑞士是在 1980 年，我的老师田从豁教授应邀去瑞士治愈了 1 例当地西医已经无法治疗的重症咯血患者（移居瑞士的智利著名画家万徒勒里），引起了轰动（图 1-32）。之后，陆续出现中医诊所并得到迅速发展，到现在，中医诊所已经遍布瑞士各城市，据不完全统计，数量已达 1500 多家。其具体情况介绍如下。

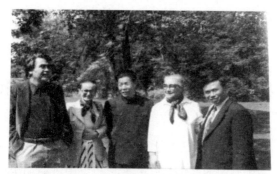

1980年5月在瑞士日内瓦机场旁草坪上和万徒勒里及夫人蒂利亚、
瑞士著名诗人安娜及翻译合影

图 1-32　田从豁教授（中）与著名画家万徒勒里（左一）合影

1. 瑞士中医诊所

（1）诊所规模

瑞士的中医诊所大致可分为大、中、小三种规模。规模较大的中医诊所仅有几家，实行的是连锁经营，一般在较大的城市都设有分支诊所。一个诊所配备 2~3 名秘书，几个翻译，3~5 名医生。中等规模诊所一般在某个城市设立，并且在这个城市的周边地区设立 1~2 个诊室。这类诊所一般配备 1~2 名医生，为减少人工费用，诊所老板要兼翻译、秘书。规模小的诊所众多，就是 1 名老板，1 名医生，1 名翻译，老板当然也兼任秘书。有的外语较好的中医师办的诊所，就中医师自己兼任秘书、医生、翻译。还有一种情况是西医医生办的诊所，其人员配备情况是医生加秘书。大一些的诊所一般设有 4~6 个诊室，小的诊所有 2~3 个诊室，1 个接待室。这些诊所的办公用具很简单，就是常用的桌、椅、电脑、打印机、电话、传真机、洗衣机等。医疗器械主要是诊疗床、针灸针、远红外线灯、艾条、艾灸盒。有的诊所备有电针仪。

（2）中医诊所的投资者构成

瑞士中医诊所的投资者主要有以下几类人。

第一，瑞士人投资所办诊所。一是瑞士西医医生，自己有西医诊所，在此基础上，兼开中医针灸治疗业务。其中有的西医医生学过中医针灸，他们既做西医业务又做针灸业务。有的西医不懂中医针灸，需要聘请中国医生和翻译。二是瑞士治疗师投资办诊所。以上这两种人既是投资者又是经营者。三是不懂中西医的瑞士人，这些人由于不懂汉语和中医，需要聘请翻译和中国医生。

第二，曾在中医诊所做过翻译的华人投资所办诊所。这些人由于有在中医诊所工作的经历，了解中医诊所的运作与管理以及收益情况，所以自己开诊所。这些人有的在瑞士的中医学校学习了中医，自己既做老板又做中医师。也有一些人从中国聘请中医师，自己做老板兼翻译和秘书。

第三，中国中医师投资所办诊所。早期被瑞士中医诊所聘用来的一些中国中医师，在工作一段时间后，语言达到可以和患者交流的水平，并且熟悉中医诊所管理的情况下，就会独立出来自己开诊所，自己当老板。

（3）瑞士中医诊所的经营

应该说中医诊所是靠技术赚钱的行业，因此经营周转占用的资金比较少，资金周转比较快，经营收入可观。其主要费用是员工工资、房租、广告费。其他电费、电话费、办公费等很少。因此其经济效益也比较好，尤其是前些年。当然也有经营不好的诊所，连续亏损，发不出来工资导致诊所倒闭。就瑞士洛桑地区来讲，笔者所在的这十几年里，倒闭的中医诊所就有4~5家。诊所需要患者才能生存，吸引患者的手段有很多种，比如广告、电脑上的黄页等。

2. 瑞士中医诊所的中医师

瑞士中医师或者针灸师大致可以分为4类。

第一类是兼做中医针灸的西医医生。在瑞士学习针灸的西医医生还是不少的，特别是现在瑞士基础保险可以报销西医医生针灸治疗的费用，所以他们的患者很多，收入高，效益好，进而促使从事中医治疗的西医医生不断增加。

第二类是瑞士的治疗师从事针灸治疗。瑞士的治疗师一般是专科学校毕业，做按摩等物理治疗，起辅助医师治疗的作用。其中一些治疗师在瑞士的中医学校学习一定时间的针灸后就开始做针灸治疗。

第三类是中国大陆培养的中医师。这类大部分是从中国直接到瑞士的中医师。另外，由于近年瑞士联邦限制新的中医师从中国进入瑞士，加之一些欧洲国家保险不报销中医治疗费用，所以瑞士的很多诊所开始在欧盟国家聘用以前从中国来的中医师。以上两部分中医师都有多年的工作经历，中医基础理论扎实，经验丰富，是能代表中医真实水平的，也是瑞士针灸的主要力量。美中不足的是这部分人有的外语不过关，早期来的医生现在可以不用翻译交流，后从欧盟国家来的医生英语没有问题，但是瑞士官方语言交流有障碍，还是需要翻译的。

第四类是瑞籍华人中医师。这些人里面很多是早期在瑞士中医诊所做翻译的华人，后通过各种方式和途径学了中医针灸并从事针灸业务。

3. 瑞士中医诊所的中医疗法

中医在瑞士主要有以下几种疗法：一是针灸，因疗效好、无副作用等，所以很受瑞士人欢迎，是中医在瑞士的主要疗法；二是推拿按摩。按摩无痛，按摩以后患者感觉病症减轻，见效快，而且身体很舒服，是仅次于针灸的治疗项目；三是中药，中药的疗效好，对于很多复杂病症和疑难杂症都有较好的疗效。其他的疗法还有艾灸、火罐等，这些也是经常使用的。

二、中医在瑞士继续发展的有利条件

1. 瑞士人对中医的认可度在不断提高

（1）崇尚针灸

针灸疗法自 20 世纪 90 年代传入瑞士，经过近 20 年的发展，已经越来越被瑞士人所接受，越来越多的人在生病的时候首先选择针灸及中医治疗。比如笔者原来在德语区的一个诊所，诊所秘书患腰椎间盘突出症，已经出现了小便失禁和患侧的瘫痪，她的医生要求马上手术。因为目睹和了解中医的疗效，她坚决要求针灸治疗。经过针灸治疗 10 次，瘫痪肢体活动已恢复正常，疼痛也缓解了。还有一个患者，西医的诊断是血管神经性水肿，她需要常年吃激素和抗过敏药。经中医治疗了 12 次后，她的症状完全消失了，所以她非常高兴，对我很感激，对针灸更信任了。多年后她在商店里碰见我，告诉我说自己已经多年不用吃激素了，病症再也没复发。正是针灸的神奇疗效和对针灸疗法的信任，我治疗过的很多患者都不断地为我的诊所推荐新的患者，我诊所的患者中经常有夫妻、母子、父子或全体家庭成员。因此，我现在基本上不用做广告，每日预约的就诊者就能满足我的工作量。由点及面，可见越来越多的瑞士人崇尚针灸疗法已是大趋势。

（2）崇尚自然药

瑞士人崇尚大自然，他们对大自然的保护是有目共睹的，这点到过瑞士的人都能看到。对于治疗疾病，他们也非常崇尚自然疗法。瑞士的自然疗法种类很多，仅仅是药物就有瑞士的自然药、顺势疗法药等。他们的自然药或者顺势疗法药，药物浓度很高，吃的时候口感也好，儿童都可以接受，也有一定的效果。但是最多两三种植物放在一起，所以疗效不如中药。而中药更是多种植物药配成的自然药，所以，许多瑞士人从心理上不排斥或能接受中药。目前，一些中药已经进入瑞士，如某药店经营的中药就有上百种，剂型也有粉剂、饮片、片剂等。我有时也为患者开中药方子，患者反映服后疗效很好。

（3）崇尚按摩

瑞士的推拿种类很多，有当地的欧洲式按摩，也有印度的按摩，但中国的推拿按摩因为疗效好、手法独特，既可以治疗疾病又可以健身保健，颇受欢迎，接受这种治疗的人越来越多。

随着中医在瑞士的发展，瑞士相信中医并选择中医治病的人将会越来越多，这是中医在瑞士进一步发展的基础。

2. 可报销医疗费的基础保险、附加险

瑞士有几个医疗协会，中医诊所加入这些医疗协会就可以被保险公司作为替代医疗从而报销医疗费。瑞士的医疗保险分基础保险和附加险。基础保险对西医诊所从事中医治疗的费用给予报销。附加险是可以报销针灸费用的，报销针灸的次数可以有10次、20次或者更多的次数，这个报销金额多少与缴纳保险者选择的附加险的种类有关系。现在瑞士很多人都有附加险，所以他们都可以接受针灸治疗。报销中医医疗费无疑是扩大中医发展极有利的因素。

3. 开办中医诊所门槛低

在瑞士开办一个中医诊所是很容易的。中医诊所是作为商业模式而不是医学模式经营的，二者的主要区别是后者不用交商业税而前者必须交。按照这种商业模式组建一个诊所，注册资本需要两万瑞士法郎，一定面积的诊室，一名中医师以及相应的医疗器械和办公设备。非瑞士人办诊所还需要有B卡工作许可。可见在瑞士成立中医诊所的门槛很低。正因为如此，再加之中医治疗收费高，当然利润也高，很多人看到了商机，所以中医诊所遍布瑞士。

4. 某些病种适合中医诊治

瑞士的很多常见疾病都是针灸或中医的适应证，比如失眠、焦虑、关节疼痛、胃肠疾病等，还有就是不孕，或者是体外受精的辅助治疗，癌症放化

疗之后的辅助治疗。这些疾病在瑞士较常见，且用中医治疗的效果很好，所以开拓中医的潜在市场大有空间。

5. 媒体不断介入报道中医

随着瑞士中医诊所的增多以及中医的神奇疗效，引起了瑞士媒体的关注并广泛报道。我曾经接受过媒体的采访，他们的有时直接问我的患者是什么感觉。患者的回答都是疗效好，相信中医，喜欢中医。媒体把患者对中医的赞誉见诸报端。还有的媒体对中医的治疗方法很好奇。有一次一位记者来采访我，他看到火罐后非常感兴趣，我把火罐这种治疗方法的功能与疗效讲给他听，他感到非常神奇，当听到正在用火罐治疗的患者说疗效很好时，执意多次拍摄了我拔火罐的照片。之后，记者将此次采访的内容和照片报道在当地的杂志上。由于媒体对中医的关注，这些年经常可以见到报纸、杂志以及电视媒体等对中医的积极正面的宣传与报道，这无疑对中医在瑞士的持续发展起到了推进作用。

三、中医师医术水平参差不齐是中医健康发展的制约因素

如前所述，瑞士中医师有 4 类，在中国正规中医院校毕业并且有着扎实中医理论基础和多年临床经验的中医师仅仅是其中一部分。从侧面也反映出瑞士针灸师的医术水平参差不齐，也经常能听到针灸治疗出问题的事件。比如说我有一个患者，他对我说他的邻居患头痛，他就建议这个邻居来我的诊所接受针灸治疗。但是邻居说曾经在某个诊所有过一次针灸的经历，一个针灸师在他头上扎了 38 针，针刺完以后这个邻居就什么都不知道了，家人立即送他到州立医院，他在医院昏睡了 3 天。州立医院的医生说以前也接待过这个针灸师治疗过的患者，也曾有过相同的症状。还有一次，一位患者来我的诊所，我看到他拔火罐后满身留下血疱。他告诉我说，他曾经去一个诊所，是一位医师给他拔火罐后留下的，当天晚上因为太疼，他不得不去看急诊，打止痛针。由于有的中医师医术水平低，医疗中会不时出现偏差，这无疑会影响中医的声誉，这也是中医在瑞士健康发展的主要制约因素。

而针灸师医术水平参差不齐的现状并不会得到改善，甚至会随着瑞士实施以下两个规定而导致中医师队伍的整体医术水平难以提升。

1. 现有一些中国中医师因外语考试将被终止行医

瑞士在 2017 年开始逐渐对中医师实行新的联邦考试制度，要求用瑞士

的 3 种官方语言之一进行考试，也就是德语、法语和意大利语之一。据考试的组织者说，这个考试的主要目的就是考中医师与患者的语言沟通能力。

这个考试对于中国医生来说就是一个考验了。因为从中国来的医生会瑞士官方语言的人很少，即便是近年从英国过来的一些中国中医师，其英语虽然很好，但是瑞士官方语言也不行。现在这个考试已经开始实行了，瑞士的各个保险公司也明确地表示中医师只有通过了这个考试，保险公司才会报销相关治疗费。

所以这个考试将会导致一些中国医生因为语言考试不过关而被淘汰，也就是说目前在瑞士诊所里的中国中医师会相应减少。而由于国内会德、意、法语言的中医师很少，那么从中国再聘请既会瑞士官方语言又有具备一定医术水平的中医师就变得越发困难了。这一方面会导致整体医术水平的下降；另一方面，也会使那些聘请中国医生的诊所，会因为中国医师没有通过语言考试，保险公司不给患者报销治疗费而关门。

2. 工作签证困难的现实使得中医师难以进入瑞士

瑞士原本是一个非移民的国家，但在加入申根后，近些年许多其他申根国家的人进入了瑞士，这也是瑞士人经常抱怨他们的社会秩序不如以前的原因之一。为此，瑞士甚至通过了一次全民投票要求限制外国人员进入瑞士工作。近些年来，中国中医师拿到工作签证进入瑞士工作就显得比前些年困难了很多。所以瑞士的很多中医诊所不能从中国引进中国医生，而改从欧盟的国家引进中国医生。这些也说明了中国医生进入瑞士越来越困难了。瑞士工作签证的困难，会使中国的高水平中医师进入瑞士进一步减少。

从以上分析可以看出，由于语言考试和工作签证的双重困难，一方面，会导致现有的一部分中医师被终止行医；另一方面，再从中国新聘用中医师也变得很困难了。其结果必然是本来就参差不齐的中医师队伍其整体医术水平会进一步下降，进而影响中医的声誉。这是中医在瑞士健康可持续发展的又一主要制约因素。

四、加强中医教育与培训是中医在瑞士可持续发展的保障

未来 10 年、20 年后，现在的这些有实践经验的，从正规中医院校出来的中医师将陆续退休，即便工作也不会全天投入。加上瑞士对国外人员的工作签证进一步紧缩，中医师可以进入瑞士的愈来愈少。所以，未来的中医师

将是以瑞士人为主体。而如何把他们打造成为能够代表真正中医水平的中医师，中医基础教育就显得非常必要。同时现在瑞士的中医师，也面临着中医水平需要继续提高的现实，也需要高水平的中医继续教育。所以，中医基础教育和培训的提高，不管现在和将来都很重要。

瑞士现在也有一些中医的教育培训学校，大致可分为两类。一类是这些学校的学生都是从零开始学习中医的。他们的学习时间一般都是 4 年或者 5 年，一周上课 2~3 天。各个学校的课程不完全一样，但是基本包括中医基础课程（如黄帝内经、中医内科学等）。学校还要求有一定学时的西医基础课程，比如解剖学、组织学等。有的学校还设有易经课。另一类是中医继续教育。这类教育是为满足瑞士医学会要求治疗师或者是医生每年都必须完成 35 学时继续教育而设置的。其课程有很多种，但是针对中医内容的课程很少。

以上两种教育形式对中医在瑞士的传播起到了一定的积极作用，但是，众所周知，要培养一个全面的有深厚的中医基础理论又能够实际操作的中医师，需要在学制、学时、课程、师资力量、实习等方面统筹安排，这样方可达到教学的预期效果。中医学的内容博大精深，需要在实践中不断学习总结，需要长期的学习才能不断提高。所以，必须进一步加强中医的教育与培训，在瑞士培养高水平的中医师，这是中医在瑞士健康可持续发展的根本保障。

五、中医教育与培训的目标、形式及内容

1. 目标

中医基础教育培训的对象主要是瑞士人。中医若想在国外发扬光大，持久发挥作用，真正体现中华文化的博大精深，对于非移民的国家，仅靠国内输入中医师是不够的。必须以热爱中医的瑞士本土人为教育培训对象，通过对其进行系统的中医教育，使之掌握一定的中医基础理论和技能，以便进入临床实践。进而以这些中医师继续发展中医，世代传承。

中医继续教育培训的对象以已经毕业的瑞士学员和已经在瑞士的中医师为主。目标是提高中医师的学术水平，扩大交流，提高疗效。学员通过培训后进一步掌握中医的理论，使业务水平进一步提高。

通过全面、系统的教育培训，基础教育的学员毕业时应掌握中医基础理

论，并能用于临床实践。参加继续教育培训学员通过培训后要进一步掌握中医的理论，使学术水平进一步提高。

2. 形式

在瑞士的中医教育应该既有基础教育又有继续教育，实现这一目的则宜采取国家出面办教育和民间办教育相结合的多种方式，互相补充，取长补短。

（1）政府出面成立中医基础教育机构

根据 WTO 服务贸易的有关协定，由中国国家中医药管理局组织协调在瑞士成立中医教育机构。一是成立独资的中医教育学校，其办学模式大致同中国国内的中医药大学，师资要求既有深厚的中医理论水平和临床经验，同时又具备较高的外语水平。招收的学生必须经过入学考试，培养出来的学生接近或达到国内中医药大学本科生的水平。二是充分利用瑞士人办中医教育的热情和当地教育资源，与瑞士现行的中医学校联合办中医教育学校，以便发挥各自的办学优势，使中医教育水平有所提高。

（2）中、瑞民间合办继续教育机构

多年来，瑞士华人中医药学会经常组织华人中医师进行继续教育培训，对华人中医师医术水平的不断提高起到了重要作用。今后，瑞士华人中医药学会应进一步发挥媒介作用，有针对性地组织、协调国内民间机构与瑞士民间机构联合开办中医继续教育机构，使双方充分发挥各自的办学优势，形成合力，进而促进继续教育的教学水平不断提高。

（3）远程教育

远程教育是随着现代信息技术的发展而产生的一种新型教育形式，中国的中医院校可以通过这种形式对海外开展中医教育。这种方式没有时间、地点的限制，学习交流不受空间地理的约束，课程设置灵活，采用多种媒体手段联系师生并承载课程的教育方式，定会受到学员的欢迎。

（4）实习

实习也是很重要的一种学习形式，因此，对于确实热爱中医的可造之才，选派其到中国的中医院进行业务实习，也可以在当地选择好的中医师，以师带徒的形式继续在临床实践中学习。

（5）师带徒

师带徒是提高中医医术水平的捷径，因此，也可以在瑞士尝试师带徒的

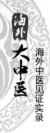

教育形式。在中国或瑞士选择好的中医师，以师带徒的形式继续在临床实践中学习。

（6）专题学习班

继续教育课程可以组织1周或者2周的讲课，讲一个专题，比如内经、伤寒这些基础课，也可以讲妇科等专科课程。

（7）开办会诊中心

会诊中心可以聘请海内外的中医专家主持，利用互联网的优势，开展对疑难病的讨论，但是必须是用外语。通过会诊讨论以提高外国中医师的医术水平。

3. 内容

（1）基础教育

中医的基础教育是中医师必须具备的基本素质，其教育的内容是非常广泛的，但教学对象主要是外国学生，课程的设置要考虑这个因素，不能完全照搬国内的大学教育。同时把中医的教学内容成功翻译成外语，讲出来让学生听明白，也是很重要的。主要有以下内容：基础教育要有中医基础课、针灸、中药、推拿，还应该有脉诊等。国外一些中医师的普遍短板就是不会诊脉，这也是他们不能运用辨证施治的重要原因，也是他们医疗水平不能提高的关键。基础教育应该结合临床实践，几年学下来，会看常见病。当然，中医经典理论课也必须有，可以作为选修课，或放在继续教育中学习。

（2）继续教育

继续教育对提高中医师的医术水平是非常必要的。

第一，专题学习班。继续教育课程可以组织1周或者2周的讲课，讲一个专题，比如内经、伤寒这些基础课，也可以讲妇科、皮肤科等专科课程。

第二，定期举办学术讲座和学术交流。根据学员需要，有针对性地举办各种讲座。

如果中医教育与培训均能到上述目标，培养好一批优秀的本土医生，就像当年西医传播到中国一样，中医就会后继有人，中医在瑞士乃至海外就会得到健康可持续发展，中医就能越来越深地扎根于海外。

作者简介

李其英，1983 年毕业于北京中医药大学，获得学士学位。后于北京市崇文区中医医院工作，历任针灸科副主任、针灸科病房主任、医院副院长。为北京市第一届名老中医金伯华教授学术经验继承人，第二届全国名老中医田从豁教授学术经验继承人，曾于 1994 年至 1996 年参加中国赴几内亚医疗队。2001 年赴瑞士，一直在当地中医诊所工作，现自己开办中医诊所。

见刊时间：2016 年 11 月。

匈牙利中医针灸发展和传播的研究

一、历史发展研究：萌芽、发展、成熟三个时期

1830~1986 年为萌芽期：以 1830 年安东尼兰纳（Anthony Laner）医生发表的针灸论文为代表，开始了匈牙利中医针灸发展的缓慢萌芽期。在 156 年期间，针灸在匈牙利仅是零散的个人行为。

1987~2015 年进入发展期：以中国张缙教授率领的黑龙江省中医药科学院专家团队与匈方合资，于 1988 年开办第一间中医针灸诊所为代表，而进入了快速发展期。在这 28 年中，中医诊所从匈牙利首都辐射到其他城市，中医教育进入了匈牙利四大城市的大学，全国有 25% 的人享受过针灸或草药的治疗。

2015 年以后为成熟期：以 2014 年 12 月匈牙利国会通过的"中医立法"案和 2015 年出台的执行细则为标志而进入立法成熟期。虽然其后还要有若干年的"建制"和"执法"的事情要做，但因国家立法，中医可跻身于所在国的卫生医疗行业中，而进入常态的发展。

二、中医针灸组织

1987 年，匈牙利医师针灸学会（MAOT）成立。1996 年，匈牙利补充和替代医学联盟（UHCAMT）成立。2002 年，匈牙利中医药学会（HKOME）成立。虽然匈牙利中医药学会晚于其他两个学会，但其更专业。在过去的 13 年里，匈牙利中医药学会已经举办了多次国际会议，在全国各地举办公益讲座，该学会的成员已累计治疗了超过 100 万人次的患者，显著提高了传统中医学在匈牙利的知名度。在中医针灸组织群体不断努力下，匈牙利政府管理机构和科学各界都对针灸有了更多的认可。

三、中医针灸教育机构

匈牙利针灸教育始于 20 世纪 80 年代，并在其四大城市的著名大学中均曾出现过。一个国家在如此众多的著名大学中进行针灸教育，除中国外，不仅在欧洲，在世界各国也绝无仅有，可谓开历史之先河。但因各种原因，现只有 2010 年 10 月开始的布达佩斯塞梅尔魏斯大学健康科学学院的中医课程，以及 2015 年 9 月启动的佩奇大学中医孔子学院的中医课程仍然存在。分析原因及总结教训，对海外针灸/中医教育发展将有益处。

非官方的针灸/中医教育非常活跃，主要有：加拿大安大略中医学院匈牙利分校（OCTCMECH）、健康培训学院健康记录和培训中心（ETI-GYEM-SZI）、神农研究所（Shennong Institute）。但在匈牙利境外得到的中医学位不获承认，引发了各方的不满和抗争。2015 年，匈牙利中医立法后，该处境或有转机和改善。

总之，匈牙利的中医药和针灸教育可谓百花齐放。针灸不分教育程度的高低，证书并没有得到国家高等教育机构的认可，它只是在国家教育机构正式课程之外的一个补充。

四、中医针灸诊所

1. 经营形式

主要有匈中合资经营、匈方独资经营、中方独资经营三种形式。

（1）匈中合资经营的主要诊所

①匈牙利第一间中医/针灸诊所。1988 年 12 月，匈牙利第一间中医/针灸诊所正式启用，开启了匈牙利中医针灸的新纪元。

②中匈康复中心（Chinese and Hungarian Healing Center），该机构是 2014 年 2 月中匈两国总理"长期合作协议"的内容之一。

③考波什堡市卡波铁道部医院，将由匈方与甘肃省中医药学会合作筹建。

（2）匈方独资经营的主要诊所

①海湾研究所，1990 年在布达佩斯开业，能提供西药和替代医学疗法。

②匈牙利第一间中医/针灸诊所，1991 年中方撤走后，匈方一直独立经营至今。

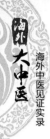

（3）中方独资经营诊所具有代表性的医师（以抵匈时间和开业为序）

①邵百军医师（Dr. Shao Baijun）。

②张庆滨教授/博士（Prof. Zhang Qingbin，PhD）。

③王伟迪和赵玉华夫妇（Dr. Wang Weidi and Dr. Zhao Yuhua），主任中医师。

④于福年教授/博士（Prof. Yu Funian，PhD）。

自从1988年12月匈牙利第一间中医/针灸诊所的出现，其他中医诊所在匈牙利的各大城市陆续开设，但其中的准确数字很难确定。这些城市有布达佩斯、塞格德、佩奇、德布勒森等。目前，匈牙利的中医针灸诊所以中方独资经营为主力军，匈方独资经营次之，匈中合资经营仍在探索之中。另外，还有针灸和中医按摩（推拿）进入酒店、水疗中心和私人诊所，但不是主要经营项目，并且以推拿为主。

2. 匈牙利中医针灸诊所收费情况

一次治疗费用在0.45万~1万匈牙利福林之间（相当于15~35美元）。最常见的疾病有：疼痛、外伤等痛症；高血压、糖尿病等内科疾病；焦虑或失眠等神经科疾病；月经不调、不孕症等妇科疾病。

五、中医药立法

1988年12月，匈牙利第一家中医针灸诊所在首都布达佩斯开张。1990年，匈牙利卫生部规定中国医生可在西医医生的监督下工作，超过1年要续牌。随后，又陆续开了一些中医针灸诊所。2003年，匈牙利前总理麦杰西·彼得访华前，匈牙利中医药学会给总理的一封信中，列举了中医药在匈牙利行医遇到的困难，政府换届造成的行医执照发放起伏不定，缺乏法律保障等问题，总理批复卫生部特事特办，临时批准了13位中国医生在西医医生监护下的行医资格。

2013年11月26日，3名来自青民盟（Fidesz）的议员（均为医生），向国会提交了一份关于对匈牙利医药卫生法第29条相关法律进行修改的议案"中医药立法案"。2013年12月9日，以257票赞成，59票反对，1票弃权的结果顺利通过了议会表决。2014年12月17日最终表决，匈牙利国会正式通过中医药合法化的法律。2015年9月18日，匈牙利国家人力资源部又在该法律的基础上制定了42/2015（IX.18.）号实施细则（讨论稿），对中医药行医从业人员许可证发放进行了详细的规定，于 2015 年 10 月 18 日正式实施。

自 1988 年第一批中医师来到匈牙利以来，经 28 年近两代人的努力，终于使中医行医资格有了法律的保护。匈牙利中医药立法成功是中医从业者、政府执政党、公民大众及国际大环境多方努力和影响的结果。

六、匈牙利著名中医针灸人物

1. 匈牙利本国著名中医针灸人物

开拓者爱瑞·额泥道科博士（Dr. E ryAjándok），在匈牙利中国传统医学发展进程中，做了许多的开拓事情。他是第一位引进中国中医人才（张缙教授）到匈牙利的人，是匈牙利中医针灸诊所的先驱者。1996 年，他开始以世界卫生组织（WHO）的标准培训西医；他参与了匈牙利科学院（MTA）的针灸科学基础研究；他的相关著作，被视为匈牙利和美国在针灸领域的有益信息来源。

最早出版发行匈牙利文中医书的作者是伊什特万·帕洛斯教授（Prof PálosIstván，1922—2014），于 1963 年出版了《中国中医药》。

最早使用激光针灸者是彼得博士（Dr. Simoncsics Péter），始于 20 世纪 80 年代，并出版了 4 本针灸著作。

最早启动针灸培训者是道马斯医生（Dr. Nyitrai Tamás，1935—2014），1988 年，他在海纳伊姆雷大学健康医学院（HIETE）启动了针灸培训。

2011 年夏天，保罗佛教授（Prof. Paul F. V lgyesi，1947—2011），翻译出版了《中医经络诊断》（原作为法语版）。

2015 年，马克（Mark Oravecz）中医师与于福年教授合作，编译完成了《中匈中医药词典》。

2. 来自中国对匈牙利中医针灸发展有影响的著名中医针灸人物

著名的匈牙利中医针灸开拓者张缙教授（Prof. Dr. Zhang Jin）为联合国教科文组织任命的人类非物质文化遗产"中医针灸"项目代表性传承人、黑龙江省中医药科学院原院长、国际著名的针灸手法专家。张缙自 1987 年开始了中医针灸在匈牙利的传播和开拓，使匈牙利的中医针灸发展在中东欧独领风骚。他也是匈牙利中医药学会（HKOME）的顾问，为针刺手法在匈牙利和欧洲的传承培养师资力量。

另一位开拓者吴滨江教授（Prof. Dr. Wu Bin Jiang, PhD），曾于 1989 年底访问匈牙利，次年直接在匈牙利开办自己的诊所，开创中国医生私人开办诊所之先河。1998 年，吴滨江出任匈牙利第一任气功协会的会长，他创立吴氏头部推拿疗法，并一直不懈地在世界各地推广。2006 年，吴滨江出任匈牙利国际吴氏头部推拿疗法学会的名誉会长。2005 年，吴滨江在匈牙利开展中医传统医药教育，在布达佩斯建立加拿大安大略中医学院匈牙利分校。

开拓者之一的张庆滨教授（Prof. Dr. Zhang Qing Bing, PhD）于 1991 年移民定居在匈牙利布达佩斯，是张缙教授的长子，为嫡传弟子。现任匈牙利中医药学会（HKOME）会长、塞梅尔魏斯大学卫生科学系客座讲师、加拿大安大略中医学院客座教授、世界中医药学会联合会终身教授。张庆滨一直在临床工作，具有丰富的临床经验，现重点在做针刺手法的国际传承工作，曾担任《针灸大成校释》（第 2 版）的副主编，荣获黑龙江省科学技术奖。张庆滨还担任世界针灸学会联合会人类非物质文化遗产中医针灸"布达佩斯·传承基地"筹委会主任，并在布达佩斯成功地开办了"光华中文学校"，为匈牙利中医人士进一步学习传统中医药打下了良好的基础。

匈牙利中医药学会（HKOME）名誉会长于福年教授（Prof. Dr. Yu Funian, PhD）于 1992 年移民匈牙利，在匈牙利大力促进中国传统医药文化的传播，他曾带领匈牙利中医药学会与本地医生协会一直合作，已经举办了 7 次国际会议，从而促进匈牙利及欧洲中医针灸的发展。他还担任匈牙利医学联合会（MOTESZ）的理事、塞梅尔魏斯大学卫生科学系客座教授、世界中医药学会联合会主席团执行委员。

欧洲著名的中草药专家和实业家陈震博士（Dr. Chen Zhen）于 20 世纪 80 年代末来到匈牙利布达佩斯，在中草药研发方面做了许多开拓性的事情。他领导一家中医药产品公司，拥有自己的药厂，开发了 100 多种产品，成功销往匈牙利和欧洲其他国家。现任中欧中医药学会会长、欧洲中国医药公共协会会长、中国欧盟商会中国传统医学（ECC-TCM）董事会成员、欧盟优秀食品协会副会长。

中匈中医针灸推拿医学会会长邵百军医师（Dr. Shao Baijun）于 1991 年移民来匈牙利，开办有布达佩斯邵氏中医针灸诊所。他还担任匈牙利中医药学会（HKOME）副会长、加拿大安大略中医学院客座教授。2013 年，他当选为世界针灸学会联合会（WAFA）的执行委员。

七、未来发展的趋势及预测

1. 临床

因中医立法后，中医行医告别了西医监管，可以理直气壮地独立行医开业。开展专科专病的特色门诊，以及与西医合作开设中西医综合门诊将是未来临床发展的方向。将中医针灸纳入医疗体系而常态发展，争取与西医同等地位的医疗保险付费，将是未来的长期工作。立法后用匈语考中医行医执照。立法前已行医者，预测将会按各国惯例，即新人新政策，老人老政策，"祖辈优先"，会继续允许执业；但也许会要求若干时期内通过匈语关，这将会是对已执业的中国人极大的挑战。

2. 教育

已实现中医立法，将会有更多的官方或民间教育机构加入中医针灸教育领域中。在境外主要是已获中国中医本科教育的学历可以获得承认。在若干年后，中医针灸教育有机会被纳入匈牙利本科和学位教育。未来 10 年后，匈牙利本国中医针灸师将会逐渐增多，将改变现有的中医针灸队伍，15 年或 20 年后将成为主流。

3. 科研

因实现中医立法，除与中国和欧盟继续开展中草药科研外，临床及匈语文献研究也会加强，增加了向匈牙利和欧盟申请科研经费的机会。

4. 国际交流

国际学术交流将会更加频繁，除将国际社会的中医针灸专家请进来，也会有许多匈牙利专家主动走出去，在国际社会的影响将逐渐扩大和加深，而成为欧洲中医针灸中心之一。

八、中医药国际发展中的匈牙利模式

中医针灸在海外的发展经历了萌芽、发展、成熟的几个历史阶段，争取所在国立法则是中医针灸行业成熟的重要标志。在 20 世纪末至 21 世纪初的 15 年中，美国、澳大利亚、加拿大等国家率先对中医针灸立法，因这些国家有着悠久的移民历史，有着众多的华人基础，建立了中医针灸国际发展的"英联邦"发展模式。匈牙利中医针灸经过 20 多年的发展，打破了"英联

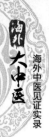

邦"常规发展模式，开创了新的模式，学术界称之为"匈牙利模式"；为中医人数较少、中医发展起步较晚的"一带一路"国家和地区提供了可借鉴的经验。

九、对实现"一带一路"倡议发展的影响

匈牙利中医针灸经过 20 多年的发展，实际上成为"一带一路"倡议发展宏图计划的预实验地，给沿途国家提供了可复制发展的模式，是"一带一路"倡议发展的桥头堡。如在此基础上，加大外部投资和发展力度，优化内部发展组合，将会开拓出一片新的天地。如中国能在政策、资金、人才、技术方面给予支持，相信会取得快速发展。

作者简介

巴拉蜡·佳浓斯（河南中医药大学）

其他作者

吴滨江（加拿大安大略中医学院）

朱　民（《中医药导报》杂志社）

见刊时间：2017 年 3 月。

中医针灸在捷克的发展现状和展望

国家主席习近平在 2013 年于哈萨克斯坦提出了"丝绸之路经济带"的合作倡议，推行"一带一路"周边国家多边合作机制，积极发展与沿路国家的经济和文化事业的合作。之后，中国正式发布《推动共建丝绸之路经济带和 21 世纪海上丝绸之路的愿景与行动》。2016 年，包括捷克在内有 60 多个国家愿意参与"一带一路"倡议项目的建设，"一带一路"倡议的提出和实践对于全球的经济、文化发展而言是先驱和领航者[1]。

捷克，又称捷克共和国，是中欧地区的内陆国家，毗邻捷克斯洛伐克、奥地利、波兰和德国。自 20 世纪 60 年代起，包括中医针灸在内的中医药疗法已经得到捷克社会的广泛认可。随着时间的推移，捷克的中医针灸几经演变，现已有一定的发展基础和规模，以下将结合"一带一路"倡议思想，从捷克中医针灸的历史背景、立法、教育、诊所等多个方面探析中医针灸在捷克的历史发展现状和未来展望。

一、"一带一路"与中医针灸

"一带一路"分别指的是"丝绸之路经济带"和"21 世纪海上丝绸之路"。"一带一路"作为中国首倡、高层推动的国家倡议，对我国现代化建设和屹立于世界的领导地位具有深远的战略意义。丝绸之路起始于古代中国，连接亚洲、非洲和欧洲的古代陆上商业贸易路线，最初的作用是运输中国古代出产的丝绸、瓷器等商品，后来成为东方与西方之间在经济、政治、文化等诸多方面进行交流的主要道路。"一带一路"倡议构想的提出是国际合作的整合升级，也是我国发挥地缘政治优势，推进多边跨境贸易、交流合作的重要平台。此乃丝绸之路沿线国家合力打造平等互利、合作共赢的"利益共同体"和"命运共同体"的新理念。"一带一路"倡议描绘出一幅从波罗的海到太平洋、从中亚到印度洋和波斯湾的交通运输经济大走廊，其东西贯穿欧亚大陆，其中包括沿线的中东欧多国如捷克、捷克斯洛伐克、波兰、

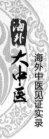

立陶宛、爱沙尼亚、拉脱维亚、匈牙利等[2]。

自 20 世纪至今，从最初未得到社会各界认可到如今的家喻户晓，中医针灸在海外可谓飞速发展。包括"一带一路"倡议合作国在内的海外诸多国家陆续建立中医针灸组织、中医针灸教育机构、中医针灸诊所，并逐渐扩大规模。以同位于中东欧地区的"一带一路"倡议合作国匈牙利为例，其自 20 世纪 80 年代起就成立了匈牙利医师针灸学会（MAOT），在本国 4 大城市的著名大学中都开办了针灸教育，在首都布达佩斯成立了第一家中医针灸诊所，并且匈牙利国会于 2014 年正式通过中医药立法，承认了中医针灸的合法地位[3]。而捷克作为匈牙利的邻国，其中医针灸发展同样瞩目，捷克的针灸发展始于 20 世纪 20 年代，经过将近 100 年的历史演变，现已以一个全新的面貌登上世界的舞台。

二、捷克中医针灸

1. 历史发展背景

纵观捷克针灸的发展史[4]，其大致可分为两个阶段：第 1 阶段（1925—1989）出现了捷克官方承认的"西式针灸"；第 2 阶段（1990 年至今）形成了基于中医学背景的传统针灸。

第 1 阶段（"西式针灸"阶段）：1925 年，Cmund 教授首次使用针灸疗法治疗风湿病和腰痛，捷克医生 Mertl 与朝鲜针灸师开展合作。"二战"后，苏联多名医学家倡导的反射学针灸理论成为捷克针灸学术界的主流。

20 世纪 70~80 年代间，捷克的针灸疗法结合西医的理论和实践为现代针灸学奠定了基础。其中不乏著名医学家，如 Kajdos 教授著书推动针灸疗法的普及；Umlauf 教授曾使用红外线探测仪研究针灸对单边病理过程的影响；Buzicka 教授具有丰富的针灸临床工作经历；Baresova 教授积极推进针灸教学活动。虽然他们仅与越南、朝鲜的针灸学界进行过交流而从未接触过中国的中医针灸学界，但他们皆对捷克针灸的发展做出了重要贡献。

20 世纪 80~90 年代，捷克医生对于针灸的基础和临床研究有了一些突破性的进展，解剖学者 Novotny 和 Halinovsky 从事针灸穴位的解剖研究。Jezdinsky 等学者在实验动物身上研究针灸的消炎和止痛效果。捷克医生们亦在布拉格、布尔诺、俄斯特拉发、奥洛穆茨、皮尔森等多个城市开展针灸的临床研究工作。诸多的针灸基础和临床研究取得了较大的进展，并获得了国内外科学界的认可，然而此时的捷克针灸疗法仅仅根据疾病选择穴位，其缺乏传统中医学的背景和中医的辨证思维。

第2阶段（传统针灸阶段）：捷克国家图书馆中首次记载中医理论的资料是波兰学者和天主教耶稣会传教士卜弥格（Michel Boym，1612—1659）的笔记手稿，其中有五脏六腑、十二经脉和中草药的素描图和有关切脉诊断方法的记载。1990年后，随着中国实行改革开放，中捷两国的交流日益频繁，越来越多的中医药理论书籍传到捷克，同时捷克首都布拉格的第一中医学校（Universite Europeene de Medicine Chinoise）开始教授中药学和针灸学的理论和实践课，捷克的私立中医学院和针灸诊所在布拉格、布尔诺、俄斯特拉发、奥洛穆茨、皮尔森等地的数量和规模以逐年递增的趋势发展，捷克多地逐渐形成基于中医传统理论的针灸疗法。

2. 针灸立法

捷克的首部针灸法规依据1976年捷克卫生部的公告而制定，并于1981年进行修改。法规规定接受针灸治疗所产生的费用不在医保的范围之内，其规定在捷克采用针灸疗法的医生必须具备3个条件：

①必须持有西医执照。

②必须具备西医的临床经验。

③必须接受捷克卫生部指定机构的针灸培训。

捷克卫生部分别委托了3个组织进行针灸培训，其分别是布拉格的IPVZ、赫拉德茨-克拉洛韦的VLA和布尔诺的IDVPZ。

捷克的正式针灸师资格分为3个等级：

①基础针灸师资格：只允许在自己的西医专业领域内使用针灸治疗，业务水平要求为具有西医毕业证书，3年以上临床经验，基础针灸课程（200个学时）。

②高级针灸师资格：允许无限制使用针灸治疗，并建立针灸医院，业务水平要求为具备基础针灸资格证书，7年以上临床经验（从获得基础针灸师资格之日开始计算，每年至少有500个患者），其他的针灸课程（最少200个学时），通过指定的针灸资格考试或者参加指定针灸培训并得到1 800学分以上。

③针灸教师资格：业务水平要求为具备高级针灸资格证书，参加指定针灸培训并得到2 200学分以上，参与相应级别的科研、教学和出版活动，具

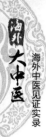
备良好的教学能力及良好的道德品质。

3. 针灸教育

自 20 世纪 60 年代起，捷克医学院给研究生开设 3 周的中医药课程，截至目前，整个捷克大约有 5 000 人接受过中医药方面的培训课程。1990 年，法国和加拿大合资在捷克首都建立第一中医学校，开设了中药学和针灸学两个专业的五年制课程，此为捷克首家针灸教育机构。同年成立的捷克斯洛伐克中医学会，联手欧洲中医大学及北京光明中医学校，自 1998 年开始从中国大陆聘请中医教授来捷克开设短期课程，已有 500 多人接受过该培训课程[5]。2005 年，由孙洋教授和 Lucky 教授合作创办的大河道中医学院，开设了针灸和中医药专业的四年制课程，每年招生 80 人，已毕业 50 人。近年来，捷克在布拉格、布尔诺、俄斯特拉发、奥洛穆茨、皮尔森等地也相继成立了一些私立中医学院，由当地的中医师或针灸讲师以及从中国大陆聘请的中医学或针灸学教授组成教学团队进行教学，完成课程并通过考试即可获得结业证书以证明其学习经历。

4. 针灸诊所

在捷克布拉格、布杰约维采、皮尔森等地均已开设近百家中医或针灸诊所，主要治疗慢性病和不孕不育症，皆由捷克西医从业者或中医爱好者登记开业，一般都聘有来自中国大陆的中医师坐堂，可提供中医药、针灸疗法方面的服务。捷克部分疗养院也聘有中医师从事按摩、针灸等工作。2015 年 6 月，中东欧地区首家由中捷两国政府支持的中医机构——捷克赫拉德茨-克拉洛维州立医院中医中心在捷克首都布拉格正式成立，该中心由赫拉德茨-克拉洛维州立医院与上海中医药大学附属曙光医院合作，捷方负责提供运营场地和管理，中方负责提供人员和技术支持[6]。来自上海中医药大学附属曙光医院的专家与捷克赫拉德茨-克拉洛维州立医院的专家共同就肿瘤、多发性硬化症和疼痛治疗等方面进行中西医对比研究，已于同年 9 月开始为捷克患者提供诊疗服务。上海中医药大学附属曙光医院针灸科副主任医师王波是首位在中捷中医中心开诊的医师（图 1-33），开诊 3 个月时预约患者已排满 1 年的工作量，接诊病种以疼痛、消化系统疾病、妇科疾病、皮肤病居多，大部分患者经治疗后疗效显著，预后较好[7]。上海中医药大学附属曙光医院针灸科主治医师马文已于 2017 年 8 月 5 日前往中捷中医中心进行为期 1 年的诊疗工作（图 1-34）。

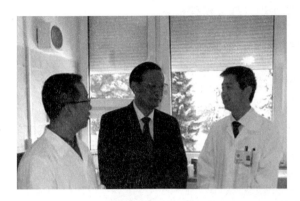

图 1-33　王国强（中）视察捷克中医中心并慰问王波（右）等中方专家

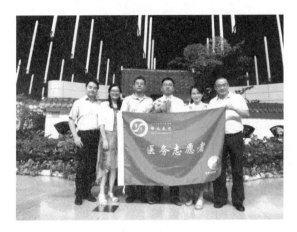

图 1-34　马文即将前往捷克中医中心

5. 不足和展望

纵观捷克针灸史，其针灸发展与其他欧美国家相比仍处于滞后阶段，经分析，其原因主要有四个方面：①早期缺乏与中国大陆针灸界的学术交流；②"西式针灸"学派和传统针灸学派之间的分歧无法统一；③针灸教育不受捷克教育部官方认可，缺乏教学质量管控和标准；④针灸诊所缺乏统一的管理和经营标准。

针对以上的不足，在此提出捷克中医针灸未来发展的建议：①加强中捷双方针灸学术界的交流；②促进捷克不同针灸学派的合作与交流；③在捷克增设针灸教育机构和针灸诊所，促进捷克针灸教育和针灸诊所的标准化管理；④除捷克大城市外，亦可在乡村或边远地区大力普及针灸疗法；⑤促进

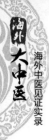

中医药或针灸疗法纳入捷克医保体系。

三、结语

习近平主席的"一带一路"倡议思想在捷克中医中心得以体现和发挥，而中医针灸也将在"一带一路"倡议的辐射下加快在海外的发展速度，随着针灸基础和临床研究的日益增多，针灸也将在世界的舞台上得到更多的认可并扮演更重要的角色，与此同时，应提高针灸临床和科研的标准化，提升针灸临床和学术水平，并进一步促进针灸在海外的继承和发扬。

参 考 文 献

［1］孙伟."一带一路"战略构想的基础及策略［J］.宏观经济管理，2015（4）：41-43.

［2］李玫姬."一带一路"战略背景下中医药文化国际传播的机遇、挑战与对策［J］. 学术论坛，2016，39（4）：130-133.

［3］巴拉蜡·佳浓斯，吴滨江，朱民.匈牙利中医针灸发展和传播的研究［J］.中医药 导报，2017，23（6）：1-7.

［4］孙洋.捷克针灸的历史和发展［C］.广州传统医药国际科技大会，2009：198-205.

［5］陈友平，赵国荣.中医药在捷克［J］.湖南中医学院学报，2005，25（1）：64.

［6］任鹏.中东欧首家中医中心在捷克成立［J］.中国药房，2015，26（23）：3215.

［7］唐闻佳.上海中医捷克开诊所一号难求［N］.文汇报，2016-02.

作者简介

蔡娲（上海中医药大学附属曙光医院）

其他作者

沈卫东（上海中医药大学附属曙光医院）

见刊时间：2017 年 11 月。

浅谈挪威从事针灸的体会

北欧四国的高福利高税收政策闻名于世，这种政策减小了贫富差距，保障了国民的基本需求，常常被人们津津乐道。挪威，作为北欧四国之一，将这种政策渗透到人们生活的方方面面。我在挪威从事针灸行业的过程中，也体会着这高福利高税收政策对针灸行业的影响，因而首先介绍一下挪威的医疗系统。

一、挪威医疗系统[1]

高福利的医疗政策（政府的医疗保险）只有挪威公民和拥有挪威永久居住或长期签证的人才可以享受。挪威的高福利政策主要体现在一般医疗费用由国家承担一大部分（约70%），个人承担一小部分。咨询医生的费用一般是180挪威克朗左右，约合人民币150元，药费自负，但总的个人付款最高不超过500挪威克朗，其他费用均由国家通过补偿的方式退还到个人账户。需长期服用的或昂贵的药品费用由国家承担70%。16周岁以下患者以及孕妇产检及治疗均免费，医疗服务时间一般为10~30分钟。如果进行转诊，在医院的所有手术费用和药费都是全包，但存在着排队等待入院等问题。16周岁以下患者去公立医疗机构从出生到疫苗接种到患各种疾病，包括看牙医、矫正牙齿都是全免费的，而且每月都有近1 000挪威克朗的成长保障补助。

挪威医疗系统在结构上主要分国家、地区和郡三个级别，分别控制着挪威医疗的国家方针、医院和社区。挪威的医疗体系分为基础医疗服务和特殊医疗服务，采取分级制度，呈级递送的方式[1]。

第一级基础医疗服务，由郡级负责，白天主要有家庭医生坐诊，需要提前预约。傍晚以后的时间由医院急诊中心医生负责，急诊中心同时承担处理意外伤害等紧急情况。一般需要打电话（113）先联系，接线员根据你描述的情况来决定病患是否可以去就诊，因为即使到了急诊中心仍要填写各种资料，判定为非紧急情况的话，需要等很久。郡级相当于国内市级机构。每个

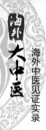
郡会对享有医疗保险的新来居民指定一位所在社区的家庭医生。如果你对自己的家庭医生不满意的话，一年有两次更换家庭医生的机会。

家庭医生是基础医疗服务中最重要、最直接、与居民接触最频繁的医疗服务者。家庭医生采取的是预约机制，患者到了预约的时候才可以就诊。一般家庭医生都是全科医生，管理的患者也很多，需要提前2~3天才可以约到。家庭医生处理一些简单的小病或者孕妇产检。病情复杂的会根据情况转到相关的医疗机构。比如说需要手术的则转到医院，有眼科疾患的则转到眼科专门机构。针对慢性病痛，家庭医生要么直接开止痛药，要么就会介绍患者去物理治疗机构。

物理治疗机构分为公立和私立两种。公立的很多是由国家保险来进行补贴，个人花费超过2 000挪威克朗之后，可以拿到免费治疗卡。针灸的治疗效果并没有得到挪威卫生部门的认可，针灸师不具有资格进入这种公立机构。但挪威卫生部门允许理疗师通过学习相关课程，在理疗过程中使用针灸。这些理疗师大多数学习的是干针课程，其理论基础是西医的解剖。

在私立的物理治疗机构，由保险公司来指定何种治疗属于报销范围，主要根据所从事的物理治疗性质，比如物理治疗（fysioterapi）、整骨疗法（kiropraktur）等治疗是可以纳入报销范围的，但针灸只有极少的医疗保险公司（比如Falck）给予报销，而且需要针灸师或理疗师与他们之间有签署协议。有些公司职员因公司与保险公司有合作，他们在医疗保险公司的帮助下可以获得优先治疗和报销部分治疗费用。公立医疗机构由于有政府和保险公司的补贴，费用较低，但患者通常要排队2~3周才能就诊，所以经常人满为患。私立机构由于自费，通常有很多空缺的治疗时间。私立机构为争取病源，常根据自己的规模和资质争取与各大医疗保险公司签订合作协议，或与所在社区的家庭医生进行合作，患者凭借家庭医生出具的介绍信才可以享受到优惠的治疗费用。

物理治疗的公立机构其岗位有限，很多物理治疗师也只能在私立机构工作。物理治疗师必须以个人公司的方式加盟诊室进行工作，盈亏自负。这种工作方式大部分是以合作和分成的模式进行的。治疗师与诊室管理者进行分成，双方获利各占50%，上下浮动10%，所以各占50%或分别占60%和40%较为常见。若治疗师收入过低，有的诊室会要求其缴纳最低限额的诊室租金。

私立的物理治疗机构第一次咨询及治疗的费用为一小时600~750挪威克

朗，以后复诊的费用为半小时 450~500 挪威克朗。其价格一般比公立物理治疗机构贵一倍。其报销范围根据治疗师的类型，比如理疗师（fysioterapeut）、整骨师（kiropraktor）的患者可以由患者所在公司提供的医疗保险给予报销，但保险公司报销范围不涵盖针灸治疗，针灸治疗的所有费用基本都需患者自费，故针灸治疗在挪威被称为"贵族治疗"。针灸之所以一直未能纳入挪威医疗保险系统，是因为没有足够的文献数据证明针灸治疗有效。接受针灸治疗的患者分为对针灸感兴趣的，排斥药物治疗的，和其他物理治疗均无效的。一般治疗频率为每周 1 次，每次 30 分钟。私立诊室一般只接纳一位针灸师的合作，因为针灸师的患者常不饱和，同时也为了防止同行竞争，影响诊室的和谐。

第二级是地区医院和各科专家门诊。挪威在医疗系统里面将其分为四大区域（北、东南、西、中）。患者不可以直接去医院挂号看病，必须有家庭医生出具的转诊证明，或是由急诊中心转出的才会被接收，并且预约有特定的就诊时间。现在挪威一些大城市逐渐开办了一些私人医院，患者可以直接挂专家号就医，但所有费用自理。在挪威医院里也有物理治疗，主要由理疗师承担，很多理疗师在治疗过程中会用到干针。在挪威针灸协会里，将干针也归属于针灸，在下文中会具体介绍挪威针灸协会。针灸亦用于减轻生产疼痛和加速产程，被很多产科护士所应用，但是产妇对针灸的效果褒贬不一。

第三级是中心医院或大学附属医院。主要接收由地区医院转来的严重患者。由于此类型的情况少见且极少应用针灸，在此不做赘述。

二、挪威针灸协会

安全问题和医患关系是影响针灸师执业过程的关键因素。挪威针灸协会的主要作用就是认证针灸师从业资格以及为针灸师提供保险保障。大众可以通过该协会的官方网站找到所在区的注册针灸师。挪威针灸协会同时也为针灸师提供相关会议、课程以及行业信息（包括工作信息等）。协会官网上对于什么是针灸[2]以及针灸类型进行了介绍，将针灸类型分为传统针灸和医学针灸（干针）。实际上就是挪威承认干针是针灸的一部分。

针灸师需要提供自己的学历和学时证明来获得挪威针灸协会的认证，缴纳会费后才能成为挪威针灸协会会员。针灸师需要提供总共 240 学分的学时证明，其中 90 个学分必须是医学相关，并需要挪威国家教育认证机构挪威教育质量保证局（NOKUT）出具的学历认证书。位于挪威首都奥斯陆的克

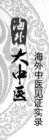

里斯蒂安（HøyskolenKristiania）高等学校提供专门的针灸本科教育，该专业获得 NOKUT 的认证。该学校的前身是 1984 年建立的针灸高等学校（Akupunkturhøyskolen）[3]，学制 3 年，每年学费约 30 万挪威克朗。大部分的挪威针灸师毕业于该校。由于挪威属于非移民国家，来自中国的针灸师非常少。

加入挪威针灸协会需要根据针灸师的资质以缴纳不同额度的年费。一名正式的针灸师一年的会费为 4 500 挪威克朗。若有特殊情况而导致年收入过低者，还可以申请减免会费，如需要外出学习一段时间或孕产哺乳期间等。会费涵盖了行业保险和免交增值税的权益。挪威的税收分为两部分，一部分是增值税，另一部分是个人所得税。增值税是根据从事行业的不同制定不同的税收比率。比如，化妆品行业大约要交 25% 的增值税，食品行业约为 15%，每一次的交易过程都产生增值税，但是从事健康行业并且获得认证的，即可免交增值税。此外，个人每年总收入不超过 5.5 万挪威克朗者可以免交个人所得税，超过部分则需要缴纳 15%～25% 不等的个人所得税。收入高则税收高；收入低则税收少，甚至不用交税。

三、挪威从业初体验

1. 签证

我在挪威移民局（UDI）办理的是家庭团聚签证，属于长期签证，享有挪威的全民医疗保险，同时允许在挪威工作。大部分在挪威从业的针灸师首先要获取长期签证才可以注册公司。与我情况类似的华人针灸师，如果拥有家庭团聚签证，居住满 3 年，且通过 300 个学时的挪威语课程学习，即可以申请永久居住权（绿卡）[4]。2017 年 9 月 1 日之后，挪威政府对永久居住权的申请要求有了更严格的规定，申请者必须拥有税前不低于 238 784 挪威克朗的年收入[4]，并且在过去 12 个月内未接受过任何形式的社会援助和救济补贴。拥有永久居住权可以免去每年签证的程序以及每次的签证申请费用。永久居住卡每两年更换一次，要求在过去 2 年内必须在挪威住满 6 个月。如果有机构提供工作的话，也可以通过工作签证来挪威工作。但是 UDI 可能因判定针灸非必需行业而拒签。在这种情况下，针灸师可通过寻求律师帮助而获得批准。

2. 资历认证[5]

为了可以在挪威工作学习，我将自己的学历成绩单和医学相关证书在中国教育部学位与研究生教育发展中心进行公证认证之后，再寄到 NOKUT 机构进行认证。一旦获得 NOKUT 认证后，我的学历就得到了挪威的认可，可以申请读书或者相关工作。NOKUT 认证后，加入挪威针灸协会的审批流程也变得容易和简单。

3. 个人公司

挪威的 Altinn 网站[6]是政府部门与个人的一个交流平台。通过这个网站，我们向政府咨询和汇报我们生活方面的重要信息并可以得到及时反馈。在这里我们可以申请注册自己的公司（Starteog drive bedrift）。网站提供英文版本的页面。由于针灸师不隶属于挪威的医疗系统，不能经过政府认证获得医疗人员身份，所以只能以个人公司形式执业，或为个人诊所，或加入合作诊室。

4. 语言

无论是日常交流，还是学习或工作，挪威语是非常重要的，包括日常生活中收到的账单基本上都是挪威语的。当然我们可以借助 Google 翻译能大致解决日常交流。挪威首都奥斯陆的国际化程度较高，华人较集中，会英文的针灸师在交流上基本就没有太大的问题，但是在挪威其他城市不会挪威语便会成为开展工作的瓶颈。学习挪威语的主要途径是通过语言学校和大学设立的语言课程，当地教会也会提供一些挪威语的基础课程。

5. 工作

由于挪威医疗系统并没有认可针灸的疗效，所以针灸师的工作没有保障而且不稳定。针灸师的收入也因人因地而异。因针灸不隶属于挪威医疗系统，挪威的针灸师并没有相应的正规称号，也没有任何法律为针灸师的收入提供保障。比如医生与护士，一旦受聘，雇主给予的工资必须依照法律规定的范围进行商定。针灸师也不能作为医务工作者加入挪威的一般医疗工作中。挪威医疗系统对于替代疗法的疗效宣传方面也是非常严格的，只有发表在医学期刊杂志上的论文才被允许作为宣传材料发布，任何涉及患者的对话、图片和视频材料都是被严格控制的。针灸师与理疗师合作的话，工作时间比较固定，初诊一般为 1 小时，再次就诊为半小时，因此，针灸师很难根据患者的病情进行时间上的调整。

四、中医药在挪威

针灸、推拿、火罐等作为物理治疗方法被挪威医疗系统所接受，但中药治疗被认为是化学疗法，由于其成分无法量化、疗效不明确等原因，挪威禁止使用中药。部分单一药物作为保健品可以在市场上流通。在挪威，针灸师不是医师，针灸师并不被认定是挪威医疗系统中的医务人员，挪威也没有中医师的概念。

目前中医药在挪威的发展还是非常受限。笔者作为曾在挪威从业的针灸师，非常希望越来越多的优秀针灸师可以来挪威推广中医，同时希望有更多临床试验的研究来进一步支持和证实中医药的疗效，提高中医药在挪威乃至世界上的影响力。

参 考 文 献

［1］挪威医疗系统［EB/OL］.［2017-11-08］. https：//helsenorge. no/.

［2］Hva er akupunktur?［EB/OL］.［2017-11-08］. https：//akupunktur. no/oppslagsverk/hva-er-akupunktur/.

［3］Akupunkturhøyskolen［EB/OL］.［2017-11-08］. https：//akupunktur. no/oppslagsverk/utdanning-og-pasientsikkerhet/.

［4］Permanent oppholdstillatelse［EB/OL］.［2017-11-08］. https：//www. udi. no/viktige-meldinger/nytt-krav-til-at-du-som-skal-soke-om-permanent-oppholdstillatelse-ma-kunne-forsorge-deg-selv/.

［5］Nokut［EB/OL］.［2017-11-08］. https：//www. nokut. no/soknader-utdanning-fra-utlandet/godkjenning-av-utenlandsk-hoyere-utdanning/.

［6］Altinn［EB/OL］.［2017-11-08］. https：//www. altinn. no/en/start-and-run-business/.

作者简介

许婷，挪威针灸协会。

其他作者

巩昌镇，美国中医学院院长，世界中医药学会联合会翻译专业委员会常务理事，世界中医药学会联合会中医特色诊疗研究专业委员会副会长，温州医科大学中美针灸康复研究所专家委员会高级特聘专家，美国《国际针灸临床杂志》副主编，中国《针刺研究》杂志编委。

见刊时间：2018 年 10 月。

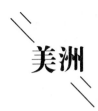

美洲

美国针灸 40 年发展概要与趋势

一、针灸在美国的三次高潮

自 1971 年中医针灸传入美国，已有 40 多个春秋。在这 40 年里，美国对针灸的认识经历了"由好奇到认同""由感性的认知到理性的接受""由非法到合法"的重大转变。这一转变的基础是针灸神奇的疗效。2010 年 11 月 16 日，联合国教科文组织保护非物质文化遗产政府间委员会第 5 次会议审议通过了中国申报的项目，将"中医针灸"列入"人类非物质文化遗产代表作名录"。这是针灸史上的里程碑，说明中医针灸已得到了全世界的认同。目前，针灸正成为美国人民维护健康、治疗疾病不可缺少的替代医学手段之一。笔者通过阅读大量文献发现，在这 40 年的历史中，针灸在美国的发展经历了三次高潮。

1. 第一次高潮

第一次高潮是 20 世纪 70 年代，即第一次"针灸热"。美国资深记者詹姆斯·赖斯顿（James Reston，1909—1995）在中国采访期间突发急性阑尾炎，于 1971 年 7 月 17 日—28 日在北京协和医院住院治疗。其在手术后的第 9 天，即以"让我告诉你，我在北京的阑尾炎手术"为题，向美国公众介绍了他的治疗过程，在正常手术后的第 3 天，由于术后腹胀的原因，赖斯顿接受了针刺和灸法的治疗，只经过一次治疗，症状就得到了缓解。赖斯顿的文章发表在 1971 年 7 月 26 日的美国《纽约时报》第 1 版。赖斯顿痊愈之后在上海参观了针刺麻醉手术，在谈到访华观感时称："看到了针刺麻醉下的开

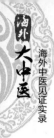

颅手术是这次访华的大高潮，此种经历是空前绝后的，中国有许多值得我们学习的地方。"这篇文章的发表成为针灸传入美国的历史性标志[1]。此后，针灸可以镇痛而无副作用的报道也见于同时期其他刊物，如著名记者埃德加·斯诺在《新共和》杂志上和约翰·惠特在《读者文摘》上都发表了赞扬针灸的文章，针灸相关案例又成为《新闻周刊》和《人物》等杂志的重要故事内容。

20 世纪 70 年代，几乎所有美国主流媒体都介绍过中医针灸，对"针灸热"产生了巨大的影响，激起了美国民众对针灸及中医学的好奇心[2]。1972年，美国总统尼克松访问中国，他的随行私人医生塔卡（Water R Thach）在华期间参观了针刺麻醉手术。1973 年，美国电视台播放了哈佛大学医学教授组团到中国考察针灸，并拍下针刺麻醉的全过程，在美国引起轰动，掀起了"针灸热"。同年，美国加利福尼亚州（简称加州）黄天池等 7 位中医师成立了美国首个针灸中医师职业团体"加州中医药针灸学会"。1975 年 7 月 12日，加州州长杰利·布朗签署了马斯哥尼参议员提出的"针灸职业合法化提案（即 SB86 提案）"，以及之后的一系列提案，开创了中医在美国合法行医的新纪元。布朗州长也因此被誉为美国"针灸之父"。

2. 第二次高潮

第二次高潮是 20 世纪 90 年代。1995 年 5 月，美国食品药品监督管理局（FDA）将针灸列为医疗器械，美国医学会出版的《通用医疗程序编码》中首次加入 5 个针灸专用编码，美国国家卫生署在全国"针灸共识会"上，首次对针灸医疗价值做出明确肯定。1997 年 11 月，美国医学权威机构美国国立卫生研究院（NIH）举行了 1 000 余人参加的听证会，肯定了针灸对某些疾病的疗效[3]，这是针灸史上最重要的事情之一，进一步促进了针灸在美国的发展，形成了第二次"针灸热"。

3. 第三次高潮

第三次高潮是进入 21 世纪以来，中医界推动的"中医专业教育改革法案"（AB1943）。联邦众议员 Maurice Hinchey 向第 109 届国会提交了"联邦针灸给付法案"（Federal Acupuncture Health Coverage Act），该法案要求"联邦医疗照顾计划"（Medicare）及"联邦雇员健康保险计划"（Federal employees Health Benefits Program）承保针灸治疗的费用。同年，美国白宫批准将世界上 43 种传统医学和疗法正式纳入美国补充和替代医学体系，其中

"中国传统医学"作为独立医学体系正式列入白宫文件。2006年，加州中医政治联盟委托联邦众议员赵美心提出"针灸工伤补偿法案"（AB2287），要求加州工伤补偿必须包括针灸治疗福利[4]。

2007年6月，由于中医界得到加州工伤补偿处的积极配合，进一步推动了新一轮的立法行动。下一步，将是推动和促进"中医针灸疗法纳入美国的联邦医保体系"，即奥巴马总统的健保改革计划。目前首位华裔众议员赵美心正在推动这一联邦针灸法案，如果这一法案通过，全美将有5 200万名老人可以享受到联邦支付的针灸治疗，使成千上万的美国老年病患者能体验到针灸的神奇疗效。目前已有70多个国会议员支持本法案。如果获得100个国会议员的支持，本法案将获得通过，届时将成为美国针灸历史上具有里程碑意义的法案。

二、针灸在美国40年的发展历程

1. 法律制度不断完善

自针灸传入美国起，针灸人就不断地为其立法而抗争。在美国，第一个实行针灸合法化的是内华达州（Navada），1973年4月19日，内华达州州长Mike O'callaghan正式签署法案，立即成立中医医务局，执行本州内一切中医医务行政、教育、执照及注册等工作[5]。1975年7月12日，加州通过了《针灸职业合法化提案》（SB86提案）；1979年通过了《针灸师独立行医法案》；1980年通过《中医行医规范法案》，开创了应用中医的新时代。1995年5月，美国食品药品监督管理局（FDA）将针灸列为医疗器械，并肯定其疗效。从1997年到2001年，美国共签署了8项有关针灸的新法案：参议院的《针灸工伤法案》（SB212）、《针灸专业化法案》（AB174）、《针灸公司修正案》（AB2120）、《针灸诊所注册法案》（AB2721）、《加州针灸疗法案》（SB1980），以及众议院的《针灸工伤法案》（AB204）、《针灸执照考试法修正案》（AB1105）、《加州工伤补偿处产业医务委员会修正案》（AB1252）等[6]。纽约州于1975年8月9日签署通过《针灸医师独立行医法案》[7]。目前美国已有44个州立法承认针灸治疗，其中有4个州（加利福尼亚州、佛罗里达州、得克萨斯州、新墨西哥州）和华盛顿哥伦比亚特区不仅立法承认针灸，而且认同中药治疗。

2. 保险支付循序渐进

针灸已立法的各州，针灸已被大多数保险公司定点、定向、定额纳入医疗保险[8]。但美国各州保险公司对针灸的支付大不相同，比如在内华达州，所有的保险公司都提供针灸的医疗保险费用，而在美国中西部的一些州，几乎没有保险公司提供此类保险。目前在纽约州支付针灸保险的公司有 United Health Care，Cigna，Aetna，Blue Cross Blue Shale，Health Net 等。但是，这些保险中涵盖针灸的计划只有一小部分，且州政府的低收入医疗保险和老年人健康保险计划都没有涵盖针灸，大多数车祸保险均可支付针灸治疗，一部分工伤保险也开始覆盖针灸。对于保险支付的多少，各保险公司差别很大，各州也有所不同。在保险支付的病种上多半以痛症为主。但目前这一局面有所改善，有些保险公司开始支付试管婴儿的辅助治疗等。有些保险公司为留住会员，也在增加针灸保险的福利，一些保险公司正扩大针灸治疗病种的范围。相信随着针灸疗效的进一步显现，以及法律的日益健全，承保的保险公司会越来越多，针灸的支付范围会越来越全面。

3. 临床医疗广泛被接受

1997 年，据美国中医公会（AAOM）估计，约 1500 万美国人接受过针灸治疗，产业指数表明，针灸针一年的销售量为 1.5 亿支。2002 年，据美国卫生部调查显示，8200 万美国人至少接受过 1 次以上针灸治疗，同时 213 万美国人正在接受针灸治疗。据 2004 年美国国家针灸及东方医学认证委员会（NCCAOM）的调查显示，10% 的美国人已接受过针灸治疗，而尚未接受过针灸治疗的人群中，有 2/3 的人称将来会考虑尝试针灸治疗[10]。据最新调查，3/4 的美国人为保健而尝试替代疗法（alternative therapy），也就是说，每年有 3800 多万成人进行针灸、按摩及其他辅助和替代疗法。形成如此规模的求医针灸行为应该是各种心理、社会因素共同影响的结果[11]。

目前在美国从事针灸及其相关产业的人约有 5 万，其中 2 万多为执照针灸医师，还有一部分是西医师、脊柱正骨师和理疗师等（约数千人），他们也持有针灸执照或证书，这些人加在一起总共超过 3 万人；另一部分人，虽没有针灸执照，但其从事相关产业，如针灸事业的管理、针灸用品的销售等。全美中医诊所约有 5 000 多家，其中近半数是非华裔开设[12]。针灸及中医学在美国的传播与发展主要是通过媒体宣传、医生介绍和患者口碑三个途径。目前，针灸被一些美国人看作治疗痼疾的"最后希望"。

据美国国家医学顾问委员田小明透露，他开的诊所每年接待患者 8 000到 10 000 人，95% 的患者是美国人，其中 10%～15% 的患者本身就是西医医生，同时推荐患者做针灸治疗的介绍人中，95%也是西医医生[13]。据调查，25~50岁年龄段的白人（受过大学教育，年薪为3.5万美元以上）比较认同针灸，并愿意接受针灸的治疗。针灸治疗人群中，女性患者占总人数的69.5%~75%，白人患者占总人数的89%。

在美国东部、西部和南部，中医针灸治疗比较盛行。针灸治疗疾病的种类越来越多，包括痛症、不孕症、肿瘤等，以及外科、妇科、儿科、皮肤科的多种病症。虽然中医针灸治疗在美国44个州和华盛顿哥伦比亚特区被立法认可，但仍属于"补充和替代医学"范畴，大多数医院尚未设立针灸门诊。美国其他医学专业对针灸治疗却很重视，美国西医、脊柱治疗学、物理治疗学等都想把针灸纳入其治疗范围，作为其专业的一部分。

4. 科研项目更多更强

1991年5月，美国国立卫生研究院（NIH）决定承认中医针灸，并正式应用于患者的临床治疗。翌年，美国国会在NIH设立替代医学办公室（office of Alternative Medicine，OAM），从那时起，美国从上到下吹起了医政改革之风，"替代医学"这个新名词就以崭新的面貌出现在医学界和广大民众的面前，它包括针灸、中医和中药在内的几十种传统医学疗法[14]。美国政府支助非正规传统医学的研究工作，从1993年的30个项目，到2000年的123个项目；经费也从88万美元增加到3 624万美元；其中针灸研究的项目有59个（51项为临床研究，8项为实验研究）[15]。白宫医政报告批准后，NIH和FDA都做了积极的政策改变。NIH成立的国家补充和替代医学研究中心，每年经费高达1亿美元，其主要任务就是研究各种补充替代医学和疗法，其中对针灸和中药的研究已有几十个项目，太极拳、气功和推拿等也在研究之列[14]。

科研人员在研究中取得了一大批科研成果。1987年，位于纽约州布朗克斯市的林肯医院，其针灸临床部运用针刺治疗艾滋病患者，经过4~5次的治疗后，患者疲劳、腹部多汗、腹泻和急性皮肤反应等症状均明显减轻，部分患者体重增加了15~26磅[16]。美国研究人员最近发现，针灸疗法可大大提高人工授精的成功率[17]。最值得一提的是，美国国立卫生研究院下属的2个机构进行了一项针灸治疗关节炎的临床试验，严格进行随机双盲对照，结果表明，针灸对缓解膝部骨关节炎患者的疼痛及改善膝关节活动功能十分有效。由于该研究通过了西医考验，具有很强的说服力，几乎所有主流媒体都

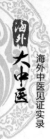

报道了此项研究成果[18]。

5. 教育考试更严更优

美国最早成立的中医院校是 1969 年创立于洛杉矶的中西医科大学[9]。1985 年，美国加州大学旧金山市分校设立中医研究所，在这里可以取得针灸学硕士学位。这是把针灸编入大学课程的第一个州立大学。至 1997 年，美国政府正式承认的针灸学校已有 30 多所[19]。

美国目前的中医教育主要有 4 种形式：①中医学院；②医学院里的中医教育；③西医师的中医继续教育课程；④美国国立卫生研究院中医博士后项目[20]。

目前美国的中医学院已成为培养美国中医师、针灸师的主要途径。一般中医学院的学制为 3 年，3 年中要修完 2000~3000 个学时的理论课程（包括中医学和西医学），完成 500~800 个学时的临床实践课。目前美国有一个全国性的评估组织，即美国针灸与东方医学鉴定委员会（ACAOM），其按照 14 项基本要求评定各中医学院颁发的中医文凭。目前 ACAOM 认定的针灸学校有 53 个，还有 9 所正在评估中。

自 20 世纪 90 年代开始，中医课程被越来越多地纳入美国各地主办的西医继续教育课程中，并几乎成为其中必不可少的一部分。近年来，哈佛大学医学院替代医学中心举办的包括针灸、中药、推拿、同类疗法（顺势疗法）、脊椎按摩等替代医学继续教育课程已在美国产生巨大的影响。在纽约持有西医执照的医生，只要学满 300 小时的课程（其中包括一半的临床学习时间），即可得到针灸的执照。

1996 年，美国国立卫生研究院设立了替代医学博士后项目，这些项目于每年的 4 月、8 月和 11 月接受申请，鼓励美国医生进行高水平的替代医学研究。针灸和中药在这些项目中占很大比重，这些项目的主要执行机构集中在国家补充和替代医学研究中心，参与者绝大部分是持有美国西医执照的医生。哈佛大学医学院替代医学中心每年招收 2~3 名替代医学博士后，进行中医及其他替代医学研究，在美国产生了很大的影响[21]。

美国针灸考试制度有两种：一种是由美国国家针灸及东方医学认证委员会（NCCAOM）举办的针灸师考试。NCCAOM 始于 1985 年，分为理论考试（7 小时）和穴位定位（1 小时）两部分。前者要完成 265 道选择题，内容为中医基础理论（foundations of oriental medicine）、针灸（acupuncture module）、生物医学（biomedicine）；后者要在纸质彩色图谱上进行 25 个穴位标定。NCCAOM 每年举行 3 次（2 月、6 月、10 月）针灸师资格认定考试。迄今为止，目前在世界各地有 1.3 万人拥有 NCCAOM 资格证书。美国目前有 35 个州承认 NCCAOM 的考试。1985 年 3 月，NCCAOM 开始进行针灸考试。1989 年，考试内容增加了穴位定位（在活人身上点穴位）。1991 年，洁针考试开始实施[22]。持有 NCCAOM 考试合格证书者，要想取得行医权利，必须向所在州卫生局及执照颁发管理局提出申请，取得针灸执照方能注册行医。

另一种是加州针灸执照考试，在加州卫生局领导下进行。考试合格者，可以得到加州卫生局及执照颁发管理局颁发的加州针灸师执照，行医范围限在加州内。所以加州制定的针灸法律要求：申请者必须完成 4 年制的医学院课程，其中包括 1500 学时以上的西医课程、临床课、针灸、中医学等，以及 800 学时的临床训练课程。近年来，加州针灸考试委员会只承认中国 23 个省的每个重点中医药院校。从 2005 年起，中医师执照必须修满 4000 学时以上的中医针灸课程。目前这一法案还有待加州州长签署[23]。

三、总结

针灸在美国 40 年的发展中，其实实在在的临床疗效已经深得人心。到目前为止，美国已有 44 个州通过了有关针灸的法律，针灸也逐步纳入正规的临床、教学和科研体制中。全美已有 53 所针灸学校，约有 5 万人从事针灸行业及其相关产业，每年就医人次超过 300 万，全行业年产值达 17 亿美元[24]。

今后针灸医学在美国的发展建议从以下几个方面开展：①凝聚中医针灸专业人士的力量，更广泛地联系医学界、政府部门和各界人士，推动立法和保险事业的发展；②提高针灸从业人员的自身素质，增加教育机构，提高临床水平，开展高质量的规范化的针灸研究协作，加强和主流医学从业人员之间的交流与合作；③扩大对公众和医疗保健从业人员的有关针灸疗法信息的传播，争取加大针灸疗法的保险覆盖范围和保险金支付比例；④促进针灸学术的国际交流和传播，充分展示针灸医学的临床价值，使针灸医学跻身于世界医学之林。

参 考 文 献

[1] 李永明. 来自东方的针灸热 [N]. 世界日报-世界周刊, 2001-10-14.

[2] 唐宇华. 40 载针灸在美国生根开花 [N]. 文汇报, 2011-04-22.

[3] How widely is acupuncture used in the United State [EB/OL]. http：//nccam. nih. gov/
health/acupuncture.

[4] 王东, 杨爱萍. 浅谈针灸在美国的发展 [J]. 新疆医学, 2009, 39 (5)：95-97.

[5] 林声喜. 中医针灸在美国第一个州立法经过 [J]. 中国针灸, 2001, 21 (8)：459.

[6] 陈靖. 中医针灸在美国加州的发展概况 [J]. 亚太传统医药, 2005, 1 (3)：5.

[7] 金鸣. 岐黄传西洋, 风雨卅五年——记纽约早期华裔针灸界 [J]. 纽约中医人,
2007：19.

[8] 赵义造. 美国针灸浅谈 [J]. JCAM, 2005 (1)：21.

[9] 宫业松. 漫谈针灸在美国 [J]. 环球中医药, 2008, 1 (11)：63.

[10] 崔芳. 替代疗法中医露一手 [N]. 世界日报, 2011-09-05 (H1).

[11] 白瑞钰. 中医针灸在美国 [EB/OL]. [2004-07-12]. http：//www. ycwb. com/gb/con-
tent/2004-07/12/content_ 722512. htm.

[12] 李珏. 浅谈中医针灸在美国的发展 [J]. 天津科技, 2009 (2)：80.

[13] 于浩轩. 美国人看中医只认针灸 [EB/OL]. [2007-08-29]. http：//gb. cri. cn/
12764/2007/08/29/2905@ 1737757. html.

[14] 田小明. 中医中药及针灸在美国的发展概况 [J]. 世界中医药, 2006, 1
(11)：55.

[15] 范为宇. 美国是怎样进行传统医学研究的 [J]. 国际医药卫生导报, 2003 (02A)：
32-37.

[16] 高巧林, 译. 美国针灸治疗艾滋病的发展 [J]. 中医药动态, 1993 (1)：32.

[17] 荷兰. 美国研究显示针灸疗法可提高人工授精的成功率 [N]. 中国中医药报, 2008-
02-15.

[18] 针灸首次通过西医考验 [J]. 中国社区医师, 2005 (4)：16.

[19] 王薇. 略谈美国的针灸教育 [J]. 针灸临床杂志, 1997, 13 (11)：52.

[20] 康嘉健康网. 浅谈美国的中医教育 [EB/OL]. [2009-03-01]. http：//www. konjia.
com/html/53/n-115553. html.

[21] 张群豪. 美国的中医教育与执照考试 [J]. 中国中西医结合杂志, 2001, 21 (11)：
862-864.

[22] 张磊. 中国针灸师在美国的发展趋势 [EB/OL]. [2007-06-09]. http//www. acucn.
com/school/getjob/200706/3183. html.

[23] White House Commission On Complementary and Alternative Medicine Policy Final Report
[EB/OL]. http：//www. whccamp. hhs. gov/finalreport. htm.

[24] CCTV. 中医针灸在美国医疗改革中将大有可为 [EB/OL]. [2011-09-07]. http：//
space. dianshiju. cctv. com/video/VIDE1283875195319883.

作者简介

陈德成，男，长春中医药大学中医学学士、针灸专业硕士，南京中医药大学针灸专业博士，美国纽约执照针灸医师，纽约执照针灸医师联合公会秘书长。现在纽约曼哈顿开设诊所，并兼任纽约职业健康学院教授。临床上善用"独穴疗法"和"动筋针法"治疗多种疾病。

见刊时间：2016 年 2 月。

点燃美国"针灸之火"

——采访"华盛顿针灸治疗中心"李耀武医师

40多年前，美国总统尼克松访华标志着中美两个大国进入了交往的新纪元。在这一事件前后，中国政府的"针灸外交"卓有成效，来自美国的著名医生和记者参观了中国各地的数十台针刺麻醉手术，他们回国后撰写了发生在中国的很多神奇的针灸故事以及各自的感想，各大电视节目对此也有不少访谈，激发了美国民众对中国的好奇心和对针灸医术的神往。特别是纽约时报副主编、当时美国最著名的记者赖斯顿在北京采访期间，报道了针灸治疗其阑尾炎手术后腹痛的亲身经历，更是激起了美国民众对于针灸的狂热，这个针灸故事与阿波罗飞船登月同时刊登于当天的纽约时报头版，似乎预示着针灸或者说中医在美国登陆是另一个阿波罗登月那样的事件。可以说赖斯顿等记者的报道就像星星之火，点燃了美国"针灸热"的"火焰"。而点燃"第一束火焰"的就是李耀武医师、本森医师和纽马克先生设立的"华盛顿针灸治疗中心"。该中心是美国现代历史上第一家广受关注的针灸中心，其成立于1972年5月，当时命名为"纽约针灸治疗中心"，于当年7月12日在纽约正式开业，但是不久就被纽约当局关闭。之后，该中心在华盛顿哥伦比亚特区的支持下于1972年12月28日再次开业，故改名为"华盛顿针灸治疗中心"。

华盛顿针灸治疗中心创造了多个史无前例。其成立时，世界各地有280多家媒体报道此事，当时每日接诊量近千人。在联邦政府层面，因为该中心的成立，美国移民局于1973年增加了"针灸师"职业类别，并且定义"针灸是一个医疗服务行业"，每年针灸师有特定的移民配额。在税务优惠方面，患者的针灸花费自1973年起，可以申报医疗费用税务扣除。后来在与纽约医疗管理委员会关于诊所合法性的官司中，以对方撤案并同意立法的方式，捍卫了患者自主选择针灸治疗的权利以及针灸师的执业权利，在法律上使得针灸师独立于西医医师的控制，成为单独的一个医疗职业，为各地进行针灸或中医立法打下了基础。而华盛顿哥伦比亚特区则是美国历史上最早批准针灸师合法执业的地方。

华盛顿针灸治疗中心也是迄今为止在美国本土开业最久的针灸临床机构。为此，笔者采访了该中心创始人之一李耀武医师，李老今年已83岁，仍在临床一线工作。

樊蓥：李医师，我从我的一位患者那里了解到，1972年的时候您开设了美国历史上第一家正式的针灸诊所。有幸得到采访您的机会，您可以谈谈是在什么情形下开设这个诊所的？遇到过什么样的波折？

李耀武：这第一个诊所其实经历了3个阶段，开始在纽约，之后在华盛顿，后来搬到佛罗里达州南部。

我是1971年年底从以色列来美国发展的。当时是应聘于曼哈顿的教育培训中心（Education Solution Inc.），公司负责人是卡塔诺博士（Dr. Katano），他有9个博士头衔，是一个高大魁梧的犹太人。该公司与美国政府签订合同，从事纽约中小学教育系统师资的培训，并统一教学内容。我的任务是为公司开发教学及管理方面的软件，以提高培训效率，这一方案我很快就完成了。同时卡塔诺博士对于中医学有浓厚兴趣，知道我在中国台湾开发过针灸探穴等医疗仪器（1954年至1960年间，我设计过针灸探穴仪，但台湾对针灸没有鼓励支持政策，该仪器当时没有销售和应用前景，也就没有进一步开发），便让我开发电脑中医诊断系统，比如通过机器采集脉象达到自动诊断。此方案因为需要大量资金，同时我根据我同一些中医师的初步接触，发现由于主观、客观原因不同，中医师对于同一患者的脉象诊断不够统一，发明诸如脉象仪一类的仪器并不是可以一蹴而就的事，所以不得不暂时搁置。我打算转往美国国家航空航天局（NASA）发展，回到我原来在台湾学习的电子自动化专业。

那时正好是尼克松总统访问中国前后，报纸、电视上有不少关于中医针灸的报道。在这样的氛围中，我开始产生在美国从事针灸行业的想法。因为有一点空闲，我就忙着完善我的针灸探穴仪和电针仪（图1-35），同时也走访一些在纽约唐人街的中医师。当时虽然美国报纸和杂志有过针灸的报道，但针灸还不是一个正式的或法律认定的专业，也没有"针灸师"（acupuncturist）这个职业。针灸针具在唐人街的商店里可以随便买到。我到纽约唐人街的李树酉、丁景源、方活人、李静平等中医师诊所考察了3个多月，他们

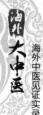

都是在家里坐诊，针灸治疗一般每次收费 3~5 美元，多数中医师的房屋狭小、老旧、阴暗，卫生条件不佳。

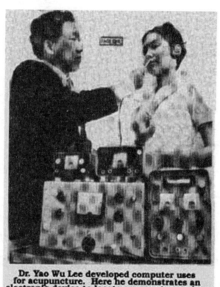

Dr. Yao Wu Lee developed computer uses for acupuncture. Here he demonstrates an electronic device to locate acupuncture points.

图 1-35　李耀武医师运用针灸探穴仪探测迎香穴（拍摄于 1972 年）

樊蓥按：当时在美国本土，在加州和纽约的唐人街，有为数不多的华裔中医，大多是地下状态，没有执照，服务对象也主要是华裔。因为中医或者针灸当时在法律上没有任何描述、限定或说明，尚属灰色地带，美国医疗管理委员会（Board of Medicine）对从业者睁一只眼闭一只眼。主要因为当时中医师人数不太多，生意也不是很红火，同西医之间没有太明显的竞争，医疗管理委员会也许根本没有关注，所以也就没有去"管理"。

工作之余，我为前来参加培训的老师以及附近的一些美国民众做针灸治疗（我年轻时在中国大陆学过中医）。这期间，我通过中医师贺老和李静平认识了两位犹太朋友，一位是本森（Arnold Benson）医师，从纽约医学院毕业后在驻韩美军服务过一段时间（1962—1964），他在韩国见识过针灸治疗，对针灸比较有兴趣；另一位是房地产开发商纽马克（Charles Newmark），他在管理方面比较有经验。他们两位和我一样，有开办针灸诊所的设想，也在走访唐人街的华裔针灸师。我当时 39 岁，他们俩接近 50 岁，年龄相差不算大，我在以色列待过几年，算是"半个犹太人"，所以比较谈得来，于是在

1972 年 4 月决定与他们合伙开办针灸中心。我们于 1972 年 5 月向纽约医疗管理委员会（New York Board of Medicine）正式提出从事针灸的书面报告，但没有得到回应。

我觉得不能等待，再次打报告给纽约医疗管理委员会，说明诊所是由西医师本森出面开办，我和聘请的中医师只做针灸，我觉得这样做相当于西医诊所由护士或者助理来打针，应该容易被医疗管理机构和社会接受，但也没有接到任何回应。我们决定尽快开诊，诊所设在 73 街东段，命名为"纽约针灸治疗中心"（Acupuncture Center of New York，也叫 New York Acupuncture Center）。

樊蓥按："西医当督导，中医做针灸"，或者说"西医诊断，中医治疗"的方式，是一种在当时特殊政治环境下采取的权宜之计，这是李耀武医师的发明，后来美国本土很多州的立法机构采用过这种方式。针灸在美国经过 40 年的发展，现在各州针灸条例大多已经废除"西医督导"的规定，执照针灸医师可以独立坐诊，但大多数州仍然没有给予针灸师临床诊断权。

1972 年 7 月 5 日（周三），我们在纽约开新闻发布会宣布诊所正式成立。因为中医针灸诊所在美国本土成立是一个新生事物，引起了媒体的广泛关注，如 NBC、CBC、ABC、Times、Newsday、The East West Journal、New York Times、News Week 等知名媒体来了 90 多位记者，也有其他行业的人，也可能有西医医生。我们安排了 12 位患者在现场现身说法，介绍各自的病症，以及针灸治疗的经过以及疗效，记得其中有一位是曼哈顿著名的天主教牧师、小提琴家，名叫卡特（Rev. Norman Catir），患有头痛和记忆减退；另一位叫拉芒德（Don Lamond），患有坐骨神经痛。大约 11 时，我作为中医代表，本森作为西医代表，纽马克作为行政管理代表向媒体介绍诊所的运作方式，并接受媒体的提问。本森医生是在韩国了解的针灸，但没有太多中医根基和针灸临床经验，他为人质朴谦和，但不善言谈，在记者们轮番质问、责难下，一时哑口无言。记者们的质疑是：没有医疗管理委员会的批准而从事针灸治疗，是否非法？针灸有没有科学依据，是否是利用针灸的名义骗钱？

我看到场面混乱，非常着急，立刻站了起来，操着洋泾浜英语，面对电视摄像机，大声质问："什么是医学？什么是科学？请问在场每个人，你们能说得清么？"这时纽马克拉拉我的衣角，让我慢慢讲，别生气。"我认为中医是科学，也是哲学。请问大家，阿司匹林为什么会有效？我估计没有一个科学家或西医医生可以说得非常清楚。医学实际上就是科学和临床经验交织在一起的学科，没有人能知道得很透彻，很多事情实际上并不确定，西医学也是从经验发展起来的。中医有几千年了，在临床上治疗了无数的患者，之所以至今在临床上还有疗效，必然是有其科学基础的。针灸也是夹杂了很多经验，不能因为你们听不懂它的理论就说它不科学。如果我用希伯来语讲科学的知识，你们会听不懂，听不懂不可以以此作为判断我说的是科学的还是不科学的，同样你们不可以因为听不懂中医理论，就判断针灸是巫术。对针灸不了解，不能挖苦、反对，不能乱下结论，你们的立场不对。我是科学家，也是医学家，可以在这里给你们解释，针灸就是用外在的刺激来治疗内在的疾病。"

说完我请拉芒德过来，在他身上现场作针灸示范。我用一台针灸穴位探测仪（有 6 个仪表，1 个指示灯），找到穴位，也就是环跳穴，机器发出了悦耳的音乐声。李静平医生用 4 寸针扎进环跳穴，拉芒德的坐骨神经痛立刻减轻。同时又为牧师卡特现场治疗头痛，也非常有效。然后我们一一回答了记者们的提问。

我心中算好时间，及时结束了发布会，以便记者有时间把会上内容在电视的晚间新闻上播报。结果，当地晚间新闻播放了我们的现场演示和解答，产生了很大的影响，当晚就有 300 多人打电话来预约、咨询，中心的 8 个助理忙了一个通宵。大多数报纸的报道则在 7 月 6 日发布，美国连同世界各地共有 280 多家报纸报道了我们针灸治疗中心的开业。美国是讲究科学和实证的国度，民众对针灸原理和疗效有了初步了解，也就让我们的开业"一炮打响"了。

第 2 周，7 月 12 日（周三）针灸治疗中心正式开诊，各大媒体记者们又来观察和跟踪报道。一周之后，每天患者达到 150 人次，两到三周之后达到每天 200 多人次，我们便把诊室扩大到 4 000 多平方尺（樊蓥注：大约 400 平方米）。针灸治疗诊所业务繁忙，引起了纽约医疗管理委员会的关注，并发出第 1 个命令，以"针灸是医疗项目，只有有执照的西医可以使用"为由命令我们停诊。当时诊所每天收入 1 万多美元，停诊造成的损失极大，同时各地前来的患者都在等待治疗，给我们很大压力。后来我们的行政主管想出改进方案，改用西医打针，中医指导，使得诊所得以继续开业。实际上由于西医不熟悉针灸，多数情况下，中、西医师不得不共同完成针灸治疗。两周后医疗管理委员会又发来第 2 个命令："针灸是医疗项目，只有在纽约有执照的西医可以使用，但针灸可以在（西医）医学院或教学医院里使用。"我们试着与教学医院等机构沟通，但对方要我们拿钱，并且他们要控制诊所的经营和经济。之后又接到第 3 个命令："针灸必须在医学院批准的研究项目中才能使用。"实际上是封杀中医师或西医师在临床上应用针灸治疗患者。我们委托律师开始跟纽约医疗管理委员会打官司，我们强烈认为这些命令没有法律依据，我们的诊所是合法经营的，我们在没有败诉前可以继续开业。就在一方坚持开业，一方强迫关闭的情况下，美国联邦调查局（FBI）介入，理由是为了避免总统选举和当选的过程中有人制造政治风波而影响选举，法官倒向医疗管理委员会一方，强行判决我们关门，并冻结了我们的银行账户。11 月 19 日，尼克松当选总统（连任）的第 2 天中午，20 多位穿黑色便衣的警察前来封门。

樊蓥：我听说一位纽约中医（洪伯荣）回忆当时的情景是，听到 FBI 来了，急急忙忙冲下楼梯，连鞋子都跑丢了，在护士小姐的帮助下，从后门溜了出去。当时场面有点可怕吧？

李耀武：当时几乎所有在场的医生、护士和助理都与我们共同沉着应对，但也有人过分慌张，以为会被抓去坐牢，所以溜之大吉，你提到的就是我们诊所的一个医生。当时我出面（本森医生当时在楼下正要上楼，我让人通知他暂时不要上来），请求 FBI 等便衣警察让已经交过费的患者看完病，做完针灸治疗完之后再予清场，这也是为了保证对患者公平，他们商议之后同意了，所以当日实际上是下午 17:30 才被迫关门，整个过程基本上是有序的。

许多患者到法院抗议，纽约州总检察长担心事态扩大，出面斡旋，要求双方私下和解，最后达成的协议是"纽约医疗管理委员会一方撤案，诊所一方同意暂时关闭"。第 2 天银行账户解冻，才得以支付律师费用。纽约州总检察长专门发了通告并施压纽约医疗管理委员会，让他们尽快立法，让针灸合法，针灸师得以在当地合法行医。

樊蓥按：本森是西医，开办这个诊所完全是合法的，但因为纽约医疗管理委员会对针灸采取一味地打压，迫于当时特殊的政治环境，这个针灸诊所断续坚持了 5 个月，不得已而关闭了。当局的禁令也殃及原来在唐人街行医的中医师，纽约所有的中医师、针灸师都被取缔了。纽约州于 1976 年之后对于针灸的管理比较宽松，开始允许针灸师开办诊所，但直到 1991 年针灸法案才得以通过。

当夜我们默默吃了晚餐，然后开会。对于今后的出路，合伙人之间意见不一，其他两人说："李，关了吧！"尤其是纽马克力劝大家改变方向，从事房地产；而我则坚持要继续开。还有一个朋友，是纽约一个大邮轮公司的老板，他建议说："把患者带上邮轮，只要船开出距纽约 3 海里外，纽约医疗管理委员会就管不着。"我比较倔，认为哪怕是要打官司，也应在美国本土继续开业。我们争论到凌晨 3 点，大家都累了，这时行政主管纽马克说："我和本森是两个犹太人，李在以色列待过，算半个犹太人，犹太人向来不屈不挠，我们就随了李的意见吧，银行账户还剩 30 万美元（大概相当于现在 300 万美元的购买力，当时吃一顿早餐才 1.2 美元）用于诊所发展。"他们最后还是同意我的意见了。我认为医生、护士等不能散了，让他们每天上半天班，发一半的薪水，不能够看病就进行培训，轮流上课。我们就请律师向各州州长写信，讲针灸在纽约的不幸遭遇，希望找一个地方可以继续开业，我们的提议是"西医督导，中医扎针"。后来波多黎各同意我们去开业，但是地方偏远，不是美国本土的一个州，也就没去。这期间也有同情者给我们出主意、牵线，比如说有个飞机公司说，利用波音 747 改造成诊所，让患者进国际机场，这样地方政府管不着。他们其实是想利用针灸赚钱，我觉得这属于旁门左道，就给谢绝了。他们说只要我开口，他们可以随时帮我们。有的报纸发了一些同情我们处境的报道，也有一些患者打电话找所在州的州长、检察总长，请求其帮助我们。

正在一筹莫展之际，12 月 22 日（周五）下午我接到华盛顿哥伦比亚特区医疗管理委员会（DC Board of Medicine）负责人的电话，说："我们请你们来，我们这里政治环境比纽约好得太多了，你们可以马上就来。"当时觉得难以置信，问道："您可以给我一封正式的邀请信吗？"他说他的秘书会出具一个文件，让我周一中午去取。当时华盛顿哥伦比亚特区由国会直接管理，还不是一个独立的城市，其医疗管理委员会由议员助理等直接管理，比较自由、开明。接到邀请的第二天，也就是周六早上，我们便全体出发去华盛顿，主要的医生和管理层乘汽车，其他工作人员乘火车。许多新闻记者也跟随我们去了车站。

我们在华盛顿哥伦比亚特区的诊所选在 I 街、18 街交会处，隔一条街就是宾州大道，离乔治·华盛顿大学不远，可以直接看到白宫。诊所选在一个白色水泥墙壁的大楼的第 4 层，面积有 4 500 多平方尺（约 450 平方米），取名"华盛顿针灸治疗中心"（注册的英文名字是 Acupuncture Center of Washington，又名 Washington Acupuncture Center）。行政主管纽马克在弗吉尼亚州阿灵顿县找到房子并安置了职员，诊所职员共有 60 多人，租了 30 多间房子作为宿舍。用了一周的时间快速装修了诊所，于 1972 年 12 月 28 日正式开业。这次又成为轰动性新闻，很多媒体给予了报道。开诊两个半月，患者急剧增多，一度每日有 250 多人。由于诊所面积不够，所以我们决定开设第二个诊所，在马萨诸塞大道（马街 1717 号，那楼房下面是一个使馆），诊所位于第 7 层，面积为 1.2 万平方尺（约 1 200 平方米），患者每天多达 650 人，患者最多的时候，两个诊所合计则有近千名患者（加上家属，则达两千多人）。因为我们开了这两个针灸诊所，周围地区旅馆（包括华盛顿哥伦比亚特区以及弗吉尼亚州、马里兰州）的生意异常红火，从各地运送患者的汽车也络绎不绝。华盛顿一时成为"针灸的首都"。

樊蓥按："华盛顿针灸治疗中心"是真正意义上的美国第一家"完全合法"的针灸诊所，并且是当时全国唯一的对公众开放的医疗性（不是研究性的）针灸诊所。批准日期是 1972 年 12 月 22 日。经我调查，第一个诊所地点在 1712 I（eye）街，取名 Acupuncture Center of Washington。第二个诊所使用了 Washington Acupuncture Center 的名字。

樊蓥：听说你们组织了长途汽车运送各地的患者来华盛顿就诊，是吗？

李耀武：有一个患重病的患者，在走投无路的情况下来到我们针灸中心，经过一个月的针灸治疗后得到康复。为他看病的是何素婵，我们自己培养的针灸医生。这个患者感到针灸对很多疾病有意想不到的效果，为了帮助各地的患者，他发起了包租长途汽车送患者来我们中心，主要是从纽约、新泽西、费城等地，每周数次接送患者，当日来回，每次两三台车（共计 120 ~180 人）。很多患者都感谢他的帮助。由于当时针灸诊所不多，我们的患者来自美国各地，也有不少国外的患者。

针灸业务的红火以及医疗思维模式的不同，使针灸再次引起美国各地的医疗管理机构和药品生产商的焦虑和不安，他们联合起来把当时的华盛顿哥伦比亚特区政府告上法庭，但法院判决他们败诉。1974 年年初，华盛顿哥伦比亚特区的行政事务不再由国会管理，成立了独立的市政府，其医疗管理机构换届后由当地西医主持，针灸再次成了被攻击的对象，他们请了一些记者搞所谓的调查。华盛顿时报（Washington Times）有一个叫麦克的记者，在我们的诊所待了一个星期，看了我们的患者，听了我们的讲座。有一天早

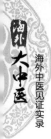

上，他的文章见报了，是一寸半高的大字标题——"针灸是一个欺骗的艺术或者就是骗术？"据称他采访了80多个患者，说是没有几个觉得针灸治疗之后得到好转，大多数人觉得对针灸失望；还说这些针灸医生不知是从哪里来的，不知是不是非法入境的，号召移民局调查这些医生的底细。

其实我们的针灸师除了在纽约聘请的之外，都是从中国台湾、香港和澳门通过合法手续招聘来美国的，聘请时在移民局都有备案。1973年，我们的移民律师通过国会的人力资源委员会（Manpower Committee）申请立案，以聘请针灸师从事医疗服务（Medical Practice）。于是联邦法律文件中第一次有了"针灸师"的名称，并且对针灸师的定义是从事医疗服务的。

1974年，华盛顿哥伦比亚特区新的医疗管理委员会先后6次给我们命令，要求我们关闭针灸中心。美国医学会联合华盛顿哥伦比亚特区医疗管理委员会在联邦法院对我们的针灸中心提起诉讼，他们不用特区的当地法院，主要目的是想在联邦层面否定针灸。为了针灸这个行业以及针灸中心的生存，我们不得不应诉。

在我们应诉前后，各地也在热烈响应，不少患者、针灸师以及爱护针灸的西医师等前来助阵，给了我们极大的支持。当时法院召开针灸听证会，连续听了3个月，各方有许多证人到场陈词，我们的患者从各地主动前来作证。很多患者的证词使得法官动容。比如，有一个纽约的女患者，45岁，身患重病，丈夫又和她离婚，消瘦脱形，不能讲话，几乎不能进食，脸上没有血色，纽约的医生判断她只能活20天，当时由朋友陪她来我们中心就诊，我们诊所的西医医生初诊检查也认为患者已经没有希望，不必针灸了。看到患者可怜，我不忍心推托，这个患者是我亲手治疗的，当时也就是勉为其难，结果经过半年的治疗，患者完全康复了。我注意到她描述自己经历的时候，有个80多岁的法官移去眼镜用手帕擦泪，真是感人至深，在场的人无不动容。又过了3个月，法院宣布：患者有选择针灸治疗的权利，针灸师有权合法执业，并强调这是终审决定，不接受上诉。我们最终打赢了这个官司，在联邦层面上确立了针灸的合法地位。与此同时，很多针灸师和热心人士也在各地积极争取权益，一些州先后对针灸立法。

我们的官司最终获胜，这无疑是值得高兴的，但我们实在也是筋疲力尽，投入了大量的精力和时间，用掉不少经费，随后的经历却是更加严峻。

樊蓥：华盛顿针灸治疗中心后来的情形怎么样？

李耀武：由于有些报纸的不实报道，造成了很大的负面影响，对我们的冲击很大，患者数量减少，先是每天降到 600 人，然后 500 人，迅速下降，大诊所不能再用，原先 I 街和马街诊所在 1974 年年底不得不暂停营业。诊所的股份分给了两个合伙人，中、西医师也分出不少，原先从纽约带来的医师基本上都回去了。因马萨诸塞州针灸立法较早，群众基础较好，中心派出张逸帆、金如霖等人赴波士顿、普林斯顿等处开设了分中心。本森、纽马克、李静平、洪伯荣等则在纽约市选了两个地点重新开诊，但数月后都因为内部管理出现危机而关闭。

我同一些中、西医师搬到华盛顿哥伦比亚特区康尼迪克大道的康州酒店（Connecticut Inn），一共租了 8 间房，又坚持了接近两年，于 1976 年将该诊所交给中医师陈昌管理。1980 年，陈昌把诊所搬到华盛顿郊区。可以说 1974 年至 1976 年间，我们中心出现了很大的变故，大家都有些意志消沉，但我觉得只要坚持，就有希望。

我于 1976 年把"华盛顿针灸治疗中心"搬迁到佛罗里达州，现在仍有 3 个诊所。

樊蓥按：1974 年至 1976 年，李耀武医师等遇到的困难境遇，与医疗当局的刻意打压以及媒体的负面报道有极大关系，也与官司缠身，诊所人心涣散，以及美国当时处于经济危机，人们无力支出针灸费用等有关。

樊蓥：您是佛罗里达州针灸界的先行者，您到了那里，从事针灸医疗顺利吗？您认为中医/针灸在美国受到某些阻碍、挫折，与中医/针灸学术本身，以及诊所主办人本身有哪些关联？

李耀武：1976 年应佛罗里达患者朋友的邀请，我到佛罗里达设立诊所，仍然叫"华盛顿针灸治疗中心"。我飞到圣彼得斯堡市（St Petersburg），乘出租车在当地转了 2 个多小时，看中了中央大道的一个 4000 多平方尺的办公室，当天就定了下来，晚上便返回特区。我们诊所有 6 个中医师和 6 个西医师，都是从华盛顿哥伦比亚特区带过去的，搬过去之后，每天有 60~70 个患者。1977 年，在棕榈滩县（Palm Beach）又开办了一个针灸中心，每天有 80 多个患者，但停车场较小，不能容纳更多患者。后来在西棕榈滩县（West Palm Beach）又开办了一个针灸中心。现在我们把精力放在佛罗里达州东南部，为了方便患者就诊，我在博卡拉顿（Boca Raton）、西棕榈滩县（West Palm Beach）和森纳斯（Sunrise）先后开了 3 个诊所，也在当地一家医院兼职，为康复科患者提供针灸服务。

虽然患者对我们很信任，但也有不友好的人。1978年的时候，佛罗里达晚报的一个记者拿走我诊所的宣传册页，看到这个册页上列有针灸可以治疗疾病的名称，然后他们的负责人打电话来说州里的医学会会起诉我，让我立即关掉诊所，意思是只有（西医）医师才有资格治疗。我反问她："提出让我关掉诊所的人是什么人？是医生？还是针灸师？有没有体验过针灸？"她说不是（"I don't think so"）。我问她："你既然不是医生，也没有体验过针灸，有什么资格让我关闭诊所？如果想继续骚扰我，我会起诉你。"看她有点语塞，我用一些时间给她介绍针灸的原理，之后这家报纸再没有来找过麻烦。

我觉得，中医师或针灸师应该对公众提供必要的知识普及。我们必须维护我们这个行业的正当权益，不能任人欺负。中医师或针灸师应该要自救，一直以来中医/针灸行业的医生普遍怕事，生怕引火烧身。我们是合法行医，为什么很多医保不支付针灸的治疗费？联邦的老年医疗保险（Medicare）为什么不给支付？同样是医疗行业的从业人员（Healthcare Providers），医保付给其他医疗方面的从业人员，却不付给针灸师。如果我们不奋斗、不争取，一百年之后还是一样，等不来的。如果我们争取针灸能够进入所有医保，虽然我们这一代投入多，得益不一定多，但下一代中医师或针灸师可以得益（樊蓥："前人种树，后人乘凉"）。我的一些患者成立了一个非营利机构，聘请我当顾问，专门呼吁美国各级政府重视针灸，并多次给奥巴马总统写信，希望他能大力支持针灸在联邦一级立法，进入联邦医保，但目前看来收效不大。看来还是得投入更大的物力、财力，比如必要的时候应该进行诉讼，这个效率比其他方案高得多，希望中医/针灸行业的同仁认识到这一点。

樊蓥：20世纪80年代，佛罗里达州对针灸立法，听说您也参与其中，并积极参与了很多相关的工作。

李耀武：1981年，佛罗里达州有个西医出身的国会议员提出要整顿针灸医疗市场，颁发针灸执照。州政府当局认为西医医师（MD）、骨科医师（DO）、整脊医师（DC）、自然疗法医师（NP）等6类人员可以不经考核直接从事针灸，只有针灸师应该参加考核才能执业。于是我聘请律师提出诉讼，认为以上规定不合逻辑，提出中医师或针灸师只要在西医督导下从事针灸2年（由西医师证明，或诊所所发工资单、病历等文件证明），就可以不必考试，可以合法执业。我被聘为佛罗里达州针灸条例起草专门委员会的委员之一，参与针灸条例的起草。我坚持不论中医、西医以及其他医师，只要申请从事针灸执照，必须一视同仁，必须经过考试。第一批申请针灸执照的有 59 人，其中华裔 29 人，其他族裔 30 人。从加州聘请针灸考官，考试为期 3 天（包括针灸理论、穴位和实际操作），合格并得到针灸执照的有 19 人，我们诊所的所有中医师都得到了执照，有的西医师也考取了针灸执照。但有相当一些中医师或针灸师以及某些西医已经从事针灸 2 年以上的人士抵制该项考试，经我们同议员协调，认为可以采用祖父条款（Grandfather Law）予以豁免，直接给予执照，所以又有 100 多人未经考试便取得了针灸执照。

在起草针灸条例的时候，有的西医委员提出苛刻条件，比如针灸诊所必须有 2 个厕所，我据理力争，认为许多针灸师并不需要很大面积的诊所，针灸诊所诊治的患者也不会同时来得很多，很多西医诊所实际上也只有 1 个厕所，所以最后定稿时就规定针灸诊所只需 1 个厕所。同时，在我的努力下，具有执照的针灸师定名为针灸医师（Acupuncture Physician），不必在西医师督导下行医，而没有考取执照的针灸师则可以在西医师督导下继续行医。大多数中医师、针灸师对于我所做的工作十分满意，也理解我的处境，但也有极少数中医师、针灸师对针灸条例有看法，有抵触，比如有一位原来在泰国从事护理工作的华人，因为没有达到从事针灸业务的年限（豁免的前提），同时不愿参加考试，也不愿在西医师督导下进行针灸。

之后，我曾担任过三届佛罗里达州针灸管理委员会（Board of Acupuncture）针灸执照的主考官，两届佛罗里达州针灸协会的主席，两年（1988-1990）佛罗里达州针灸协会继续教育项目的主席。1985 年之后，我为佛罗里达大西洋大学（Florida Atlantic University）医学院的预科学生以及博卡拉顿社区医院（Boca Raton Community Hospital）康复部的医护人员讲授针灸学。1984 年，加州中医药中心授予我第一届全美"年度杰出针灸师"称号，表彰我在美国为针灸的发扬光大所做的工作。

樊蓥：李医师，可以谈谈您诊所的收费标准吗？现在的患者和以往有何不同？另外，有人认为犹太人对促进针灸在美国合法的过程中是由于利益的驱动，您有什么看法？

李耀武：1972 年至 1976 年，我们在纽约、华盛顿的时候，初诊收费标准是 50 美元，复诊为 20~25 美元（后来提高到 35 美元）。40 年前的 1 美元大致相当于现在 10 美元的购买力。如果现在仍然采用当年的收费标准，初诊和复诊则分别为 500 美元、350 美元。但是我们现在的实际情况是，自费患者收费是 80 美元（是原来的 1/6~1/4），而少数患者有医保，医保支付每

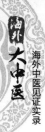

次为 200 美元左右（但医保支付的次数有限），费用比当年低得多，所以原先的中医、西医合看一个患者的模式不再能用，就是聘请中医师，觉得也有点困难。

原先在美国的针灸诊所非常少，全国甚至世界各地的患者都来，所以患者量每天可以多达上千人（两个诊所合计），其中重病、疑难病患者比较多。后来因为报纸的恶意报道，引起患者对针灸的误解，虽然我们打赢了官司，但针灸中心的业务不再如前火热，患者量一直没有达到以往那么多。同时因为各州中医、针灸同仁（樊蓥注：以及患者、少数开明的西医师和政治家）开始致力于在各州立法，使得针灸在很多州先后合法，加上从世界各地前来美国的中医师、针灸师增多，中医类学校毕业的学生逐渐增多，各地针灸诊所也不断增多，患者分流，使得每个诊所不可能再有非常多的患者。我当前的患者数大致在每天 30 人左右，基本上是当地患者，患重病来诊的不如以前多。

要改观中医师、针灸师的收入，跟上别的从事卫生工作的人员，比如西医师和物理治疗师的收入水平，应该致力于促进保险公司加大对针灸的支付力度，但现在中医师、针灸师大多忙于各自的生意，没有多少人意识到这个重要的事情。

至于有人想当然地认为犹太人对于针灸在美国的推动是出于经济利益的驱动，这种说法是对犹太朋友的不公正。就我个人的亲身经历而言，我的两个犹太朋友参与了美国第一家针灸中心的建立、运作，他们得到了一定的报酬，但是并不太多，他们和我一样，主要是出于推动针灸的热情。我们诊所 80% 的收入用于支付诊所雇员的工资和营运的开销（包括雇员的培训），为了争取合法权益，用于诉讼方面的开支也相当大，比如在华盛顿哥伦比亚特区的应诉就用掉了 50 多万美元。为了改变西医对于针灸的抵触情绪，改善针灸行业的外部环境，同时也是减轻外界对当时华盛顿哥伦比亚特区医疗管理委员会的压力，1973 年，我们在乔治·华盛顿大学医学院投资好几万美元开设西医离职学习针灸培训班（每期 3 个月，每周 40 学时），这也是美国最早的"西学中"学习班之一，一共办了 5 期。1973 年至 1975 年间，我们又与乔治·华盛顿大学医学院医学生物系合作，投资 7 万多美元做针灸治疗类风湿关节炎的研究。所以，如果从经济方面考量，当初从事其他方面的投资会得益更多，但是我的犹太朋友和我选择了推动针灸。

就我个人而言，从事其他行业，比如回到中国台湾，继续我原先的行业，获得更多的头衔或荣誉应该是在情理之中。如果到美国的航天中心工作，我也应该是个不错的科学家。但我选择了中医针灸，直到现在 80 多岁了，仍然在临床工作，主要是因为临床应用针灸治病很有成就感。

樊蓥：当初华盛顿针灸治疗中心的管理模式是怎样的？

李耀武：我们诊所有 3 个合伙人，本森医生是西医顾问，我是中医顾问，纽马克是管理方面的顾问。针灸中心在纽约初创的时候，各自投入的精力都比较多，后来搬到了华盛顿哥伦比亚特区之后，本森和纽马克在针灸中心的时间相对比较少，每周或每两周到中心 1 天，多数时间在纽约，因为他们还有别的业务，比如本森医生在一家医院有一个实验室。针灸中心大多数时间是我在主持，所以我相当于总经理（Staff Director），他们两人认为我为人公道，又有干劲，也信任我，大多数事情让我做主。由于采用了"西医督导，中医扎针"的模式，我们聘请了不少西医师和中医师，以及诊所管理人员和相关辅助人员。我们在纽约开始的时候，有 3 位西医师、4 位中医针灸师，另有 6 位接待员，以及翻译等辅助人员。初到华盛顿的时候，有 6 位西医师、6 位中医针灸师，共 60 多人的团队，都是从纽约带来的。后来诊所扩大，又招聘了不少雇员，在诊所最鼎盛的时候，我们有接近 20 位中医针灸师（比如 I 街的诊所有 6 人，马街有 12 人），不少是香港、台湾、澳门的中医名家。我们采用了分组法，每一个组有 6 人，包括 1 位西医医师、1 位中医针灸师、1 位助理、1 位翻译、1 位秘书和 1 位护士。西医先看患者，做诊断和筛选，适合用针灸治疗的患者则留下来，不适合的则建议他们到其他医院就诊、治疗；对于适合用针灸治疗的患者，则由针灸师来做针灸；复诊则主要是继续针灸治疗。

当时我们还列出了不适合做针灸治疗的疾病，包括：糖尿病、甲状腺疾病、感染、目盲、癫痫、肝硬化、低血糖、肥胖、肌萎缩侧索硬化、病情不明的疾病（如不明原因的腹痛、胸痛），以及癌症等。虽然针灸对于有些疾病有一定作用，但治疗期较长，变化因素不易控制，权衡利弊，我们把这些疾病暂时排除在外。根据患者的疗效和数量，考核中医针灸师的业务。我们的诊费、治疗费大致类似于西医诊所的标准，对于招聘来的医生，我们实行高于市场的工资标准。当时的情况是，西医师周薪为 550 美元，中医针灸师为 350 美元，实际上由于治疗工作量较大，大多数中医师的薪水是基础薪水的 1 倍以上，达到 800~1 000 美元，有的中医师则达到 1 800 美元。

我以前在部队工作过，对诊所采用半军事化管理，所有医护人员都必须穿医疗制服，注重诊所整洁。基本上采取集中住宿，专车接送，外地员工周末回家。每周周五下午有一个半小时的业务学习，不论中、西医师，还是助理，所有工作人员都可发表意见，对中心工作的优缺点进行小结。并强调医师之间不论资历，一律平等，相互尊重，避免诋毁；注重考核业绩，而不是看既往名气。

樊蓥按：由于是团队运作，医疗质量比较有保障，并且因为采用中西医合作，误诊的概率比较小。

樊蓥：李医师，您记得当时在您的诊所工作过的医师吗？

李耀武：西医师有考恩（Ralph Coan），他负责 I 街诊所，那里最多的时候有 4 名西医师；温瑟（Louise Wensel）则负责马街诊所，马街诊所有 8 名西医师。温瑟原来在霍普金斯大学医院，是一名精神科医生，对针灸有兴趣，来我诊所多次观看针灸，后来接受我的邀请来中心工作，他工作很认真。

中医方面，针灸中心在纽约初创时，我邀请了冯天荫、李静平以及贺子能，后来也请了洪伯荣。冯天荫曾是广东中医学院的院长，是当时最早应用电针的医生，他于 20 世纪 70 年代初从香港来到纽约。李静平，天津人，也是从香港来美国的，当时她在纽约中国城自己家里（也就是在公寓二楼的堂屋）坐诊，诊所比较干净。贺子能当时 86 岁，德高望重，针灸技术好，但精神不济，我专门给他多配了一个助理，他在做完治疗后，必须小睡一下。

后来针灸中心搬到了华盛顿哥伦比亚特区，聘用了更多的中医师，比如修养斋，他在台湾的名望很高；李树酉，是纽约有名望的中医师；还有张欣，从日本前来，工作很勤恳，每天治疗 80 多位患者（1974 年后，她应夏威夷国会议员的邀请带着全家去夏威夷发展了）。以及张逸帆、金如霖、贺子能、陈昌、王肃友等，很多都是纽约、香港、台湾当时非常著名的中医师，但也有一些刚涉猎中医行业的医师，当时正是用人之际，加以适当培训，也就上岗了，比如你提到的洪伯荣，原先是传教士，后来到了美国，经过培训而成为针灸师。我听说，多年之后世界针灸学会联合会在北京成立时，他曾当选过主席。

在针灸中心业务最好的时候，I 街有 6 名中医师，而马街有 12 名中医师。方育龄、沈鹤峰等在针灸中心创立之初也曾短暂工作过。作为中医方面的主管，我尊重每位中医针灸师的风格，所以并没有强调统一，后来他们相处久了，相互开始取长补短。

在内华达州中医、针灸立法中有过特殊贡献的陆易公教授曾经到过华府，我曾专门探望，希望他能到针灸中心工作，但当时他年岁已高，故没能前来工作。针灸中心的辅助人员，包括助理、翻译、会计、接待等多从当地招聘，大使馆的朋友也介绍了一些熟人前来工作。

樊蓥：李医师，您的家乡在中国大陆吗？您是何时学习中医的？

李耀武：我是山东人，祖籍山东莱阳，1932 年生。祖上有多人从事中医药行业，有一个叔叔就是中医。1949 年之前，我在家乡的时候，在李润生创办的中医学校学过 4 年中医，期间有 2 年跟师学徒。1958 年至 1964 年，我在台湾从事过针灸临床以及相关研究。来美国初期，曾在纽约唐人街李树西、丁景源（丁甘仁的孙子）等处短期考察学习，李树西是 20 世纪 40 年代上海新中国医学院的毕业生，曾经师从著名中医丁甘仁的后人。我从事中医、针灸至今，经常与同事们相互切磋，在实践中进一步学习、提高。多年来，在不同场合，我曾多次为中医师上辅导课，为西医师上针灸培训课。并于 1984 年获得中医的博士学位。

樊蓥：李老，可以谈谈您的家庭吗？

李耀武：我太太是美国白人，我们生育了 4 个孩子。老大、老二是女儿，大女儿是小儿科医师。二女儿是纽约一家著名医院的头颈部肿瘤科医师（哥伦比亚大学医学院毕业，曾在旧金山著名肿瘤专科进修），与中国多家医院有合作关系。老三是儿子，也是医学院毕业，在迈阿密大学医学院附属医院妇产科当住院医师。那家医院非常豪华，是美国接生孩子最多的医院，因为该地气候适宜，景色优美，加上设施先进，吸引了很多孕妇来生孩子。老三在那里，3 个月就接生了 90 多个孩子。老四是女儿，本科在佛罗里达大学学医，后来又学习针灸 3 年，获得科学硕士学位，现在我的诊所工作，帮忙管理。

我太太非常有爱心，乐善好施，在中国大陆领养了两个女孩。她们现在奥兰多的一所大学里读书，她们和我也很亲密，前两天她们回家，我们都很快乐，刚刚送他们回学校。我现在还没有建议她们也从事医学行业，看看我那儿子，当住院医师实在太辛苦，这两个孩子今后的事业，由她们自己去选择吧。我们还领养了一个男孩，现在 13 岁了。

我的家在佛罗里达的海边，是一座有六间卧室的大房子，后门有游船码头，我也曾经买过一个豪华游艇，只用过 6 小时，又来就把它贱卖了，因为我临床太忙了，所有心思都放在针灸上，没有时间和心情去玩。

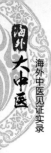

樊蓥：李老，谢谢您接受采访！

笔者注：文中人名据读音记录，可能有误，敬请知情者指正。

参 考 文 献

［1］Fan AY. The first acupuncture center in the United States：an interview with Dr. Yao Wu Lee, Washington Acupuncture Center ［J］. J Integr Med = Zhong Xi Yi Jie He Xue Bao. 2012, 10（5）：481–492.

［2］Fan AY, Fan Z. The beginning of acupuncture in Washington, D. C. and Maryland：an interview with Dr. Yeh–chong Chan ［J］. J Integr Med. 2013, 11（3）：220–228.

作者简介

樊蓥（Arthur Yin Fan），1998 年毕业于南京中医药大学，中医内科学博士、副主任医师、副教授、硕士生导师，为国医大师周仲瑛教授的学术继承人之一。2001 年赴美，在华盛顿哥伦比亚特区乔治敦大学博士后科研流动站工作 1 年，从事中药、保健食物药理及毒理研究。2002~2005 年在马里兰大学医学院结合医学中心工作，是美国国立卫生研究院（NIH）第一个中医学高级培训人员（Fellow）。现任美国中医校友联合会（TCMAAA）科研部部长，华盛顿美京中医针灸医院主任。发表论文百余篇，其中英文论文 30 余篇；编写著作 5 本。

见刊时间：2016 年 1 月。

中医在美国面临的机遇和挑战

中医针灸以尼克松总统访华为契机进入美国已经 40 多年了。美国民众从当初的好奇，尝试，后来排挤打压针灸；到逐渐理解，针灸立法，公众认可，执照考核，高等教育；再到现在的媒体推动，保险支付，备受欢迎，经历了漫长曲折的发展过程，终于柳暗花明，但同时也危机四伏，挑战层出不穷。

一、当前的机遇

1. 中医针灸在美国有生存的土壤

美国和世界其他地方一样，民众长期受到各种慢性疾病的困扰，本土的西医提供的医疗服务不能完全满足他们的需求，人们渴望寻求一种确实有疗效，没有毒副作用或毒副作用很小的自然疗法。美国是一个多民族的移民国家，世界各地的人把本国的东西带到这个大熔炉中来，其中包括了民族文化和传统医学。来自中国的中医针灸就是这些自然疗法中最重要的一种，经过尝试，中医针灸成为顺应这种需求且最受欢迎的疗法之一，并且逐渐成为最佳的选择。

2. 疗效说话，针灸深入人心

由于从国内正规中医院校毕业来美国的高素质执业者能熟练运用中医针灸理论和技能，治愈或明显改善了很多患者的疾病和痛苦，得到了民众的普遍认可，受益的患者成为中医针灸的坚定支持者和拥护者，奠定了坚实的民间基础。

3. 教育为本，立法为先，培养众多当地精英

早年一些有远见卓识的前辈们在美国创建了中医高等院校，培养教育了一批既掌握了中医针灸知识和技能，懂得美国法律运作，又掌握了当地语言的本土中医人。他们努力为中医说话，奔走正名。经过一番努力，目前美国

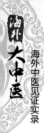

已有 44 个州和华盛顿哥伦比亚特区通过了针灸立法，中医针灸在美国已经名正言顺。从中国来的前辈们经过不懈努力，创造了目前的基础与条件，一批后来到美国的耕耘者和在美国培养出来的当地精英们也做出了巨大的贡献。

4. 媒体正面宣传，广为接受

目前美国的主要媒体在介绍中医针灸时普遍是正面积极的，对更广泛地传播中医针灸起到了推动的作用。现在很多保险公司在循证医学的基础上开始扩大针灸覆盖范围，不断增加支付额度。而曾持反对或观望的西医医生们也逐渐转变观念，重新认识并接纳针灸，有的除了亲自尝试外，还邀请针灸医生们与其并肩工作，甚或还专门到针灸学校系统学习，并通过考试取得中医针灸执照。

5. 行业炽热

美国目前有执照的针灸医生约 4 万人，在校学生约 1 万人，还有一些西医及其他行业人员合法或不合法地也在从事针灸行业，因为针灸确有疗效，深受大众喜欢。目前针灸行业在美国日益受到推崇，呈蒸蒸日上的大好形势。

二、面临的挑战

任何事物都是一分为二的，当有机遇时，挑战也应运而生了。譬如针灸立法有待进一步加强；中药运用受到限制；针灸面临被其他行业瓜分的局面；行业之争，带来政治挑战；科研不利，备受攻击等。

1. 针灸立法有待进一步加强

目前针灸还没有联邦统一的立法，各州各自为政，对针灸的限定和职业范围甚至称谓也有很大不同，有的州的针灸法对针灸执业者很有利，而有的则受到很多限制，有的可以单独接诊和处理患者，而某些州则要求在西医监管下行医。很多州的中医针灸师不能被称为"医生"，只能是"针灸师"，地位明显低于一般西医医生。

2. 中药运用受到很大程度的限制

中医除了针灸外，中药是其中的一个重要组成部分，但中药在美国未列入药物范畴，只能归属到食品补充剂中，因此中药的治疗效果不能被宣传。

而由于一些人不遵循中医理论，违规使用中药而出现问题，导致美国食品药品监督管理局（FDA）责备，并质疑中药的安全性，明令禁止使用多种中药，使得中药应用范围逐渐受到限制，中药应用必须通过调整替代才能实现。其中一个原因有可能与西药行业顾忌中药冲击有关。另外，国内中药农药残留和重金属超标问题也是国外中药应用的严重障碍，成为国外质疑中药的常用依据。近年来美国一些颇有经济头脑的农场主看到了这个巨大商机，已经开始在美国种植中草药，但他们不会把它称为"中药"的。中药成分，特别是复方成分很复杂，临床疗效变异很大，很难满足美国药物研究的标准，国内的药理研究和临床报告因可信度的问题不会被国外承认，而在国外进行研究的难度却相当大。科研经费是问题，即使按他们的标准进行临床新药试验，成功后中药则变为处方新药，中医针灸医生就失去了使用权。

3. 针灸面临被其他行业瓜分的局面

当针灸被热崇时，其他行业也跃跃欲试，想通过针灸谋利，如物理治疗师提出的荒唐观点，认为"干针"不是针灸，意图否定传统的中医针灸。有的整脊医生只接受了很短的针灸培训，还有一些西医医生根本未进行任何针灸培训，就宣称自己掌握了针灸技能，以抢夺针灸市场，当治疗效果不佳时不认为是自己技术不精，而是埋怨针灸无效，严重影响了针灸在公众中的良好形象。

4. 行业之争，带来政治挑战

当前，理疗师们抢夺针灸市场来势迅猛，力量强大，想通过立法用所谓的"干针"取代正统的针灸。他们打着现代神经解剖学的外衣，让人觉得是时代的创新，并优于传统的中医针灸，甚或说干针与针灸无关，标榜完全是自己的发明。这表面看来好像是一场学术争鸣，甚或是行业利益之争，其实是一场针灸"去中医化"的挑衅。针灸医生们需要团结起来，维护针灸工作者的合法权益，但人数尚少，团结不力，政治意识不够高，使得唯有针灸医生可以扎针的优势逐渐丧失。

5. 科研不利，备受质疑

西医在美国医疗中占主导地位，是标准的制定者和判断者——"医疗警察和医疗法官"，西医常用循证医学的标准来衡量中医针灸。因为大多数针灸医生活跃在临床前线，针灸科研是一个弱项，而不懂中医针灸的外行人反倒进行针灸科研，得出来的结果却与临床实际大相径庭，并且把这些文章发

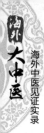

表在高端杂志上，造成了很大的负面影响，如大量此类文章进入了数据库，将来对中医针灸在美国，甚至全世界的发展会产生深远的负面影响。目前面临的难题是，我们在国外无法申请或很难得到相应的针灸科研经费，而国内虽有充足的经费，也做了一定的工作，但发表的文章在国际上普遍不被认可。

三、对未来的思考

机遇和挑战常常是并存的，危机中也孕育着机会和希望，虽然我们当前遇到一些困难，但与前辈们当初创业时比较，目前的基础与平台已经好了很多。

1. 扩大针灸全面立法

美国是一个法治国家，立法是美国中医针灸行业的立足之本，只有立法才能有法可依。通过借鉴对针灸立法和诠释中医比较好的州的经验，推动各州为针灸立法，甚或推动联邦的针灸立法议案，这需要鼓励中医针灸医生多参政议政，不要轻易放弃话语权，还应鼓励患者主动联络所在地的参议员和众议员们，支持中医针灸立法。

2. 中药规范迫在眉睫

除针灸外，中药是中医的另一个重要组成部分，虽然美国和海外其他国家通常是以针灸为先导，以针带药，但中医不能没有中药，否则就是不完善的中医。我们需要进一步做好中药的安全和有效性研究，使中药从保健品和食品添加剂的灰色地带中通过转变，和西药一样能标示和宣传其疗效，并提供有力的理论根据。

3. 严格控制中药质量

严把中药质量关是重中之重，中药药材的产地主要在中国，原材料虽出口很多，但成品在国际市场上所占的份额严重不足，这可能和国内缺乏全球商品总体宏观规划有关，如选种、择地、种植、采集、加工、炮制、制剂、包装、销售、出口和市场等方面都需要有战略意识，其中质量尤为关键，很多中国商品在国外成为质次价低的代名词，因此国内中药监管部门须严格监督中药质量，避免负面形象而影响中药产品。同时也应汲取欧盟曾经限制中药的教训，防患于未然，绝不能使其在美国重蹈覆辙。

4. 团结协作

从中国大陆来美国的中医针灸医生大都是接受4~5年（甚或更长时间）正规系统培训的。当看到其他人员在没有受到系统培训就给患者进行针灸治疗时，行业普遍认为这是对患者极不负责任的行为，我们应该从保障患者的安全角度出发，去呐喊抗争。同时这也是为了保护我们真正的中医针灸能在国外健康顺利地发展，不能容忍任何形式的去中国化的中医和去针灸化的干针。可喜的是我们建立了"全美针灸安全联盟"，目的是团结全美所有中西各族裔针灸从业人员，准备迎接各种挑战，捍卫真正的中医针灸。同时值得注意的是，国外有一些人已经通过科学发展针灸的形式，宣传脱离针灸的干针，敬请国内医生和相关部门提高警惕，监督审查，避免隐患。

5. 注重科研

携手科研，为中医针灸健康发展保驾护航。在科研方面，国内投入了大量的人力、物力和财力，但结果却多不被国际认可。按照国外的标准检验中医，衡量中医针灸肯定会出现偏差，但国内部分科研存在标准不严、方法不完善或学术不端也是事实，我们建议国内外联手，发挥各自的优势，制定出以适合中医的医疗行业标准和科研标准，而不是套用国外的标准。国内外需要多沟通协作，引导真正的中医针灸科研，做出成果，才能够被国际上广泛认可和接受。

机遇和挑战并存，虽然道路是曲折的，但我们坚信前途一定是光明的。中医针灸在美国会通过我们这一代人传承并发扬光大。

作者简介

田海河，中医学博士，毕业于北京中医药大学。现为美国中医校友联合会（TCMAAA）主席，全美中医药学会（ATCMA）会长，全美中医公会理事，北京中医药大学美国校友会会长，美国中医高校资格鉴定委员会评审专家，美国中医高校联合会洁针技术委员会主考官，美国国家针灸及东方医学认证委员会命题专家，美国针灸和中医药中心主任，美国中医研究院院长。

其他作者

魏辉，美国中医校友联合会执行长，全美中医药学会（ATCMA）常务副会长兼执行长。

见刊时间：2016年3月。

中医在加拿大

一、华人移民加拿大

中医是由华人带到世界各地的，当然加拿大的中医也是由华人带来的。来到加拿大的华人主要包括以下几个时期的人群。

1. 印第安人

加拿大的印第安人是最早来到北美大陆的亚洲人。大约在一万两千年前来自中国和蒙古一带的亚洲人在冰河未化时，通过白令海峡来到加拿大地域[1]。

2. 殷地安人

殷地安人（印第安人）来自商朝末年的殷原安阳。加拿大有出土八卦瓦当和甲骨文字，可能就是当时殷人带过来的[2]。商朝末年，中医已经有了雏形，当然也可能会被带到加拿大地区。当时的中医药是由推翻商王朝的周文王一脉主研，殷原安阳属被贬族群，他们以逃亡方式来到加拿大地区，后来印第安人使用的骨针和草药疗法反映了殷地安人的医疗水平。

3. 元朝水师

在加拿大西海岸的夏洛特皇后海岛居住的土人，据说是元朝水师东征日本时漂流到北美的一部分[3]。

4. 来自中国的华工

早在 1858 年就有来自中国的工人在加拿大挖矿。1881～1884 年，来自中国的华工参与了北美太平洋铁路的建设工程。从 1858～1947 年间，约有 11 万华人移民加拿大，其间许多人患病，就是用中草药治疗。

5. 中国台湾、中国香港移民

20 世纪 50～70 年代，每年都有 1.5 万～2.5 万的港台人士移民加拿大，其中就有不少从事中医药的人员。

6. 中国大陆移民

1996 年以后，中国开放加拿大移民，很多中医师以家属的方式移民加拿大，部分中医师以讲学、留学或难民方式留在加拿大。

二、加拿大的中医形式

1. 中药铺和坐堂中医

早期的中医来到加拿大后就以中药铺和坐堂的方式开业行医，其中以唐人街的中医药铺比较密集。

2. 各科中医诊所

近代的中医师也在加拿大唐人街以外的地区开设中医诊所。常见的分科有针灸科、内科、妇科、骨科、儿科和皮肤科，单独的五官科很少见。

3. 西医院里的中医诊室

由于中医的影响在逐年扩大，很多西医院也开设中医诊室或针灸诊室。

4. 家庭中医诊所

家庭中医诊所在加拿大很普遍，存在的理由是开设诊所的投资很少，分布广泛，方便患者就诊，这也充分体现了中医药简便验廉、疗效显著的特色。

三、加拿大的中医体制

加拿大很多省份都立法承认中医和针灸。为了便于管理，加拿大还成立了相应的管理机构，并收取一定的注册管理费用。

1. 注册针灸师

注册针灸师是加拿大最早立法的中医药职业。不过在加拿大乃至海外非中国传统文化地区，他们对中医药的认识与中国境内不同，其观点是：针灸不是中医的一部分，中医是针灸的一部分。

2. 注册中医师

注册中医师的出现是在注册针灸师立法之后十几年才有的事，而且还并不普遍。因此，很多中医师不得不改考注册针灸师来取得合法的地位。

3. 非注册中医师

由于中医类注册体制的不完善，很多针灸以外的中医是非法的，例如中

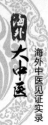

医骨伤科等。不过只要不出事故，当地政府也就会睁一只眼，闭一只眼。

4. 归入另类医学

中医在加拿大是被归入另类医学范畴的。所谓另类医学就是非主流的医学，属于辅助医学的范围。另类医学的立法还不健全，在另类医学中以中医的比例最高。

四、加拿大的中医水平

1. 纯中医方式

在加拿大，任何一名中医医生是不可以使用中医以外的疗法的，除非你还具有其他疗法的执照（如家庭医生、牙科等）。但是中医治疗的疾病范围却很少有具体的限制（如：没有说针灸师不许治疗骨折等），只要中医能治疗的疾病，都可以去治疗，急诊也可以，癌症也可以，只要你用中医的方法就行。客观上是中医药疗法的疗效，确实能在健康保障中解决问题。

2. 大陆的学院派

目前大部分来自大陆的中医医生都是医学院毕业的，其中大部分又是中医院校毕业的，小部分是西医院校毕业的（改行做中医或针灸），还有一小部分是国内名老中医的弟子。这三部分人中以老中医弟子的中医水平为最高。

中医学院毕业的中医医生比较正统，他们既懂中医又懂西医，只是早期临床经验不足。经过几年的纯中医方式临床实践后，都可以成为一名有经验、有疗效的好中医。

西医医生改行做中医的可以分成两类：一类是西学中的老先生，由于他们曾经跟老中医学习过中医，又经历过大量的中西医结合的临床实践，所以其医术水平高超。至于西医院校毕业改行做中医的就马马虎虎了。

3. 中国香港、中国台湾的传统派

来自港台的中医医生大都是学徒出身的纯中医，很多人曾经在中医院校有过短期的进修。很多在理论上倾向于阴阳五行、子午流注一类传统的哲学理念，偏重继承，与现代技术理念结合的不是很多，临床少有绝招，疗效一般。

4. 越南的传统派

来自越南的华侨中医较早就移民来到加拿大开诊所或中药铺，一般都是代代相传，具有临床经验。但是由于其个人成长环境缺乏中国传统文化氛

围，中医理论水平略显不足。

5. 当地中医的中医水平

由于中医的疗效很好，很多外国人也对中医感兴趣。经过系统学习后成为职业中医（占当地中医的50%以上）。只是由于语言和文化背景差异，只有极少数人能够对中医的理论理解得很深入；更由于立法的倾向，很多西医、护士、牙医等人士在做针刺治疗时，针刺入的很浅，几乎就没有什么疗效。在民众的印象中，只有华人中医才正宗。

五、加拿大的中医教育

1. 公立中医学院和系所

由于加拿大华人中医师们的共同努力，加拿大的部分大学中开设了中医系和针灸系，并成为这些大学里的正式院系之一。

2. 私立中医学院和系所

加拿大并不限制私人办学，很多私立学院中也会开设中医课程。更有大量中医师们开设中医学校。加拿大中医教育机构的数量比中国多，规模却普遍比较小。

3. 师徒教育

在加拿大，师徒传授中医是很常见的现象，特别是那些早期来加拿大开业的华人中医师，他们的子女或学徒学成后大多会开分店。为了提高中医水平，他们也会把子女或学徒送往中国学习或进修。

六、加拿大的中医患者

加拿大的中医患者自然是以来自世界各地的华人移民为主流，他们大都熟悉中医的医疗方式和流程，他们认为中医是与西医并列的医疗方法，有时还更倾向于先看中医，他们还教育子女接受中医，也介绍当地人来看中医。

当地人来看中医的也有，但是比例不是很高（占人群的10%~20%）。因为加拿大是移民国家，所以他们也是来自世界各地。有的看一次中医就不再来了，因为他们不相信中医的理论（如阴阳五行）；有的则怕针灸、指压和整脊会给他们带来疼痛或危险；还有一部分老外以为针灸（干针）这种纯物理的作用不如水针（药针）科学。也有很多老外觉得中医比西医更有疗

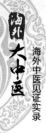

效，不但自己看中医，也介绍家人和朋友来看中医。总之，很多当地人会对中医有偏见。

七、加拿大的中医研究

由于加拿大华人中医师们的共同努力，在加拿大很多省份都有专门研究中医的研究机构，有在大学的，也有些是私立的；有研究疾病的，也有研究中医方法的；有研究中医理论的，有研究针灸的，也有研究中药的。当然有些研究机构实际上只是一个带有研究倾向的中医诊所。实际上很多中医师是以私人的方式在研究中医。

八、加拿大的中药

1. 从中国进口中药

毫无疑问，加拿大各中医诊所的中药饮片都是从中国进口的。中成药的进口也以中国大陆为主，小部分是从中国香港、中国台湾、韩国、朝鲜和日本等地进口。

2. 当地种植中药

在加拿大最常见的中药种植种类就是西洋参。

3. 加拿大的野生药材

加拿大野生药材的种类繁多，但是在法律上是不允许采挖的（蒲公英除外）。

4. 中药加工

加拿大有私立的中药加工厂（会受相应的法律约束），有的诊所也会自制一些外用中药。

5. 中药房

在加拿大有很多以售卖中药饮片和中成药的专业药店，部分中药店会有坐堂医，很少有像国内那样的中西混合的药店。理论上讲开药店要有中药药剂师，但实际上还没有实行。中药店往往还售卖一些干货（如鱼干、腊肠、花生仁等）。

6. 诊所里的中药

很多中医（针灸）诊所往往会附带一个中药柜台，并出售中药饮片和成药。

和中国比较，加拿大的中医比国内更加实用化，更加纯中医化。

九、加拿大中医的政策和展望

加拿大对中医的态度是在中西医结合基础上的纯中医行医。具体地说就是中医要符合现代科学的医药卫生要求，但是又不能够使用西医学的手段治疗。这就迫使中医师们要用中医的治疗方法治疗西医很难治愈的疾病，如此才是中医在加拿大存在的真正价值。中医在加拿大就是替代医学，替代治疗西医学都难以治愈的疾病。因此，加拿大的中医师们必须专心钻研疑难疾病，长期钻研的结果就是推动中医理论水平的提高。医疗水平高的就能存活下来，医疗水平低的很快就会被淘汰。加拿大的中医属于世界中医的一部分，当然其中有骗子，有虚假，也有庸医，不过很快就会被社会淘汰。

加拿大政府比较重视中医发展，具体表现在以下几个方面：①鼓励各省立法承认中医、针灸、中药；②奖励引进中医药和对中医药有巨大贡献的医生，最高奖励是加拿大国家勋章；③积极创办和建立中医教学机构、科研机构和临床机构；④鼓励中医药的国际文化交流。

参 考 文 献

[1] 王大有，宋宝忠. 殷地安之谜 [M]. 北京：中国时代经济出版社，2007.

[2] 王大有. 上古中华文明 [M]. 北京：中国时代经济出版社，2006.

[3] 叶雨蒙. 遥望横渡太平洋的帆影 [EB/OL]. 2001. http：//www. people. com. cn/GB/paper81/3359/430685. html.

作者简介

郭原，针灸科副主任医师。1982 年毕业于辽宁中医学院中医系。1989 年毕业于安徽中医学院中西医结合基础生理学研究生班。1999 年移居加拿大。现在加拿大阿尔伯塔省爱民顿市开办个体中医诊所——五音堂中医诊所。曾研究电脑经络诊断仪，对《黄帝内经》、经络理论、古琴音乐疗法、玉石疗法、针灸疗法和整脊疗法有较深入的研究。出版了《解密中医绝招》《解密中医穴位》等专著。

见刊时间：2015 年 11 月。

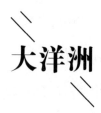

大洋洲

大洋洲中医药发展现状

一、新西兰中医药发展的现状

1. 新西兰中医师及中医药学会

新西兰全国从事中医行业的人数约 1 500 人，其中有大约 800 人为新西兰国家意外事故保险委员会（ACC）注册的针灸师。中医从业者中约 40% 是洋人针灸师或中医师，15% 为韩国及日本的针灸师或中医师。大部分从业者以自雇的形式开诊所，或同西医医生、物理治疗师合伙开诊所，少数洋人针灸师被允许在公立医院做针灸。新西兰大部分中医从业者可同时使用中药和针灸，单纯使用草药的中草药师不多。他们使用的中药主要是从中国大陆、中国台湾、中国香港、韩国、日本及东南亚其他地区进口。新西兰的中医从业者主要在中国、澳大利亚培训，其中多数人在中国接受了研究生教育，现在新西兰本地经过专业培训的中医师及针灸师不断增加。

新西兰的中医师及针灸师主要在以下 5 个学会注册：

（1）新西兰注册针灸师协会（ACNZ），1977 年成立，为 ACC 认可的针灸师注册团体。

（2）新西兰针灸标准局（NZASA），2000 年成立，为 ACC 认可的针灸师注册团体。

（3）新西兰中医药针灸学会（NZCMAS），1988 年成立。

（4）新西兰注册中医师公会（RNZTCMP），2001 年成立。

（5）新西兰针灸研究学会（NZIA）。

2. 新西兰的中医教育

（1）新西兰私立高等中医教育机构

新西兰私立教育机构必须在新西兰教育部学历评审委员会（NZQA）注册，并由 NZQA 负责监督教学管理，并能够提供 NZQA 批准的职业教育或学历教育。根据新西兰 1989 年《教育法》第 S253 条款，凡经批准的新西兰私立教育机构都是符合国家学历和标准的学校。新西兰的私立中医教育机构开设有中医及针灸本科专业。见图 1-36。

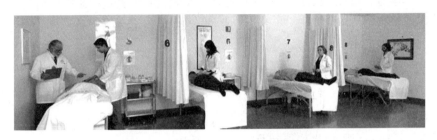

图 1-36　新西兰的私立中医教育机构

1）新西兰中医学院（NZCCM）

新西兰中医学院已在 NZQA 注册及认证，并获得新西兰高等教育委员会教育基金资助，是中国教育部涉外监管信息网认可的新西兰 15 所私立高等学校之一。学校有两个校区：总部奥克兰校区及分校霍克湾-海斯廷斯校区。使用全英语教学，可提供以下学历教育：

①健康医学学士（Bachelor of Health Science）学位，又分为中医专业（4 年制，共 480 学分）和针灸专业（3 年制，共 360 学分）。

②推拿大专文凭，2 年制，共 280 学分。

③中医养生四级证书，6 个月，共 60 学分。

④西方自然疗法七级文凭，西方按摩五级、六级文凭，以及英语四级课程。

（注：1 学分＝10 学时）

2）新西兰针灸中医学院（NZSATCM）

新西兰针灸中医学院为新西兰另外一所在 NZQA 注册的私立中医教育机构，主要提供以下学历教育：

①针灸专业学士学位，4 年制。

②中草药大专文凭（3 年制）、推拿大专文凭（2 年制）。

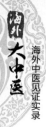

③中医学硕士学位课程（18 个月）。

（2）新西兰公立大学中的中医教育

新西兰公立大学中没有中医本科教育，仅提供针灸专业硕士学位及博士学位课程。其中奥克兰理工大学（Auckland University of Technology）可提供：①针灸专业研究生证书，60 学分；②针灸专业研究生文凭，120 学分；③针灸专业硕士学位，240 学分。

奥塔哥大学（Otago University）可提供：①物理治疗针灸专业研究生证书，60 学分；②物理治疗针灸专业研究生文凭，120 学分；③物理治疗针灸专业硕士学位，180 学分；④针灸专业博士学位，3 年制。

（3）新西兰中医立法

新西兰目前没有法律规定传统中医师、针灸师必须注册，除非是治疗 ACC 保险范围的患者。ACC 是新西兰劳工部下面的一个部门，具体执行 ACC 法，所有在新西兰的居民及旅游者如发生意外损伤都可以通过 ACC 在新西兰任何一个医疗机构得到及时免费的治疗。

1990 年，新西兰在全世界率先以意外事故保险法（Accident Compensation Act）立法的形式承认传统针灸在治疗痛症和损伤中的作用，目前认可新西兰注册针灸师协会（ACNZ）及新西兰针灸标准局（NZASA）的会员有 ACC 针灸师资格。ACC 认可的针灸师可获得政府的财政补贴，患者可免费治疗。ACC 规定注册的学历是：新西兰国家针灸七级文凭或相同级别的学历（至少 260 学分），或新西兰高等院校的一年全日制针灸专业研究生学历（至少 120 学分）。

《新西兰国家卫生从业人员管理法》（HPCA Act）是新西兰政府管理卫生从业人员注册的一部法律。在此法律下，新西兰卫生部目前共有 16 个与西医有关的医疗注册机构。2007 年，新西兰国会通过在 HPCA Act 下对针灸立法的决议，但是在 2008 年被新政府否决。2010 年，新西兰中医界提交在 HPCA Act 下的中医立法申请。2014 年 4 月，该申请被当时的卫生部部长拒绝。经过一番努力，目前的新西兰卫生部部长同意考虑中医立法，但根据现行法律不能成立新的注册机构，新西兰卫生部要求中医界同现有的医疗注册机构协商将中医包括进去（图 1-37）。

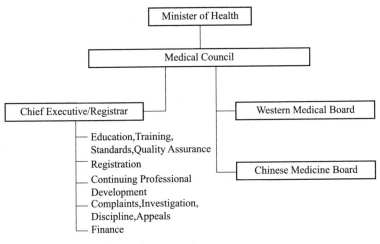

图1-37 新西兰中医立法注册机构

（4）中草药产品

新西兰对中草药产品的态度比较宽容，中草药和成药除了动物及濒危植物不能进口及使用外，其他一般都可以进口和使用。但中成药中含有西药成分的严禁使用。目前新西兰政府刚通过自然健康产品法案（The Natural Health And Supplementary Products Bill，NHSP Bill），该法案主要是通过立法厘清市场上哪些自然产品是安全的，哪些可以在市场上出售。中草药产品包括中成药都将受到此法案的影响，在此法案下的相关中药名单正在进行公众咨询中。

（5）新西兰中医科研现状

新西兰中医和针灸的科研尚在起步阶段。私立学校如新西兰中医学院的科研以传统中医为主，目前主要开展文献综述、病案分析及临床数据的收集和分析。新西兰公立大学以西医研究中医为主，如奥克兰大学药理系在开展中草药的毒性研究，奥塔哥大学医学院物理理疗系以针灸博士研究生为基础组建团队，开展针灸方面的科研。

二、澳大利亚中医药发展的现状

1. 澳大利亚的中医立法

2000年5月，澳大利亚维多利亚州通过了中医立法，承认中医师是合法的医生，而且与西医医生在法律上平等，并成立了中医管理局。2012年7月

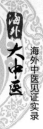

1 日，澳大利亚政府根据《健康执业者国家监管法 2010》（Health Practitioner Regulation National Law Act 2010）在全国正式实施中医立法。中医师须在澳大利亚中医注册局注册才可以行医，可注册类别分为：针灸师、中草药师、中药药剂师。

2. 澳大利亚中医师及中医药学会

澳大利亚法律规定，所有中医从业人员必须在澳大利亚中医注册局注册后方可行医，中医师注册取得医师执照后，可在澳大利亚任何地方向当地政府申请诊所开业证，手续非常简单。拥有合法身份的中医师不仅可以拥有 Doctor 的头衔，还被赋予了中医处方权。目前，澳大利亚已经有注册中医师 4 494 人，其中注册针灸师为 1 688 人；中医诊所和针灸诊所达 2 500 家。

澳大利亚境内的中医学会有数十家，其中比较重要的学会有：澳大利亚全国中医药针灸学会联合会、澳大利亚针灸中医协会、澳大利亚中医学会。

3. 澳大利亚的中医教育

澳大利亚共有 37 所公立大学，其中墨尔本皇家理工大学、西悉尼大学、悉尼科技大学均开设了本科及研究生的正规中医课程，并成立了中医药研究机构。被澳大利亚中医管理局承认学历的私立中医学院有以下 3 所。

（1）悉尼中医学院（Sydney Institute of Traditional Chinese Medicine），提供中医学学士学位（Bachelor of Traditional Chinese Medicine），4 年制。

（2）依丹佛自然卫生学院（Endeavour College of Natural Health），提供针灸方向的健康医学学士学位［Bachelor of Health Science（Acupuncture）］。

（3）南澳自然疗法学院（Southern School of Natural Therapies），提供中草药方向的健康医学学士学位［Bachelor of Health Science（Chinese Medicine）］。

作者简介

徐志峰，新西兰中医学院董事长，新西兰中医药针灸学会会长，世界中医药学会联合会主席团执行委员。

见刊时间：2016 年 7 月，《中医药导报》官方微信公众号。

针灸在澳大利亚中医诊所的应用

中医学日益受到国内外医学界的重视，针灸尤为如此[1-2]。国内学者对于针灸治疗的疾病种类进行了文献研究[3-4]，但是国外对针灸病例的分析研究为数不多[5]。

笔者通过整理统计澳大利亚一所中医门诊的初诊病例（6年共757例），归纳总结中医门诊中就诊人群的状况，使用针灸的疾病种类及患者选择针灸作为治疗手段的原因，并了解针灸在国外的使用情况，以期为国内外中医的研究提供数据支持，扩大中医针灸的临床应用范围。

一、资料与方法

1. 一般资料

澳大利亚布里斯班中医药针灸中心2009年1月1日至2014年12月31日共6个年度的门诊初诊病例，共计757例。男278例（36.72%），女479例（63.28%），男女比例为58.04∶100，差异有统计学意义（$P<0.05$）；年龄为6~88（39.72±14.76）岁。

2. 研究方法

（1）编制统计表

参照山东省中医院针灸科（门诊和病房）多年收治的病种情况，及全国高等中医药院校规划教材《针灸治疗学》[6]第9版所列病种类别，对各初诊病例的第一诊断结果进行归纳分类，按病种分为疼痛科、神经心理科、消化科、呼吸科、妇科、男科、五官科、皮肤科、骨科、内分泌科，共10科，按年度编制成《澳大利亚中医门诊2009~2014年各年度收治病种病例数目统计表》。

（2）病例纳入标准

以针灸作为主要治疗方法的初诊病例，即之前从未来该中医门诊就诊的

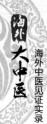

初诊患者，其病例可纳入。

（3）病例排除标准

采用中药治疗的初诊病例；中药及针灸治疗的复诊病例。

（4）统计学方法

根据患者就诊时登记的基本信息，包括性别、年龄、主诉、诊断等，采用手工统计与计算的方法，结合 Excel 表格和 SPSS 20.0 软件进行数据统计分析。

二、结果

1. 时间分布

2009 年患者 81 例，2010 年 95 例，2011 年 111 例，2012 年 124 例，2013 年 148 例，2014 年 198 例；平均每年中医诊所收治并进行针灸治疗的患者 126 例（图 1-38）。

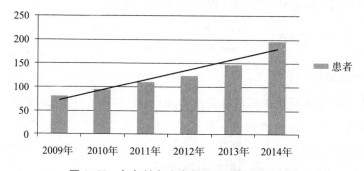

图 1-38　每年针灸患者数量及增长率分布图

注：图中纵轴代表病例数量（例），斜线代表增长趋势（%）。

2. 年龄分布

17 岁以下（包括 17 岁）患者 38 例，占 5.02%；18~39 岁患者 182 例，占 24.04%；40~59 岁患者 269 例，占 35.54%；60~74 岁患者 176 例，占 23.25%；75 岁以上患者 92 例，占 12.15%（图 1-39）。

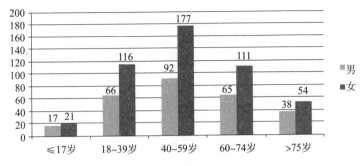

图 1-39　针灸患者年龄分布

注：纵轴代表病例数量（例）。

3. 病种科别分布

2009~2014 年中医诊所收治各科病种病例统计，6 年中各科病例数总计为疼痛科（躯体痛症）448 例，神经心理科 82 例，消化科 33 例，呼吸科 22 例，妇科 61 例，男科 9 例，五官科 34 例，皮肤科 33 例，骨科 18 例，内分泌科 17 例（图 1-40）。

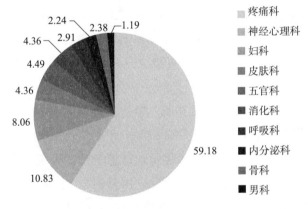

图 1-40　病种科别比例分布（%）

4. 门诊常见病种统计

将澳大利亚中医诊所的 757 例患者，按六大主要科别分类，分别对各类别所属病例数排名前三位的疾病由多到少进行排列（表 1-3）。

表1-3　门诊患者六大科别病种统计（例）

排名/科别	疼痛科	消化科	神经心理科	妇科	皮肤科	五官科
1	颈肩疾病	胃病	焦虑症	不孕症	皮疹	鼻炎
	128	21	21	25	16	17
2	腰背疾病	肠易激综合征	疲劳综合征	月经不调	痤疮	耳鸣
	121	6	18	16	10	6
3	四肢痛症	便秘	抑郁症	更年期综合征	皮肤干燥	咽炎
	91	3	17	10	5	2

三、分析

由统计结果可知，澳大利亚中医诊所6年间的针灸初诊量呈逐年上升趋势，增长态势平稳。2014年初诊量与2009年相比，增长了约1.4倍。此外，2012~2014年病例数的增长速度明显快于2009~2011年，其中2013年同比增长19.35%，2014年较前一年增长了33.78%。各年龄段中，40~59岁的患者数量最多，排名第1位，其病例数超过病例总数的1/3（占35.54%）；排名第2位的是18~39岁之间的患者（占24.04%）；60~74岁的患者位居第3位（占23.25%）。各年龄段中就诊患者数量进行χ^2检验，18~39岁与60~74岁年龄段比较，差异无统计学意义（$P>0.05$），其余各年龄段差异均有统计学意义（$P<0.05$）。

由图1-50可知，病种科别方面，疼痛科病症占病种分布的比例最多（59.18%），其次为神经心理科（10.83%）和妇科（8.06%），且每年的疼痛病症数量最多，说明躯体疼痛病症是初诊患者选择针灸治疗的主要病种。除了以上3个科别，内科（呼吸、消化、内分泌）、皮肤科、五官科及男科相关疾病，针灸均有所涉及。各科别排名前3位的疾病中，颈肩疾病、胃病、焦虑症、不孕症、皮疹、鼻炎分别为六大科别排名首位的病种，其中颈肩疾病的病例数最多（128例）。

除此之外，757例初诊病例中，104例属复合主诉、多诊断病例，占总病例数的13.74%，病种较分散、复杂。根据其诊断的主次和六大科别的归属，分为以下6个方面。

（1）躯体痛症：第一诊断多为头痛、颈肩疾病、腰背疾病，以及关节炎性疼痛、肌肉紧张、劳损等；第二诊断及兼夹症多与此类别无关联，如合并鼻炎、胃病、记忆力衰退、神经心理疾病、妇科疾病、红斑狼疮等自身免疫疾病、咳嗽等呼吸系统疾病。

（2）妇科：第一诊断为妇科疾病，如月经不调、更年期综合征、不孕症等，合并其他科别疾病，如哮喘、疲劳综合征、鼻炎、皮肤病等。

（3）神经心理科：由于此科疾病症状间有相似性，故发病时常互相影响，相兼为患，如失眠，常合并焦虑症、疲劳综合征、抑郁症等；第二诊断及兼夹症可与此科别无关联，如合并皮肤红疹、鼻炎、免疫力低下、胃肠功能紊乱、内分泌疾病、躯体痛症等。

（4）消化科：第一诊断为胃肠疾病，如腹胀腹痛、胃病、肠易激综合征，第二诊断及兼夹症为合并肌肉痛症、妇科疾病等。

（5）皮肤科：第一诊断多为皮疹，合并疾病有咳嗽、胃病等。

（6）五官科：第一诊断多为鼻炎，可合并咽炎、头身痛症、肺部感染、胃肠疾病等。

四、讨论

1. 中医诊所针灸就诊患者数量逐年上升

本研究发现，6 年间针灸初诊人数逐年上升，说明澳大利亚居民对其接受度正逐渐提高，也体现出当地针灸发展水平的提高，针灸治疗疾病得到越来越广泛的关注。

2. 女性就诊者多于男性，且以中年居多

通过分析病例可知，无论是从病例总数上，还是从各科病例数量上来看，基本上女性患者多于男性患者。这可能与女性对疾病及自身状况更加敏感，更关注自身健康状况有关[7]，或者是女性患者更愿意接受自然疗法[8]。除此之外，就诊患者人群多集中在中年阶段（40~59 岁），其次是18~39 岁和 60~74 岁这两个年龄段。中年人由于工作及生活压力大，精神紧张，作息欠规律，容易出现一系列疾病[9-10]，如躯体疼痛病症。而且，中青年人更易接受新鲜事物，比如自然疗法，这也可能是中青年患者接受针灸治疗的原因之一。

3. 疼痛类疾病是当地患者接受针灸的主要病种

在统计病例中，疼痛类别的病例数量超过了一半，所占比例高达59.18%，明显多于其他类别；对各个类别排名前 3 位的疾病比较发现，疼痛

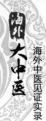

类疾病数量远超于其他相同排名的疾病，说明针灸治疗疼痛被澳大利亚居民广泛接受，排名前3位的疼痛类疾病分别是颈肩疾病、腰背疾病、四肢痛症，与其他研究者的结果类似[5]。

这可能与当地人的生活方式相关，经常出现由于运动不慎而致运动损伤，从而引起的各类痛症。当然，这也可能与现代生活方式有关，如生活节奏的加快，紧张焦虑，电脑、手机的普及应用[11]，长期久坐[12]，从而加重了颈肩腰背的负担。

4. 澳大利亚中医门诊治疗的疾病种类丰富

通过整理发现，中医门诊接诊的病种较多，范围较广，各个系统的疾病均有涉及，这与世界卫生组织（WHO）在1979年发布并推荐的针灸可治疗的43种疾病内容相类似，基本符合国内相关研究结果[13-15]。由此可见，针灸不仅对疼痛病症有效，且对多系统、多类疾病均有治疗作用，应用范围较广。

5. 针灸不仅可以治疗单一病种，也可以同时治疗多个合并疾病

针灸可以治疗单一疾病，这是大多数人普遍认同的。同时，对于复杂疾病，人们也会接受针灸治疗，说明人们越来越注意到针灸治病所体现的整体性，而非单纯的见病治病。针灸治疗疾病不是简单的辨病论治，而是结合辨证论治的思想。由于机体普遍的患病规律，特别是中老年人，常见多种疾病相兼夹，病情复杂，而针灸能同时治疗多种疾病，这充分体现了针灸的优越性，而非"头痛医头，脚痛医脚"。

五、展望

由于针灸具有方便、快速、有效的特点，且安全无毒副作用，其日益受到全球人民的青睐。虽然本研究所收集的病例仅来自于澳大利亚布里斯班中医药针灸中心，但其反映了针灸在国外的使用情况。随着国内生活的现代化，疾病种类趋向于西方发达国家。针灸作为一种安全有效的治疗方法，对其进行深入挖掘和整理，发掘其广泛的使用价值，无论对国内还是国外，均有较深远的意义。

六、致谢

感谢魏明谦教授和夏惠琴老师的悉心指导与谆谆教诲，使本研究得以顺

利完成。感谢中国国家留学基金管理委员会给予田丹枫、石建美、刘师序、王玥、许可五名学生的资助。感谢山东中医药大学国际交流处的王世军老师、刘君华老师的精心安排与大力支持。

参 考 文 献

［1］李宝杰，左政，胡雪岩，等．针灸在世界各地区发展现状评析——以五大洲 23 个国家为例［J］．世界最新医学信息文摘，2015，15（79）：187．

［2］梁繁荣，吴曦．国外针灸发展现状与展望［J］．中国针灸，2006，26（2）：79-82．

［3］张英，周舒心，张唐法，等．6 435 例针灸科住院患者病种分布情况分析［J］．中国针灸，2011，31（10）：941-944．

［4］何巍，温先荣，童元元，等．近 10 年国内针灸临床试验研究病种计量分析［J］．上海针灸杂志，2014，33（4）：375-376．

［5］何巍，童元元，荣培晶，等．国外针灸临床试验研究的病种趋势分析［J］．针刺研究，2012，37（1）：83-86．

［6］高树中，杨骏．针灸治疗学［M］．北京：中国中医药出版社，2012．

［7］Fan L，Gong J，Fu W，et al. Gender-Related Differences in Outcomes on Acupuncture and Moxibustion Treatment Among Depression Patients［J］．Journal of Alternative & Complementary Medicine，2015，21（11）：673．

［8］高延宏．性别身份差异在医生患者间对话中的构建［D］．哈尔滨：黑龙江大学，2008．

［9］许强．现代中年人亚健康状态与运动健身［J］．首都体育学院学报，2007，19（2）：123-125．

［10］赵瑞芹，韩秀霞，梁京．亚健康问题的国内外研究现状与对策［J］．国外医学情报，2005（9）：8-11．

［11］王海泉，孟迎春，孙广恭，等．中学教师使用电脑及颈椎健康状况的流行病学调查［J］．现代预防医学，2010，37（3）：403-406．

［12］李娟．上班族的九大健康问题［J］．当代劳模，2011（2）：42-55．

［13］杜元灏，肖延龄．现代针灸临床病谱的初步探讨［J］．中国针灸，2002，22（5）：347-350．

［14］熊俊，杜元灏，黎波，等．现代针灸疾病谱的发展历史与研究现状［J］．辽宁中医，2009，36（12）：2155-2157．

［15］杨明晓，赵凌，杨洁，等．国内针灸病谱研究规律的文献计量学分析及趋势展望［J］．针刺研究，2014，39（3）：247-251．

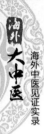

作者简介

田丹枫（昆士兰医学科学院孟席斯健康研究所/格里菲斯大学黄金海岸校区，山东中医药大学）

其他作者

石建美（昆士兰医学科学院孟席斯健康研究所/格里菲斯大学黄金海岸校区，山东中医药大学）

David A. Good（昆士兰医学科学院孟席斯健康研究所/格里菲斯大学黄金海岸校区，澳大利亚天主教大学物理治疗学院/巴尼奥校区）

刘师序（昆士兰医学科学院孟席斯健康研究所/格里菲斯大学黄金海岸校区，山东中医药大学）

王玥（昆士兰医学科学院孟席斯健康研究所/格里菲斯大学黄金海岸校区，山东中医药大学）

许可（昆士兰医学科学院孟席斯健康研究所/格里菲斯大学黄金海岸校区，山东中医药大学）

魏明谦（昆士兰医学科学院孟席斯健康研究所/格里菲斯大学黄金海岸校区，布里斯班中医药针灸中心）

夏惠琴（布里斯班中医药针灸中心）

见刊时间：2017 年 6 月。

澳大利亚中医针灸传播者的类型和现状分析

近年来，补充替代医学在西方国家越来越流行[1-2]。中医针灸作为补充替代医学的重要形式之一，在澳大利亚很受欢迎，其使用人群广泛，约有9.2%的澳大利亚人在一年内接受过针灸治疗[3]。作为第一个为中医（含针灸）立法的西方国家[4]，澳大利亚针灸的发展和传播，一直受到广泛关注。国内学者对针灸在澳大利亚的研究多集中于发展脉络[5]、针灸教育[6]、针灸立法和标准化[7]等方面；澳大利亚学者研究的重点多涉及教育[8]、管理[9]、保险[10]等，而国内外对以澳大利亚针灸传播过程为视角的文章都很少。

笔者选取传播过程的第一环节——传播者，作为研究对象，对澳大利亚针灸传播现状进行分析。传播者，又称信源，指的是传播行为的引发者，即以发出讯息的方式主动作用于他人的人，其处于传播过程的首端，对信息的内容、流量和流向以及受传者的反应起着重要的控制作用[11]。当前，在"一带一路"倡议及国家大力扶持中医药国际传播的背景下[12]，理清澳大利亚针灸传播者的类型、特点，试图对深化澳大利亚中医针灸的对外交流和合作提供可借鉴的思路。

一、早期的澳大利亚针灸传播者

针灸传入澳大利亚最早可以追溯到19世纪40年代的淘金热，一批来澳务工的华人把针灸带到澳大利亚[13]。虽然澳大利亚是文化包容的移民国家，但是初入澳大利亚的务工华人，处于社会的底层，没有能力和实力支付相对高昂的西医治疗费用，价格便宜且对治疗劳损和疼痛有疗效的中草药及针灸开始在华人圈流行起来，这时候的传播群体还主要集中于华人劳工。19世纪60年代至20世纪60年代，受澳大利亚"白澳政策"的影响，针灸发展甚为艰难，主要局限于华人内部群体。20世纪

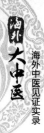

70 年代，受彻底废除"白澳政策"、中澳正式建交以及中国改革开放一系列事件的影响，一批受到中国本土正规中医针灸教育的针灸师开始涌入澳大利亚，直接推动了中医针灸在澳大利亚的传播和繁荣[4]。在 20 世纪 80 年代之前，澳大利亚本土的中医针灸教育机构和科研机构、中医针灸组织协会并未发展起来，针灸的主要传播力量还是以移居澳大利亚的华人医师和生活在澳大利亚本地的华人为主。

二、澳大利亚针灸传播者的现状

近 30 年来，在中澳交流和合作的不断深化以及澳大利亚中医相关人士的努力下，1984 年，澳大利亚全科医生提供的部分中医针灸服务能在全民医保的老年医疗保险（Medicare）中报销。澳大利亚维多利亚州于 2000 年 5 月 16 日正式通过《维多利亚州中医注册法》。2012 年，澳大利亚对全国的中医师进行注册管理。一系列有利条件，使中医针灸在澳大利亚迅速发展，其传播者迅速多样化，各类中医药学会、中医从业者、补充替代医学从业者、西医从业者、普通民众、中医针灸科研机构都成为针灸在澳大利亚传播和发展的重要力量。

1. 针灸传播者的主要类型

（1）中医药协会：针灸动态的传播者

澳大利亚针灸及中医药协会（AACMA）[14]、澳大利亚全国中医药针灸学会联合会（FCMA）[15]、澳大利亚传统医学学会（ATMS）[16]、澳大利亚自然疗法协会（ANTA）[17]、澳大利亚中医药学会（CMASA）[18]，以上都是澳大利亚有代表性的各具特色的协会组织。这些学术组织一直在采取积极的行动，架起中医师与政府、保险公司沟通的桥梁，维护中医师的利益，并为需要中医针灸服务的人提供便利。中医药学会严格的入会资格，进一步促进了中医针灸教育的繁荣。各类研讨会、学术活动、行业交流及行业期刊的发行，加强了中医从业者在行业内的沟通，加快了其知识的更新（表 1-4）。

表1-4 澳大利亚主要中医药协会比较

名称	成立时间(年)	成员组成及数量(人)	所在地区	官方杂志	主要特色	会员资格和服务
澳大利亚针灸及中医药协会（AACMA）	1973	>2200	昆士兰州	Australian Journal of acupuncture and Chinese medicine	澳大利亚最大的专业组织团体	会员必须是通过澳大利亚中医药委员会（CMBA）认定学位的有资格的中医师。定期的行业交流；专业培训、指导及相关优惠活动
澳大利亚全国中医药针灸学会联合会（FCMA）	1991	>700	维多利亚州	无	在澳大利亚全国其他州都有分会	会员须具有中医本科或本科以上学历。与40多家私人保险公司合作，为会员提供诊金回扣；定期召开学术活动
澳大利亚传统医学学会（ATMS）		中医师，未知	昆士兰州	The Journal of the Australion Traditional Medicine Society	澳大利亚最大的自然医学学会	与43家健康基金合作，为会员提供诊金回扣；提供继续教育、研讨会等机会
澳大利亚自然疗法协会（ANTA）	1955	中医师，未知		The Natural Therapists Journal	澳大利亚最大最悠久的补充替代医学学会，有自己的APP	中医师须符合CMBA认定要求，其认定中医针灸的单位比AACMA多。会员享受免商品及服务税（GST free）服务；为会员提供诊金回扣和继续教育；举办研讨会、交流会
澳大利亚中医药学会（CMASA）	1990	>1300	悉尼市	The Chinese Medicine & Health Journal	最大的华人中医药学会，成员多来自于中国内陆和港澳台地区	会员须具备大专以上正规学历。会员享受GST free服务；会员获得私人保险公司诊金回扣

　　各协会是竞争与合作的关系，一方面，他们吸纳会员存在竞争；另一方面，他们又共同联合起来，推进中医针灸的规范和发展。AACMA联合了其他学术机构，整理并总结了从2013年3月至2016年12月发表在PubMed和

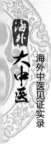

Cochrane 图书馆上的关于针灸有效性研究的证据，并于 2017 年 1 月修订出版了《针灸证据项目：比较文献研究》，其中强有力的证据证明针灸能治疗的疾病有 8 种；适度的证据证明针灸对 38 种疾病有效；微弱的证据支持使用针灸治疗的疾病有 71 种；此书让针灸界对针灸的有效性有了更深一步的了解。作为世界中医药学会联合会的一员，FCMA 一直在为中医及针灸的发展而努力，其会长林子强是维多利亚中医立法强有力的推动者。2016 年 9 月，FCMA 与 ANTA、ATMS 联合提交协议，提倡注册针灸师进行针灸治疗的费用由老年医疗保险（Medicare）支付。

（2）中医从业者和其他补充替代医学从业者：针灸技术的传播者

中医从业者包括针灸师、中医师、中药配药师，根据 2017 年在 CMBA 注册的数据显示，中医从业者总注册人数为 4 860 人，单纯针灸师注册为 1 726 人，针灸师和中药配药师联合注册为 3 人，针灸师、中医师、中药配药师联合注册为 33 人，针灸师和中医师联合注册人数为 2 178 人，其中包含针灸师的注册人数为 3 940 人[19]。在中医从业者中，针灸师处于绝对的优势地位。针灸师作为针灸的主要施行者，会借助社交媒体、付费广告、社区活动等方式来宣传针灸[20]。在澳大利亚，人们对针灸在内的补充替代医学的认识和传播主要通过亲戚、朋友和同事的口耳相传[21-22]。

为了更好地吸引回头客和提高推荐率，口耳相传的传播渠道会促使针灸师注重提高自己的专业素质和医疗水平。除了中医从业者外，理疗师、脊柱按摩师、顺势疗法师、整骨师等其他补充替代医学从业者也会在治疗中推荐以及辅助使用针灸疗法。

（3）西医工作者：针灸使用的传播者

全科医生、护士和助产士是在澳大利亚卫生保健体系中传播中医的主要补充群体。2008 年，关于澳大利亚民众对中医的态度的调查显示，中医被认为副作用小，长期疗效好[23]。

全科医生作为澳大利亚关键的医疗保健服务者，其对针灸的认识和态度会直接影响到民众的选择。有研究表明，全科医生对针灸的态度积极，认为针灸在初级护理中安全有效[24]。在澳大利亚，具备针灸执业资格的全科医生不仅能提供针灸服务，而且在老年医疗保险（Medicare）中能被报销，报销编号为 173、192、195、197、199，这促使了全科医生积极使用和传播针灸。

护士是卫生保健服务的前线群体，处在整合传统医学和补充替代医学的理想位置[25]。大部分的护士会自己使用补充替代医学，其使用效果良好的经历也会促使其推荐患者使用补充替代医学，据了解，针灸疗法位列护士推荐的补充替代医学疗法的前三位[26]。作为与患者最常接触的群体，其口头交流和对针灸的积极态度对患者使用针灸服务产生了潜移默化的影响。

近年来，针灸的研究广泛集中于妇科和产科，且在产科运用广泛[9,27]。助产士是女性生育的主要参与者，在女性生产过程中给予专业的指导，同时也是孕妇获得补充替代医学信息的主要来源[28]。Lyndall Mollart 等[29]研究指出，自己使用过针灸的助产士更易推荐在怀孕后期的孕妇使用针灸疗法。

虽然西医工作者没有接受过正规的中医针灸教育，缺乏对针灸的全面认识，但是由于民众对针灸在内的补充替代医学需求的增大，西医工作者对中医的兴趣也渐渐大增，主动了解和学习针灸，迎合民众需求，提高自己的服务，成为针灸传播的补充群体。相对于中医工作者，西医工作者对针灸的评价和推荐有助于打破民众的心理防线，打消对针灸的疑虑。

（4）普通民众：针灸口碑的传播者

普通民众不仅是传播的信源也是信宿。对民众来说，亲戚朋友口耳相传的口碑模式是他们寻求针灸治疗的主要渠道。由于文化和语言的障碍，很多中医医学资源是难以获得和难以理解的，使得人们对针灸的了解甚微。对中医针灸的不信任也使得口耳相传成为获得医学信息准确性最便捷省力的一种方式。积极的就诊经历和良好的就诊疗效已成为民众推荐针灸的直接驱动力。在澳大利亚，接受过针灸服务的人群主要是居住在城市、有私人保险、受过高等教育的女性群体，因而澳大利亚针灸的传播力量主要基于城市，郊区、农村及偏远地区的针灸传播力量相对城市而言较为薄弱。

（5）教学和科研机构：针灸知识和学术的传播者

各教学和科研机构推动了澳大利亚中医针灸教育的规范和发展，促进了澳大利亚中医针灸学术的繁荣。澳大利亚的针灸教育机构分为正规教育院校和针灸培训机构。20 世纪 60 年代，新南威尔士州出现第一所针灸学校。目前，共有 14 个院校和机构被澳大利亚官方认可[30]。被澳大利亚健康执业者管理局（AHPRA）认证的正规高等针灸教育院校有 6 所，分别是悉尼科技大学、西悉尼大学、皇家墨尔本理工大学、南方自然疗法学院、奋进自然健康学院以及悉尼中医学院[31]。这些教学和科研机构积极与中国国内的顶尖

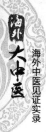
中医药大学建立合作关系，承担了澳大利亚针灸研究的主要课题，是澳大利亚针灸学术发展以及传递最新学术成果的先驱。

2. 针灸传播者的特点

经分析发现，针灸的传播者由华人为主转变为澳大利亚中医药界本土人士为主，且本土传播者呈现多样性、分散性和民间性的特点。多样性是传播者由单一的华人，成长为华人群体和本土传播群体共同发力。当前中医在澳大利亚的传播者不仅限于华人内部群体，中医相关学会、西医工作者、补充替代医学工作者、教育科研机构、普通民众也是传播力量中不可或缺的部分。分散性源于以下两个方面：其一，传播者力量比较分散。民众传播主要基于口耳相传的口碑模式，而这种模式是建立在熟悉的人际关系网中的，其影响力相对来说小而分散，不能构成一股传播的强有力的社会力量。其次，分散性体现在中医工作者和西医工作者之间缺乏中医相关的知识交流与协作。针灸在澳大利亚的发展和管理主要是以区别于政府机关的民间群体和民间力量为主的，而且他们参与针灸的发展和传播也是自愿的无政府行为。针灸近年来能在澳大利亚迅速实现立法，实现规范化和教育正规化，得益于各民间中医药界相关人士和相关团体的共同努力。

三、小结

近些年针灸在澳大利亚传播及发展的乐观态势，是在中国和澳大利亚中医界的共同努力下，使西医医疗体系下的工作人员和民众实现了态度和行为的转变。在态度上，实现了被动到主动的转变。无论是华工移民还是华人中医师涌入澳大利亚，他们都是比较被动地把中医针灸相关知识和技术带入澳大利亚，而现如今的针灸传播者，他们看到了针灸的疗效和优势，主动地吸收相关针灸知识和技术，担任针灸传播者的角色。在行动上，其本土传播人士经历了由反对者到接受者再到传播者的角色转换，接受过针灸治疗的人群很多都成功转变为针灸的传播人群。

同时，我们也应该意识到其中存在的问题。针灸在澳大利亚的本土传播者多集中于相关医疗和教育机构，缺乏新闻媒体传播者的参与，因而传播的辐射能力有限，这将会影响针灸在澳大利亚的发展和普及。澳大利亚媒体虽有对中医药相关知识的报道，且态度积极，但是中医针灸类相关报道只占

10.42%[32]，为使澳大利亚针灸迅速普及，我们呼吁各针灸传播群体，尤其是学术科研单位加强与新闻媒体工作者之间的交流和沟通，提高针灸在媒体中的话语权和权威性。各传播群体要加强相互之间的交流和沟通，中医从业者应该联合西医工作者以及中医针灸教学科研单位，强化科研领域的临床研究，加强对针灸有效病种的宣传，提高针灸疗效的普及面。

在传播者中，除了中医从业者接受过系统的中医针灸教育之外，西医从业者以及民众的中医针灸知识储备明显不足，为提高他们对针灸的理性认识，根据病种与针灸的关系开展一些特色的研讨会和讲座十分有必要。鉴于传播者具有民间性的特点，我国政府应该加强与澳大利亚政府高层间的互动和沟通，加强两国间在教育、医疗卫生领域的深入合作，争取中医在澳大利亚政府和澳大利亚医疗保障体系中获得应有的地位。中医针灸虽然已经被申请为"人类非物质文化遗产代表作名录"，但我们要清醒地认识到澳大利亚各类传播者传播的都是关于针灸外在的技术和疗效，很难触及针灸内在的文化层面和思维层面，我们国内要加强针灸的文化品牌建设和特色研究，大力输出针灸内在的中医文化，着力提高中医文化的影响力和渗透力，进而提升中华文化的软实力。

参 考 文 献

[1] Posadzki P, Watson L K, Alotaibi A, et al. Prevalence of complementary and alternative medicine（CAM）use by UK patients/consumers：A systematic review of surveys［J］. European Journal of Integrative Medicine, 2012, 4（3）：359.

[2] Thomson P, Jones J, Browne M, et al. Why people seek complementary and alternative medicine before conventional medical treatment：A population based study［J］. Complementary Therapies in Clinical Practice, 2014, 20（4）：339-346.

[3] Xue C C, Zhang A L, Lin V, et al. Complementary and alternative medicine use in Australia：a national population-based survey［J］. J Altern Complement Med, 2007, 13（6）：643-650.

[4] 林子强. 中医在澳大利亚维多利亚州的立法与发展［J］. 中国针灸, 2006, 26（7）：519-520.

[5] 陈骥、梁繁荣、LI Wei-hong, 等. 中医药在澳大利亚的发展评述：回顾、现状与展望［J］. 中国中西医结合杂志, 2017, 37（5）：607-611.

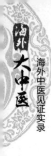

［6］潘兴芳，郭义，王卫，等．澳大利亚与中国针灸教育的比较研究［J］．天津中医药大学学报，2006，25（4）：242-243.

［7］杨毅，王子旭，郭义．大洋洲中医针灸标准化现状研究［J］．中国针灸，2013，33（4）：351-356.

［8］Janz S, Adams J. Acupuncture education standards in Australia：a critical review［J］. Aust J Acupunct Chin Med, 2011, 6（1）：3-15.

［9］Zheng Z. Acupuncture in Australia：regulation, education, practice, and research［J］. Integrative Medicine Research, 2014, 3（3）：103-110.

［10］Wardle J L, Adams J, Sibbritt D W. Acupuncture in Australian general practice：trends in reimbursed acupuncture services from 1995 to 2011［J］. Acupuncture in Medicine, 2013, 31（1）：45-50.

［11］郭庆光．传播学教程［M］．北京：中国人民大学出版社，2011.

［12］中华人民共和国国务院 2016 年颁布的《中医药发展战略规划纲要（2016—2030年）》［EB/OL］.［2016-02-26］. http：//www. gov. cn/zhengce/content/2016-02/26/content_ 5046678. htm.

［13］Loh, Morag. Victoria as a catalyst for Western and Chinese medicine［J］. Journal of the Royal Historical Society of Victoria, 1985, 56（3）：38-46.

［14］The Australian Acupuncture and Chinese Medicine Association Ltd［EB/OL］.［2017-10-25］. http：//www. acupuncture. org. au.

［15］The Federation of Chinese Medicine & Acupuncture Societies of Australia Ltd［EB/OL］.［2017-10-25］. http：//www. fcma. org. au.

［16］Australian Traditional Medicine Society Ltd［EB/OL］.［2017-10-25］. http：//www. atms. com. au.

［17］Australian Natural Therapists Association Ltd［EB/OL］.［2017-10-25］. http：//www. australiannaturaltherapistsassociation. com. au.

［18］Chinese Medicine & Acupuncture Society of Australia Ltd［EB/OL］.［2017-10-25］. http：//www. australiantcm. com.

［19］Chinese Medicine Board of Australia Registrant Data Ltd［EB/OL］.［2017-10-25］. http：//www. chinesemedicineboard. gov. au/About/Statistics. aspx.

［20］Fogarty S, Smith C A. Evaluating research information on practitioner websites describing the use of acupuncture as an adjunct to IVF［J］. European Journal of Integrative Medicine, 2016, 8（1）：21-27.

［21］Hunter D, Oates R, Gawthrop J, et al. Complementary and alternative medicine use and disclosure amongst Australian radiotherapy patients ［J］. Supportive Care in Cancer, 2014, 22（6）: 1571-1578.

［22］ Smith C A, Armour M, Betts D. Treatment of women's reproductive health conditions by Australian and New Zealand acupuncturists ［J］. Complementary Therapies in Medicine, 2014, 22（4）: 710-718.

［23］ Xue C, Lee C, Karagiannis J, et al. Public Attitudes Towards Chinese Medicine in Melbourne, Australia ［J］. Journal of Complementary and Integrative Medicine, 2005, 2（1）: 1-11.

［24］ Cohen M M, Penman S, Da Costa C. The integration of complementary therapies in Australian general practice: results of a national survey ［J］. J Altern Complement Med, 2005, 11（6）: 995-1004.

［25］ K. Fontaine, Healing Practices. Complementary & Alternative Therapies for Nursing Practice, third edition ［M］. Boston: Pearson Education Inc, 2011.

［26］ Shorofi S A, Arbon P. Complementary and alternative medicine（CAM）among Australian hospital-based nurses: knowledge, attitude, personal and professional use, reasons for use, CAM referrals, and socio-demographic predictors of CAM users ［J］. Complementary Therapies in Clinical Practice, 2017, 27（3）: 37-45.

［27］ Ajori L, Nazari L, Eliaspour D. Effects of acupuncture for initiation of labor: a double-blind randomized sham-controlled trial ［J］. Archives of Gynecology and Obstetrics, 2013, 287（5）: 887-891.

［28］ Adams J, Lui C-W, Sibbritt D, et al. Women's use of complementary and alternative medicine during pregnancy: a critical review of the literature ［J］. Birth, 2009, 36（3）: 237-245.

［29］ Mollart L, Skinner V, Adams J, et al. Midwives' personal use of complementary and alternative medicine（CAM）influences their recommendations to women experiencing a post-date pregnancy ［J］. Women and Birth, 2017, 31（1）: 44-51.

［30］ 方磊, Boya Wang. 澳大利亚中医药发展现状调查及对中医药国际化教育与传播的思考 ［J］. 中医药文化, 2016, 1（3）: 24-28.

［31］ Chinese Medicine Board of Australia ［EB/OL］. ［2017-10-26］. http://www.chinese-medicineboard.gov.au/Registration.aspx.

［32］ 周阿剑. 澳大利亚主流媒体中医药报道现状及话语倾向性研究 ［D］. 北京: 北京中医药大学, 2017.

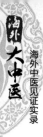

作者简介

赵娣（安徽中医药大学研究生院）

其他作者

张四红（安徽中医药大学人文与国际教育交流学院）

见刊时间：2018 年 11 月。

海外注册中医师的胜任能力特征分析

——以澳大利亚为例

近年来，随着我国综合国力的提升，中医及针灸疗法因其简便、高效、安全无毒，在国外掀起了一股"中医热"，中医执业行医在不少发达国家受到欢迎。中医药是我国国际服务贸易领域中一个独具特色的行业，目前已经传播到 183 个国家和地区，我国已与 86 个国家签订了中医的合作协议[1]。中医已先后在澳大利亚、加拿大、新加坡等 29 个国家和地区以国家和地区政府立法的形式得到承认，有 18 个国家和地区将中医药纳入医疗保险[2]。在中国之外，世界上的中医医疗（针灸）机构已达 8 万多家，从事中医行业的人员已经超过 20 万人[3]。

据澳大利亚移民统计局公布的数据，1996～2013 年，来自中国大陆的移民人口从 118 640 人增长至 427 590 人，排在全部移民国家的第 3 位。这还不包括中国港澳台地区以及常驻澳大利亚的留学生和劳工[4]。近年来，大量的华人移民使得澳大利亚中医药行业需求增加，中医药文化的外宣与推荐也更为广泛和深入。澳大利亚是世界上第一个从国家层面对中医立法的国家，2000 年 5 月 9 日，澳大利亚维多利亚州议会通过了《中医注册法案》，表明中医在维多利亚州被正式承认为一门科学，中医首次在西方国家得到法律认可，中医师有资格使用医生的头衔，被赋予处方权[5]。2001 年 5 月 26 日，澳大利亚发布了《澳大利亚传统中医教育的准则》，准则列明了自行开业的中医师应具备的最基本的知识、技能和品德，对国际化中医执业医师的胜任能力做了初步的要求。

通过研究以澳大利亚为代表的海外中医从业者的基本能力特征要素，剖析影响海外中医从业者的关键胜任能力，有助于提出相应的海外中医师人才培养目标，更好地推动中医药国际化的进程。

我们在 2015 年 8 月至 2016 年 8 月在澳大利亚实地走访调研从事中医行

业的注册中医师、针灸师、中药师的工作胜任能力，并于 2015 年 2 月 ~8 月期间，在知名问卷调查网 surveymonkey 上进行了一次面向澳大利亚本土注册中医师的调查，了解他们认为在海外从事中医行业能够胜任岗位的主要能力，包括中医哲学与文化理解能力、临床技能、沟通能力及科研能力等方面。我们共设计了 50 个条目，要求参与调查者根据自身对这些能力的重要性做出判断，对其进行 1~5 分的赋值，1 分表示最不重要，2 分表示不太重要，3 分表示一般重要，4 分表示比较重要，5 分表示最重要。随后，我们对问卷的结果进行了统计和分析，现报告如下。

一、参与者人口学数据资料

在参与者人口数据调查中，性别资料调查回收的 119 份问卷显示，有 74 份是女性从业者，占 62.8%。年龄资料调查回收的 118 份问卷显示，参与者在 35~54 岁年龄段居多，有 71 人；其次是 55~64 岁年龄段，有 26 人；而 18~24 岁有 1 人，75 岁及以上也仅有 1 人（表 1-5）。

表 1-5　参与者年龄分布情况表

年龄段（岁）	构成比（%）	实际人数
18~24	0.85	1
25~34	14.41	17
35~44	29.66	35
45~54	30.51	36
55~64	22.03	26
65~74	1.69	2
≥75	0.85	1

对中医从业年限的调查中，回收的 114 份问卷显示，从业 10~19 年的有 40 名，这部分比例最大；行医少于 10 年的有 36 名，20~29 年的有 23 人，30~39 年的有 11 人，超过 40 年的有 4 名。由此不难看出，中医药在澳大利亚尚属年轻行业，随着中医药疗效得到越来越多人的认可，中医药行业在澳大利亚仍有很大的发展空间（表 1-6）。

表1-6 参与者从业年限分布表

行医年限（年）	构成比（%）	人数
<10	31.58	36
10~19	35.09	40
20~29	20.18	23
30~39	9.65	11
≥40	3.51	4

在最高学历调查中，回收的117份问卷显示，有52名中医从业者获得的是澳大利亚本土中医学历，65名获得的是海外中医学历。其中，获得澳大利亚中医学历的人中，获得文凭或高级文凭的有9人，学士学位有17人，研究生文凭或证书的有5人，硕士学位有15人，博士学位有4人，博士学历有2人。获得海外中医资格的人中，文凭或高级文凭有13人，学士学位有31人，研究生文凭或证书的有5人，硕士学位有10人，博士学位有6人。可见，目前澳大利亚中医师大多具有本科以上学历，学历结构较好（表1-7）。

表1-7 参与者最高学历情况资料［人（%）］

学历	人数	文凭/高级文凭	学士学位	研究生文凭/证书	硕士学位	博士学位	博士学历
澳大利亚中医学历	52	9（17.31）	17（32.69）	5（9.62）	15（28.85）	4（7.69）	2（3.85）
海外中医学历	65	13（20.00）	31（47.69）	5（7.69）	10（15.38）	6（9.23）	0

澳大利亚中医进一步发展有良好的基础，其获得本土中医学历的从业者少于海外中医学历持有者的人数，这对国内高等中医药院校国际教育有重要意义。同时，对促进澳大利亚本土中医药发展有积极意义，对于中医药文化更好地融入澳大利亚的文化中也具有重要的意义。

在有否到中国接受中医培训的经历中，回收的104份问卷显示，有15人从未到中国接受有关培训，占总人数的14.42%；到中国1次的有29人，占总人数的27.88%；到中国2次的有6人，占总人数的5.77%；到中国3次的有4人，占总人数的3.85%；到中国超过3次的有50人，占总人数的48.08%。部分接受调查者表示有在中国生活1年以上，并在中国行医。在中国生活1年以上的被调查者大多是中国去澳大利亚发展的国内中医师。这说明中医作为中国文化的一部分，已逐渐获得国家的认可，因其独特的文化魅

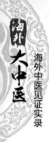

力和良好的临床疗效也吸引了更多的海外医师来华学习，这不仅有利于中医药事业在国际范围内的发展，也有效促进了中国文化的海外传播。

二、中医从业者胜任特征能力调查结果

问卷内容上从哲学与文化的理解能力、临床技能、沟通能力及科研能力四个方面入手，主要调查澳大利亚中医从业者的基本能力，以期分析澳大利亚注册中医师的胜任能力特征。

1. 中医哲学与文化理解能力

澳大利亚的中医从业者对中医哲学与文化的理解上，更关注以人为本、以仁存心以及大医精诚等医德方面的素养，在高尚的道德情操下更好地实施中医临床诊疗，弘扬和传播中医传统文化（表1-8）。

表1-8　中医哲学与文化理解能力的调查得分情况

问卷条目	参与人数	秩均值	加权平均数
践行"以仁存心"	90	638.87	4.47
践行"以人为本"	90	625.80	4.46
践行"大医精诚"	89	622.31	4.40
阅读中医经典如《难经》《伤寒论》和《金匮要略》	89	565.52	4.28
理解"道法自然"	90	554.27	4.26
解释人与自然的关系	90	549.09	4.24
阅读中医经典《黄帝内经》	90	561.76	4.22
践行"行神共养"	89	543.80	4.20
采用食疗、药膳等理念和方法	87	491.93	4.05
阅读中医经典如《神农本草经》《本草纲目》	91	453.03	3.92
理解中医医学史	91	462.31	3.90
练习太极与气功	90	394.84	3.67

2. 临床技能

在临床实践的能力调查中，参与者表示正确的中医诊断与辨证，恰当的治疗方法显得尤为重要，这两项的加权平均分达到了4.81，但解释人体病理生理、理解西医对疾病的认识和解读西医检查报告等评分却相对较低，如表1-9所示。这说明，海外中医药行业对中医特色诊疗的思路和方法要求较高，与国内相比，中医门诊诊疗与西医相对独立。而中医的两大诊疗特点之

一就是辨证论治，讲求立体性的、个性化的诊断和治疗。正确的中医诊断与辨证是中医治疗疾病的前提条件，是取得良好疗效的关键所在。这也是影响中医药能否获得海外国家承认，在海外蓬勃发展的重要因素。

表1-9　临床技能的调查得分情况

内容条目	总人数	秩均值	加权平均数
正确的中医诊断	85	1 097.48	4.81
拟定恰当的治疗方案	86	1 087.47	4.81
问诊	86	1 079.47	4.78
正确的中医辨证	86	1 070.02	4.76
处理针灸不良反应	85	1 044.41	4.74
安全有效的针刺操作	86	1 045.46	4.72
望诊	86	1 004.62	4.69
安全有效的灸法、拔罐	86	975.08	4.62
处理中药不良反应	85	981.51	4.59
切诊	86	934.08	4.55
开穴位处方	85	930.34	4.53
开中药处方	86	893.47	4.43
闻诊	86	859.06	4.42
解释人体生理	86	847.51	4.40
安全有效的推拿按摩	86	841.27	4.35
解释人体病理	86	830.42	4.35
解释人体解剖	86	783.95	4.27
配药、发药	86	763.02	4.17
理解西医对疾病的认识	86	630.86	4.00
给予患者治疗建议	86	642.34	3.94
解释西医报告	86	594.87	3.91

3. 沟通能力

参与者普遍认为与患者进行有效的沟通是海外中医师必须具备的能力，这一条目得分加权平均数高达4.77分；安慰和鼓励患者的评分也相对较高，达4.43分，如表1-10所示。这一得分超过了中医哲学与文化理解能力、科研能力的条目，说明海外中医执业者普遍重视建立和维护良好亲切的医患关系，营造亲切的就医软环境，体现中医对患者的人文关怀在海外医疗中的重

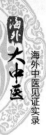

要性。中医治疗疾病注重的是与患者良好的沟通，熟悉病情，并且给予患者心理上的安慰，有助于缓解患者患病的忧虑，增加治疗上的信心，极好地助力于提升中医药的临床疗效。

表 1-10　沟通能力的调查得分情况

条目内容	总人数	秩均值	加权平均数
与患者有效沟通	83	375.05	4.77
安慰鼓励患者	84	313.30	4.43
与其他医护人员有效沟通	82	297.86	4.33
使用英语、汉语（普通话或广东话）	82	293.41	4.24
与患者家属有效沟通	82	275.05	4.22
怜悯患者	83	278.17	4.20
解释保险报销事宜	83	196.84	3.63

4. 科研能力

在科研能力的调查中，参与者在中医继续教育方面给予了极大的重视，这一条目得分最高，达 4.49 分，如表 1-11 所示。这可能与澳大利亚本土中医师每年更新注册需要提供继续教育证明有关。中医作为优秀的中国传统文化，历千年而不衰，本身就具有极大的价值，需要不断地加强学习才可以更好地应用中医，更好地诊疗疾病。中医是中国古代人民智慧的结晶，要学习好中医需要在学习中不断地发现问题、查找文献、解决问题。

表 1-11　科研能力的调查得分情况

条目内容	总人数（人）	秩均值	加权平均数
参与继续教育	81	574.77	4.49
发现临床中的问题	79	506.31	4.19
阅读文献与时俱进	80	487.57	4.09
就问题查找文献	79	441.18	3.87
参与学术会议	78	436.54	3.86
参与临床试验	79	328.54	3.24
撰写综述	79	318.22	3.22
撰写研究计划	79	294.62	3.06
发表学术或科研论文	79	287.16	3.01
参与实验研究	79	284.93	2.97

三、澳大利亚中医从业者胜任能力培养的思考

在中医药国际化进程日益加速的今天，随着海内外中医学术交流的不断加速，海外中医师发挥出传承中医技艺、传播中医文化的重要使命。

在澳大利亚中医从业者胜任特征能力的培养上，我们认为在中医哲学与文化理解能力方面，仍需加强中医经典的学习。中医是几千年来中国人民经验的积累、智慧的累积，是中国古人智慧的结晶，要了解中医的历史，要发展好中医，阅读中医经典必不可少。在临床技能方面，不仅要看到针灸，更应该要看到整个中医药体系，中医药是一个整体，针灸只是其中的一部分，在发展针灸的时候要带动中医药方面的发展，加强准确的辨证施治、恰当的处方用药等能力是日后提升海外中医从业者临床水平的方向。在沟通能力方面，与患者有效沟通是中医治疗取得好疗效的重要一环，只有患者信任中医，信任中医师，才能更好地配合医生的诊疗，取得最佳的效果，这一点也符合海外国情，应该继续重视。在科研能力方面，要坚持参加继续教育项目培训，修满要求的学分，便于更新中医师资格注册，也应善于在临床中发现问题，并积极地查找文献以解决问题，与时俱进，用新兴的科学技术来完善中医传统治疗的不足，这样也有利于在海外政府和学界质疑中医时，我们能提供更多有说服力的实证来说明中医的科学性。

四、小结

综上所述，在以澳大利亚为代表的海外国家，注册中医师在中医哲学与文化理解能力方面，要能够准确地理解中医经典古籍，拥有一定的中国传统文化理念，能够正确地践行中医的整体观，在从业中要做到以人为本、以仁存心、大医精诚，还要善于根据外部环境的改变来变换生活方式，使中医文化能够入乡随俗，更好地扎根海外并茁壮成长。在临床技能方面，要做到精准的中医诊治，运用中医四诊和辨证论治，拟定恰当的治疗方案，实行安全有效的针灸治疗，这是海外注册中医师最基本的要求。在沟通能力方面，海外中医师更加注重人文关怀，要求能有效地与患者进行沟通，建立亲切的医患关系，营造轻松的就医环境。在科研能力方面，海外注册中医师需要坚持继续教育，善于发现问题、查找文献、解决问题，在传承中创新，促进中医药文化在海外的良好传播与发展。

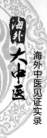
参 考 文 献

［1］王君平. 中医药"十二五"规划收官［N］. 人民日报，2016-01-15.

［2］任壮. 中医药世界联盟促中药国际化［N］. 中国中医药报，2016-05-01.

［3］王笑频. 强基础，谋共赢，推进中医药国际标准化［N］. 中国中医药报，2015-03-01.

［4］ABS. Migration Australia. ［EB/OL］. ［2013-06-30］. http：//www. border. gov. au/Re-portsandPublications/Documents/statistics/migration-trends13-14. pdf.

［5］潘兴芳，郭义，王卫，等. 澳大利亚与中国的针灸教育比较研究［J］. 天津中医药大学学报，2006，25（4）：242-243.

作者简介

陈骥（成都中医药大学）

其他作者

郭俊佳（悉尼科技大学生命科学院）

见刊时间：2017 年 7 月。

中医药在新西兰的发展现状及前景展望

新西兰曾为英属殖民地，与英国在政治经济上一直有密切的联系。1973 年，英国加入欧共体以后，与新西兰的关系日益疏远，新西兰失去了其原有的出口市场，不得不在毗邻的亚洲地区寻找新的贸易机会，开辟新的出口市场。新西兰政府于 1987 年制订了新的《移民法案》，非欧裔移民（尤其来自亚洲的）开始大量涌入，新西兰已逐渐变成一个种族多样化的国家。迄今，新西兰华人已成为新西兰第三大族裔，仅次于欧裔与毛利裔。中医药是中华民族文化的瑰宝，是中华民族几千年来智慧的结晶，在漫长的历史进程中，中医文化早已融入人们的生命、生活以及思维方式之中。随着全球经济一体化进程的加速，各个国家之间的交流与合作领域逐步扩大，国际经济贸易合作与文化交流更加频繁，人口流动频率增加，尤其是人口在不同国家的高流动性，促进了不同种族、不同地域之间文化的交流与渗透。

新西兰的主流医学是现代生物医学。中医药在新西兰属于替代医学范畴。近年来，随着世界经济、科技的发展，生物医学对抗性治疗的弊端日益凸显。海外民众越来越青睐应用天然药物与方法来增强人体的自愈能力，以人体健康为核心的自然疗法越发受到人们的关注。这一追求与自然和谐相处的价值导向，与中医药文化所主张的"天人合一""以人为本"的思想观念不谋而合。

中医药文化作为中华优秀传统文化之一，正以其独特的治疗方法与疗效魅力受到新西兰人民的关注，为当地华人及各种族人民的健康做出了巨大贡献。

一、中医药在新西兰的发展概述

新西兰华人移民最早始于 19 世纪的"淘金热"。在新西兰南岛发现的奥塔哥金矿，吸引了大批华人淘金者，在当时的地理环境、语言环境下，使用中医药治疗疾病自然而然成为华工们的首选。而中医药在新西兰医学界受到重视则在 20 世纪 70 年代，是在中医针灸受到世界卫生组织的大力提倡与推广的背景下。1972 年，一名理疗师协会会员投诉另一成员 Ray Young 擅自使用针灸治疗患者的案例，引起了西医学者们对针灸的重视[1]。自此，中医药以针灸为先导，开始在新西兰崭露头角，但由于当时社会对中医药的诸多误解，以至于中医药的发展受到限制。据新西兰当地人介绍，中医药在新西兰的崛起只是近 20 多年的事，随着华人移民人数的进一步增加，尤其是近 10 年来中医专业人才的增加，大大促进了中医药在新西兰的进一步发展。不过很遗憾的是，新西兰的主流医学是西医学，中医药在新西兰属于替代医学范畴，目前中医药在新西兰并未取得合法地位。

二、中医药在新西兰的现状分析

1. 中医药在新西兰的政府监管

2001 年 7 月，根据《2000 年新西兰公共卫生和残障法令》，新西兰政府成立了"补充与替代卫生咨询委员会"，这是一个政府顾问机构，基本职能是向新西兰卫生部提供关于补充与替代卫生保健方面的信息和建议[2]。新西兰政府虽未正式立法承认中医药，但针灸在新西兰已然获得政府的接受。新西兰政府于 1990 年将传统针灸纳入国家意外事故保险委员会（The Accident Compensation Corporation，ACC），于 2007 年正式立法将传统针灸纳入新西兰医疗卫生体系，并实行注册管理，同时也对中药进口和销售实行立法管理[3]。新西兰没有专门的机构管理中医药，政府通过授权注册的中医针灸协会对中医药针灸从业人员进行间接的监督管理[4]。

2. 新西兰的中医药行业监管

1977 年，新西兰注册针灸师学会（New Zealand Register of Acupuncturists，NZRA）成立，NZRA 一直致力于针灸在新西兰的健康发展以及为争取新西兰政府承认针灸而努力。1987 年，NZRA 制定"针灸师法"，对针灸师的注册以及资格证明等问题做了详细的规定。新西兰针灸规范验证局（New Zealand Acupuncture Standards Authority，NZASA）是基于标准的针灸注册局，旨在帮助新西兰针灸从业人员保持其职业、道德和临床能力标准[5]。以上两个学会在政府有关部门的指导下，成立了针灸师资格评估委员会和中医师资格评估委员会，负责针灸师和中医师的考评工作并制定协会标准[4]。对于申请加入协会的人员，规定其必须经过严格的考试才能成为正式会员，可以领取开业执照，但只能以中医方式治病，不可用西医方式诊断和用西药[6]。

1988年，新西兰中医药针灸学会（New Zealand Chinese Medicine and Acupuncture Society，NZCMAS）成立，其前身为新西兰中国针灸学会。NZCMAS设会员注册委员会、教育委员会、医德纪律委员会及中医药管理委员会。自NZCMAS成立以来，先后参加了新西兰政府组织的国家针灸学历标准的建立、针灸立法管理及政府对中医药管理的相关讨论和咨询[7]。

2011年6月11日，大洋洲中医药针灸学会联合会（The Oceania Federation of Chinese Medicine and Acupuncture Societies）在新西兰奥克兰市成立。该学会经世界中医药学会联合会认可并取得新西兰政府批准，由澳大利亚与新西兰两国的中医组织及院校联盟的国际性学术组织组成。该协会的成立旨在促进中医药事业在大洋洲的发展，同步澳新两国的中医管理制度，促进中医药在新西兰的立法，加强大洋洲地区中医药针灸协会之间的联络与交流。

3. 中医药在新西兰的临床现状

新西兰没有公立中医院，公立医院也没有设立中医专科，中医药诊疗基本是在私人诊所。但中医药独特的治疗方法与疗效受到当地医疗机构的广泛关注，他们也会用中医方法治疗一些西医治疗效果不佳的疾病。2006年，据对新西兰全科医生的一项调查显示，约80%的受访者会建议他的患者接受针灸治疗[8]。仅奥克兰市就有上百家各类中医诊所，中医及针灸专业人才每年为当地居民提供约36万人次的服务[9]。新西兰人民对于中医药尤其是针灸有很高的接受度，且在新西兰政府公布的国民健康报告中，高血压、心脏病等心脑血管疾病，关节炎、哮喘、情志疾病、慢性阻塞性肺疾病等高发病，均在世界卫生组织公布的针灸适应证名单内，这表明中医针灸在新西兰具有广泛的应用价值。

新西兰的中医诊所大多为移民华人所开设，他们在移民时只要学历评估合格，就可以申请行医执照，而不需像其他专业一样必须重新取得新西兰的文凭才可以从事本专业工作。但他们却不能称之为医生，而是叫针灸师、中医师、推拿师，属于辅助治疗师类。虽然针灸已被纳入新西兰国家医疗卫生体系，但针灸能获得国家医疗保险报销的病种也仅局限在意外性损伤方面[10]，且针灸师除了实施针灸以外，不能开中药处方，不能施行按摩等其他中医药治疗方法。在新西兰的大部分中医诊所都兼营中草药及中成药，部分中成药在新西兰属于保健品、食品之列，可以在诊所、药店或者超市里直接购买[11]，诸如玉屏风散、逍遥丸、六味地黄丸等中成药在新西兰就颇受欢迎，但龙胆泻肝丸、桑菊感冒片、牛黄解毒片、消渴丸等 11 种在我国很普遍的中成药却在新西兰被禁用，原因是这些药品被检测出含有致癌的有毒成分。

中医药在新西兰属于替代医学范畴，由于没有相应的法律法规的限制与规定，任何人都可以从事针灸行业，也可以开业治病，但只有在新西兰医学会注册的针灸师才能自称为开业医生，否则是不合法的，其治疗费用也不享受医疗保险。此外，这些非注册针灸师、中医师只能用中医方式诊治疾病，也不能擅自更改患者家庭医生所制定的西医治疗方案。而受过西医培训的注册医生如从事针灸医疗，则被称为医学针灸师，可以使用西医方式诊断和用西药，并可享受医疗保险[12]。

4. 新西兰的中医药教育情况

新西兰的针灸教育在 20 世纪 70 年代就已经开始，不过目前仍处于起步阶段，以散在的培训机构为主，系统的中医药教育尚未普及。新西兰的 8 所国立大学中目前有 2 所提供针灸学士以上学历及学位课程，分别是奥塔哥大学与奥克兰理工大学。新西兰的针灸教育涵盖了从基础理论到临床实践、从基础教育到进阶教育的全方位的教育体系。新西兰尚有中医学士、中医硕士、中药学、推拿学等相关教育。其中，开展中医药教育较为成功的机构是奥克兰的新西兰中医学院[13]，其前身为奥克兰自然医学院（Auckland College of Natural Medicine），2006 年与克赖斯特彻奇学院（Christchurch College）合并成为新西兰中医学院，并成功跻身新西兰一流中医院校行列。该学院的健康医学学士课程有 3 个专业：中医学专业（包括针灸、草药）、针灸推拿学专业及中草药学专业。学生通过毕业考核后，参加由 ACC 认可的针灸学会组织，即可获得 ACC 注册针灸师资格。据了解，由于该学院强调临床实践能力，许多学员在毕业前就有了稳定的患者群体，该学院还是浙江中医药大学教育合作基地。

三、中医药在新西兰发展的前景展望

1. 中医药在新西兰发展的现实基础

2016 年 12 月，国务院新闻办公室发表了《中国的中医药》白皮书，指出中医药已经传播到 183 个国家和地区，目前世界卫生组织的会员国中有 103 个认可使用针灸，29 个会员国设立了传统医学的法律法规，18 个会员国将针灸纳入医疗保险体系[14]。中医药在国际传播的过程中，从不被承认甚至抵制，到少数人、少数国家接受使用，再到越来越多的国家立法承认，中医药正以其独特的魅力赢得世界的重视和广泛关注。进入 21 世纪以来，在世界经济与社会快速发展的同时，环境污染、经济危机、资源不断消耗、医疗卫生等问题日益凸显，人们不得不对现有的价值观念进行反思，崇尚自然的观念日益受到人们的追捧，这与中医药文化所主张的"天人合一""以人为本"的思想不谋而合。更重要的是中医药学的发展顺应了西医学发展的潮流，在一定程度上弥补了西方医学的不足，这也是近年来中医药文化被更多国家与人民接受的思想基础。

与邻国澳大利亚比起来，新西兰的中医药发展尚处于初级阶段，新西兰政府还未正式立法承认中医，但中医药在新西兰已有一定的社会基础。针灸作为中医药文化传播的先导，已被新西兰政府所接受，并于 2007 年正式纳入了新西兰医疗卫生体系。中医药良好的诊疗效果，已然获得新西兰民众的信任与接受，目前有部分保险公司也愿意将中医药诊疗纳入保险范围。

2. 促进中医药在新西兰发展的战略举措

（1）两国政府牵头，加强交流合作

2015 年 12 月 22 日，中国中医科学院成立 60 周年之际，国家主席习近平与国务院总理李克强对广大中医药工作者提出了殷切希望，如："充分发挥中医药的独特优势，推进中医药现代化，推动中医药走向世界""提升中医药在世界上的影响力"[15]。在"一带一路"倡议的大环境下，中医药文化迎来了"走出去"的良好机遇。促进新西兰中医药文化的发展，最重要的还是新西兰政府对中医药的态度问题，若两国政府主管部门牵头，加快中医药在新西兰的立法管理，加强两国中医药协会组织之间的交流与合作，利用政策优势扶持中医药产业发展，以中医药产业、教育、学术交流为基本方式，

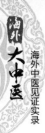

促进中医药在新西兰的标准化建设，中医药在新西兰的传播与发展有望实现新的突破。

（2）采用文化先行策略，开展中医药教育

中医药文化与中国传统文化相辅相成，只有在中国传统文化的背景下，才能更好地理解中医药诊疗的理论基础及其内涵，也只有这样，才能学好中医为人民健康事业做出贡献。在传播中医药文化的同时要以中国文化为背景，以文化先行为策略，为中医药的国际市场奠定基础[16]，在文化全球化的背景下更好地传播中医药文化。要促进中医药在新西兰的长足发展，中医药教育是必不可少的。众所周知，中西方文化差异在很大程度上限制了中医药文化的国际传播，加之中医药经典理论具有很强的中国哲学性思维，对于崇尚唯一真理论的西方人来说难以深入理解，这就需要将中医药教育与中国文化教育相结合，中医孔子学院的成功举办为中医药海外传播提供了新的模式。中医孔子学院将中医药教育和对外汉语教育相结合，利用孔子学院在语言传播方面的丰富经验和优势，可以更好地解决中医药文化传播中的语言障碍，同时增进对文化和语言的理解[16]。此外，新西兰中医药教育还可以采取与国内知名高校合作的办学方式，利用我国国内优质的中医药师资力量，为新西兰培养具有中医药基础及实践能力的中医药优秀人才，从而促进新西兰中医药的健康发展。

（3）丰富中医药传播的内容与形式

中医药学经典基于中国古汉语，虽言简意赅，但却晦涩难懂，对于没有中国文化背景的西方人来说，无异于水中捞月。因此在中医药对外传播过程中必须主动出击，针对受众的不同年龄层、不同文化背景与水平以及不同心理采取不同的措施。适时地开展中医药文化交流、中国文化节等活动，将中医药知识与人们日常生活相关联，并且以新颖独特的方式，增强受众对于中医药文化的理解与关注，加强新西兰人民对于中国文化的了解，增加他们对中医药文化的兴趣。

四、结语

中医药在新西兰的发展，从无到有，再到为当地民众所接受，是一个相当漫长的过程。尽管中医药在新西兰尚未获得合法地位，但新西兰政府并未禁止中医药的发展，甚至曾明确表示希望更多的中医专家到新西兰工作。中医药正以其独特的诊疗模式与疗效魅力获得新西兰人民的接受与认同。通过对中医药在新西兰的现状研究可以看出，中医药在新西兰拥有一定的社会基础与思想基础，尚具有强大的生命力，还有较大的上升空间，但要促进中医药在新西兰的长足发展，新西兰政府以及人民的态度则是关键。对此我们认识到只有加强对中医药行业的规范化管理，促进新西兰政府对中医药立法，加强新西兰人民对中医药的正确认识，才能使中医药这一具有独特疗效的医学更好地造福于新西兰人民。

参 考 文 献

［1］李晓楫，胡幼平．新西兰针灸业现状［J］．中国针灸，2017，37（4）：417-423．

［2］鄢良，孔丹妹，陈姝婷，等．亚太地区传统医药概述［J］．亚太传统医药，2005，1（1）：14-52．

［3］黄建银．中医药在新西兰的发展［N］．中国医药报，2015-01-27（004）．

［4］杨毅，王子旭，郭义．大洋洲中医针灸标准化现状研究［J］．中国针灸，2013，33（4）：351-356．

［5］New Zealand Acupuncture Standards Authority Inc. Application form for membership with NZASA［S/OL］．［2012-07-03］．http：//www. nzasa. org.

［6］黄建银．中医药在新西兰的发展［N］．中国医药报，2015-02-03（004）．

［7］世界针灸学会联合会．新西兰中医药针灸学会［EB/OL］．［2012-07-01］．http：//www.wfas. org. cn/member/oceania/nz/200812/1933. html.

［8］McBride. Paddy. Acupuncture practice in New Zealand［J］．World Journal of Acupuncture-Moxibustion（WJAM），2010，20（04）：65.

［9］中医药在新西兰［N］．世界报，2008-12-24（016）．

［10］黄建银．中医药在新西兰的发展［N］．中国医药报，2015-02-17（004）．

［11］黄建银．中医药在新西兰的发展［N］．中国医药报，2015-03-03（004）．

［12］王尚勇，孔丹妹．中医药在世界各国和地区的现状（上）［J］．亚太传统医药，2006，2（8）：5-23．

［13］黄建银．中医药在新西兰的发展［N］．中国医药报，2015-02-10（004）．

［14］国务院新闻办公室．中国的中医药［EB/OL］．http：//www. scio. gov. cn/ztk/dtzt/34102/35624/35633/Document/1534702/1534702. htm.

［15］习近平致信祝贺中国中医科学院成立60周年 李克强作出批示表示祝贺［J］．中国中西医结合杂志，2016，36（1）：5.

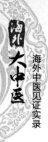

［16］董薇，郑麟，徐茵，等．跨文化传播视角下的中医药海外传播［J］．南京中医药大学学报（社会科学版），2014，15（4）：221-224.

作者简介

何　姗（成都中医药大学）

其他作者

陈　骥（成都中医药大学）

唐小云（成都中医药大学）

见刊时间：2017 年 9 月。

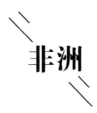

非洲

非洲中医药发展现状

非洲面积为 3 020 万平方公里，是世界第二大洲，仅次于亚洲。非洲共有 54 个国家，人口 7 亿以上。其地理气候复杂多样，有北非沙漠气候，西非热带雨林气候，东非高原与草原气候和南非地中海气候。非洲有应用传统医药的历史，很多非洲民众的医疗卫生保健依赖传统医药。自 1960 年起，中国向非洲派驻援非医疗队，成为非洲中医针灸发展的标志性事件。活跃在非洲的医疗队带去了中医针灸服务，使不少非洲人了解了中医针灸，为中医药在非洲的发展打下了基础，伴随着非洲人民对中医针灸的认知，中医针灸诊所也在非洲各国发展起来。

一、非洲的中医药管理

非洲有 54 个国家，各国的中医发展不平衡，多数国家对中医药还没有管理法规条例。南非、埃及、毛里求斯、肯尼亚等国是中医药在非洲大陆发展较好的国家，尤其南非在中医立法上走在了其他国家的前面。2000 年，南非通过法律程序确认了包括中医针灸在内的多种疗法的法律法规，组建了南非联合卫生委员会（The Allied Health Professions Council Of South Africa），包括中医针灸在内的传统疗法得以在该委员会合法注册，2004 年完成了首批中医针灸师注册，依据知识层次，分为中医师与针灸师两个层次，先后有 400 多名中医针灸从业者获得合法注册。在南非申请注册要求具备中医针灸大学本科学历，并通过南非联合卫生委员会的考试，合格后才能获得注册。注册医师可以获得医疗保险赔付，注册医师还要参加医师资格再教育，获得学分才能维持医师资格。南非的发展模式为中医药在非洲其他国家的发展提供了

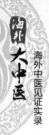
参考和借鉴。

虽然很多非洲国家的中医立法还不完善，但有些非洲国家已对中医药在本国的发展给予了相关支持。如1975年，埃及政府就以文件的形式对中医针灸的应用给予了肯定。近年来中医的国际交流与合作蓬勃发展，世界中医药学会联合会（简称世中联）与世界针灸学会联合会（简称世针联）也对非洲中医事务给予了很多关注，如埃及医生被选为世针联副主席，世中联也增选了非洲的副主席，这些举措对非洲中医法规的完善有积极的意义。

二、非洲的中医教育

2006年，南非西开普大学在非洲大陆建立了第一所包括中医专业在内的自然疗法学院，其中医学专业学制为5年，教学大纲涵盖了基础学科和临床学科，山东中医药大学向西开普大学派驻了教师，保证了教学质量，使中医药高级人才第一次在非洲大陆实现了本土化培养，对中医药融入本土医疗保健体系有深远影响。西开普大学中医学专业的毕业生很多已自己开办诊所，逐渐扩大了中医师本土化队伍，并以此为平台开启了多层次的国际学术研究与交流。

由于非洲国家经济发展不平衡，多数国家的医学教育尚未形成体系，中医教育也很落后。这些非洲国家学习中医针灸的途径主要有4种：一是由中国针灸专家在所在国进行针灸教学，通常是中国与所在国政府传统医学的合作项目。二是到中国学习。不少医生、青年学生对到中国学习针灸具有很大的兴趣，自20世纪60年代起，来华学习中医的非洲人逐年增多，总数已逾千人，几乎遍布非洲的54个国家和地区，学制从3个月到5年不等，少数人还读了研究生。三是去欧美学习，多以去西欧学习针灸为主。但这部分人学习针灸的时间长短不一，水平参差不齐，与在中国学习的学生比较，其质量差别很大。四是相关国家的医学会在当地举办针灸学习班，传授针灸。

1996年起，南非医学针灸学会开始聘请国内中医学者讲学，到2000年，已先后举办了10余期西学中进修班，300余名西医医生接受了中医培训，开始接触、学习中医的遣方用药。在培训中强调遵循中医传统理论与方法，许多接受培训的医师成为日后推动中医针灸合法化的重要力量。也有一些短期学习过针灸的医生，自己招生办短期培训班，讲些基本理论，基本无临床实践，一般为期1~3个月，但这些医生的针灸经络腧穴与刺灸知识有限，基本上不涉及辨证施治。

非洲的中医药研究与学术交流起步于中国援非医疗队与医学专家组，中国医疗队运用中医辨证论治，综合应用中药、针灸等措施开展了艾滋病、病毒性肝炎等临床研究，发表了一些学术论文。1996 年，我国与坦桑尼亚卫生部洽谈并签署了中坦合作使用中医药研究治疗艾滋病的项目。近几年随着我国"一带一路"倡议的推动，交流活动也更加频繁。2012 年与 2014 年，世界中医药学会联合会与南非西开普大学中医系、南非中医针灸学会合作举办了两届"中医药非洲论坛"，有力促进了中医药在非洲的传播。

三、非洲的中医医疗

1. 医院中的针灸门诊

至今我国援非医疗队的针灸专家仍然在非洲几十个国家的医院为大众提供针灸服务。值得称道的还有埃及政府邀请并由中国政府派出专家，在埃及金字塔医院开设了针灸专家门诊，这个专家门诊除医疗外，还承担了培训埃及针灸医学生的任务。

2. 私人中医诊所

多数国家的中医从业者以私人中医诊所的形式从事中医针灸，私人中医诊所几乎已遍布非洲各国中心城市。近 20 年来中医药在非洲发展速度加快，从业人员增加，影响有所扩大，一些国家先后成立了中医针灸行业学会。比较有代表性的包括成立于 1976 年的埃及针灸学会，还有南非中医针灸学会、南非中西医结合学会等。由于有了国家法规的保障，在南非行业学会协调下，2001 年起，中医针灸被纳入南非医疗保险体系，保障了中医针灸行业的发展，对非洲其他国家起到了示范作用。

四、非洲的中医药与市场

青蒿素等一批中药制剂在非洲疟疾流行区拯救了成千上万的生命，也为中医药赢得了声誉。许多中成药如藿香正气丸、柴胡制剂、六神丸、红花油、清凉油、风湿镇痛膏药等也在非洲广泛应用。由于多数非洲国家对于中医药贸易没有成文的法规限制，中成药进入市场相对容易。2000 年，南非政府率先在非洲启动了中药管理程序，南非药品管理委员会对南非市场上的各种草药制品进行申报登记，申报登记后才可以在市场销售。以此为契机，中国一些中医药企业和南非本土中医药企业成功在南非注册登记了中药品种，

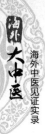
使中草药临床应用及贸易进入了法制化轨道，对非洲其他国家起到了示范作用。中药饮片需向非洲国家的农业部申请进口许可，获批准后可进入市场，而食品与保健产品不需要申请进口许可。

五、拓展非洲中医药市场的前景与建议

非洲总人口超过 12 亿，总体经济欠发达，医疗体系不健全。但非洲人有草药治疗的传统，加之非洲的发展得益于中国的经济援助与负债减免，非洲人普遍对中国人怀有感恩之情，对中国的文化也有较高的认同感，这些因素都有助于中医药在非洲的发展。笔者建议国家在援非项目中设立中医药专项，开展中国政府与非洲各国政府之间的中医药共建工程，在非洲开办或资助开办中医药学院，培养非洲本土中医师。同时也希望国内药企来非洲投资，国内医务工作者来非洲创业，为非洲人民的保健和健康做出贡献。

非洲土地广袤，应当积极在非洲国家研究和发展中药种植业，办厂加工和销售，除本地市场外，还可以出口中国，互惠互利。多数非洲人的动物保护意识较强，尤其是白人群体，很多人拒绝服用含动物成分的中药制品。大力宣传和倡导道地药材，反对和限制动物药对提高中草药在非洲的声誉有重要意义。

作者简介

张毅，世界中医药学会联合会副主席。

见刊时间：2016 年 8 月，《中医药导报》官方微信公众号。

南非中医药市场的发展概况

南非位于非洲大陆最南端，属于金砖五国成员之一，与中国关系良好。曾是英国的殖民地，经济发达，人均 GDP 约 6 600 美元，主要支柱产业包括矿产（黄金、铂金、钻石、煤炭等）、农业资源（玉米、水果、红酒等）和旅游业。南非总人口约 5 300 万，其中黑人占 80%，白人占 10%，印度人及杂色人等占 9%，华人约 50 万人，占 1%。

南非最早涉足中医药领域的是老一代华侨，他们主要在约翰内斯堡的唐人街（19 世纪初形成）商铺经营，规模较小。2000 年前后，大量新移民的进入为南非中医药市场带来新的活力，使得中医药步入了快速的发展期。

一、南非中医药发展现状

长期以来，中医诊疗服务没有在南非正式立法，属于灰色行业。2001 年 2 月 11 日，南非政府通过了《联合健康法》，对包括中医针灸在内的 10 种非西医治疗服务立法，确立了其合法地位。由联合健康总署对南非的中医师和针灸师进行了预注册，并发放临时执照，又在 2004 年进行了正式注册，并发放永久执照。依据知识层次和行医范围，分为注册中医师（Doctor）与针灸师（Acupuncturist），中医师可同时拥有中医师执照和针灸师执照。目前南非共 300 多位中医针灸从业者获得合法注册资格，中医师和针灸师均可在卫生系统取得行医号码，提供的诊疗服务可接受医疗保险。目前南非有 100 多家中医诊所，主要集中在约翰内斯堡、比列托利亚、开普敦、德班等大城市，且规模都比较小，一般为 1~2 名中医师组成的家庭诊所。也有一部分中医师和针灸师在健康中心租用办公室行医，目前还没出现有真正的中医院。

随着针灸和中医药在南非民众中的广泛应用，越来越多的南非当地人希望接受中医治疗。根据南非茨瓦尼理工大学的调查，90%的南非人相信中医药产品和中医治疗服务。

中药饮片在南非属于农产品范畴，只要提前向农业部或联合健康总署提出申请，均可顺利进口并销售。中成药在南非归为补充治疗药品（comple-mentary medicine）类别，由南非国家卫生部的药管局管理。从 2002 年开始，南非卫生部要求市场上的中药类产品必须进行备案登记，方可允许进口和销售，但管理较为宽松，使得一些非正规的产品也能进入正规渠道销售。中成药可以申请到南非国家药品代码，可以从医疗保险公司报销。中药产品在这个时期有了蓬勃的发展，出现了 10 余家专业的中药产品进口公司，20 余家中药店和 100 多家中医诊所，还有 5 家从事直销业务的中药保健品销售公司，同时也有很多华人食品超市和贸易公司少量进口中药类产品。从当地市场看，感冒类、心血管类、补益类、妇科类、皮肤科类、风湿类和疼痛类的产品较受欢迎，剂型以颗粒剂、口服液、丸剂、片剂、胶囊、外用贴膏和搽剂较受欢迎。

2014 年，南非逐步实施了新的药品管理法，规范了药品包装的文字说明，说明书必须有两种南非官方语言，对包括中成药在内的补充医疗类药品进行规范，并设置了更严格的注册条件。以前注册登记的中药产品需重新注册，否则将不允许进口和销售。对生产企业、进口商和经销商进行了规范管理，抗病毒类、降血糖类、心血管类、抗癌类、减肥类、壮阳类产品必须在 2015 年 11 月完成注册，免疫类、健身类、维生素类的产品必须在 2016 年 5 月完成注册，其他类别的产品必须在 2019 年 11 月完成注册，否则不允许进口和销售。

二、南非中医药教育和科研发展现状

南非的中医药从业人员主要为来自中国大陆和中国台湾的华人和部分本地其他医疗行业的医师，其中一部分从业人员是从中国的中医药院校毕业的；另一部分从业人员是曾在中国或欧美中医学校接受短期培训的。南非对中医立法后，为了使从业人员达到注册要求，当地中医师协会曾举行过几次培训班。根据南非卫生管理法，注册中医师和针灸师在行医期间，必须接受继续教育，每两年须取得 40 学分。为了使中医师和针灸师达到这一要求，南非中医针灸协会（SAACMA）会定期举办培训课程。

2003 年，南非西开普大学（UWC）成立了中医系，目前是南非及非洲唯一一所由国家设立的全日制中医教学机构。该机构招收全日制学生，中医课程参照国内中医院校的课程和教学大纲设置，学生经过 5 年的专业学习，通过中医及西医课程考试，获得科学学士学位，并获得中医学士学位（双学士）。目前中医专业学生分 5 个年级，学生来自南非、安哥拉、博茨瓦纳、肯尼亚、埃塞俄比亚等非洲国家。

南非的中医药科研起步较晚。长期以来，媒体报道的信息比较片面，主要是来自部分华人描述，没有学术文献可供查阅。近年来随着中医药市场和教育的发展，有关南非中医药的科研报告逐渐出现。南非茨瓦尼科技大学（TUT）曾在 2010 年做了关于南非中医药消费行为的研究。西开普大学也进行了中医专业领域的研究，如针灸治疗冰毒、海洛因、大麻戒断综合征的临床实验和基础研究，社区医疗的人口分布及疾病谱系调查回顾性研究，南非本土草药中医性味归经功效主治的临床研究等。

三、中药发展面临的机会和挑战

南非的传统医药使用历史较早，人们对传统疗法比较信任。目前南非有 20 万传统医生在使用草药为患者治病，有 60% 的民众在使用传统药物治疗疾病，他们有自己的用药特色。但由于南非长期的种族隔离政策，传统医疗主要存在于黑人社区，发展比较落后，没有形成理论体系，没有专业学校，行医过程常带有巫术表演。南非的草药产品加工也比较粗糙，大多数产品是液体剂型，疗效也不确切。同样作为传统医疗的中医药，有着成熟的理论体系和疗效确切的产品，使得南非民众很容易接受中医药产品和服务，但由于专业人才不多，而且主要集中在约翰内斯堡、比列托利亚、开普敦、德班等大城市，很多地方缺少中医药服务和产品，其市场需求很大。

经过近 10 年的快速发展，南非中医药行业已经有了稳定的消费人群，这将给正规运作的公司带来更多的市场机会。虽然南非本地人对中药产品比较信任，但绝大多数人不了解中药品牌，预计未来 3 年至 5 年将是南非中药产品的市场调整期。这期间将出现一批高质量的产品和知名品牌，有了好产品和好品牌做基础，中药产业将会迎来一个稳定的快速发展期。

虽然南非中医药发展迅速，但起步较晚，相关法律不健全，行业内鱼龙混杂，有一部分非专业人士进入中医药领域和一些非正规产品进入市场。

南非的中医药人才短缺，从业人数不多，早期注册时，门槛较低，部分从业人员学历水平偏低，南非也没有官方或学术机构开办中医针灸培训班，目前仅有南非中医针灸协会（SAACMA）举行培训课程。早期注册的华人中医师的英语水平普遍不高，不仅限制了中医药文化的传播，而且很多中医师因看不懂医疗法案，行医时不能做到完全合规经营。

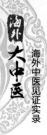
南非政府管理不够规范，一些负责管理中医药行业的官员不懂中医药，不能及时发现行业问题。

南非的社会治安较差，抢劫案件时常发生。因南非的中医诊所规模都比较小，大部分是在家经营，安全隐患较大，曾有中医诊所被武装抢劫的案件发生，导致了一部分中医人才离开南非。

四、结语

作为一个行业，南非中医药的发展离不开中医药同仁们的共同努力，也离不开中华文化的传播。南非中医药从业人员少，力量也相对较弱，还需要来自外部的支持。中国政府对中医药的立法，对海外中医药界人士是一个巨大的鼓舞。随着中国政府对中医药扶持政策的逐步实施，在南非中医药界同仁的共同努力下，南非中医药行业必将迎来光明的未来。

作者简介

罗振山，南非注册中医师和针灸师。2003年毕业于北京中医药大学，曾在世界中医药学会联合会筹备处工作。于2003年9月赴南非从事中医药市场推广和研究工作，先后创办了八家中药店和中医诊所。现为南非中医药公司（SACM）总经理，南非中医针灸协会（SAACMA）执行委员，南非-中国商会副会长，海外华人中医药群执行群主。

其他作者

马学盛，南非西开普大学中医教研室主任。

见刊时间：2016年12月，《中医药导报》官方微信公众号。

亚洲

中医药在马来西亚的发展状况及其建议

中医学是我国古代哲学、民族文化、传统科技、医疗实践和物质文明的产物，有独特完整的理论和临床体系，有数千年的实践经验和极为丰富的天然资源，其安全、稳定、平衡、持久的效用在世界医学史上一直散发着独特的魅力。我国与诸多国家地缘接近、文化相似，拥有医药卫生合作的悠久历史和现实基础。随着中国与马来西亚双边贸易的发展，华人移居马来西亚趋于规模化，双方文化交流更加频繁，有着华人文化印记的中医药文化漂洋过海，逐渐在马来西亚扎根发展。

一、马来西亚中医药发展的现状

1. 民间中医药组织

中医药传入马来西亚虽然自 14 世纪便有史籍可考，但中医药在马来西亚有组织机构却是在 19 世纪 20 年代才出现，其成立宗旨或为将中医药发扬光大，或为捍卫中医药界的权益。最早的中医药组织是麻坡中医研究所（1924 年）、雪兰莪杏林别墅（1925 年）、霹雳药材行（1925 年）及槟城中医联合会（1928 年）[1]。

随后成立的中医药组织一度超过 40 个，分布在马来西亚各州，各自发展。目前经马来西亚卫生部承认的组织机构分别为马来西亚华人医药总会、马来西亚中医师公会及马来西亚中医师暨针灸联合总会。马来西亚的中医师要想取得执业资格，需要成为任意一家组织机构的会员，并经马来西亚中医师公会在马来西亚卫生部注册。在发扬中医药方面，马来西亚的中医药组织

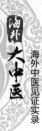

机构始终扮演着主导力量，也是推动中医药向前发展的原动力。换言之，这些组织机构领导马来西亚中医药的发展，如开办中医医院、中医学院、中医研究院，以及开展各种中医药的学术活动（图1-41）。

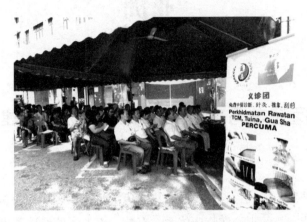

图1-41　马来西亚华人医药总会中医义诊保健日

2. 中医教育

教育是传承文化最有效的方式，中医教育对于中医药文化传承的意义也是如此。只有推广和保持中医教育，中医药文化才能不断延续，不断向前发展。如果没有了教育的传承，没有后续的中医药人才继承前辈们的衣钵，那么中医药文化长河将会逐渐干涸，直至断流。

马来西亚中医药教育的发展呈阶段性特征。早期（1955年前）因袭中国医学教育传统，重视家传、师承或私塾名医，多有较好的中医基础理论，而知识面往往较窄。中期（20世纪50年代到20世纪80年代中期）开始开办一些中医学院、针灸学院，但因生源与经费不足、教学体系尚未形成等因素导致无定期招生或停办，30多年来全部毕业生不足千人，这当然与当时中医药尚无合法地位、从业人员总体素质不高等背景有关。1980年以后，马来西亚与中国的中医药院校联合办学，成绩显著，教学质量不断提高，也促进了在职教育，比如来中国进修学习，请专家讲学或开办短期培训班，学术交流也已启动。此外，21世纪以来，随着在马来西亚传统中医药法的酝酿和通过在即，马来西亚当地私立高等院校纷纷建立受政府承认的中医药专业体系，培养专门的中医药人才。目前共有马来西亚国际医药大学、马来西亚英迪大学、南方大学学院、拉曼大学等7家大专院校成立或筹建了中医药高等教育专业[2]（图1-42）。这些中医药院校不仅是马来西亚培养本土中医药人才的摇篮，也是马来西亚中医药研究的排头兵。很多优秀的中医药人才从这里走出去，推动着马来西亚中医药文化的传播和传承，使更多的马来西亚民众享受优质的中医医疗，也是弘扬和继承中医药文化的现实途径和有效办法。由马来西亚政府认可的传统医药高等教育筹办开始于2009年，在此之前，多为民办方式。马来西亚华人医药总会将整合现有的8所院校，成立一所中医药大学，以推动传统中医药学术教育的发展。

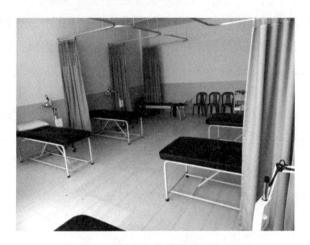

图1-42　南方大学学院中医治疗室

3. 中医药管理

目前马来西亚政府对中医药并不实行单一的管理。政府已经以法律形式明确"医""药"分成两大块来管理。从事中药材经营的人员受马来西亚药品管理局（Drug Control Authority）管理；从事中医行业的水准和门槛也以法律形式予以承认和拔高；对于医务人员，政府已经立法管制现代医药从业员（包括医生与药剂师），传统医药执业者不在管制范围。长期以来，政府对中医药行业采取听之任之的态度，未出台相应的管理法规。虽然中医药普及，但执业者的水平却参差不齐，一些江湖骗子于中生事，钻漏洞，大发黑心财，严重影响了民众对于中医药的信赖度，给中医药的名誉造成了极大的损害。直到1996年，马来西亚卫生部决定着手管制国内传统医药，医药属于专门性行业，所有诊所与药店，必须由该相关行业之行业总会及马来西亚卫生部认可的"合格"人士管理。因此，传统药店与诊所，也必须由拥有合格证书的专业人士管理。1998年，马来西亚成立了传统医学促进会，以协助马

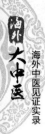
来西亚卫生部制定传统医药在医疗、教育、产品和科研等方面的政策和管制法规。马来西亚卫生部于 2000 年委任马来西亚华人医药总会进行全国"中医师/中药师注册"工作，以规范中医药。2001 年，马来西亚发布传统与辅助医药的政策法规；2004 年正式成立"传统与辅助管理局"。

4. 中医药与医疗保险

一直以来，中医、针灸与其他传统医学的诊疗费用不在马来西亚医疗保险范畴之内，要求患者自费，这使中医业服务对象受限，病种也趋于慢性病、终末期疾病。前几年，马来西亚国内就有人呼吁将中医、针灸纳入医疗保险，引起了上层管理人员的重视。而且中医药的使用的确提高了马来西亚国内的医疗服务水平，深得马来西亚各阶层人士的支持。不过遗憾的是，直到今天，马来西亚的中医药也未被正式纳入医疗保险体系。不过可以预见的是，随着马来西亚政府对中医药文化的重视和支持，以及中医药文化在马来西亚不断得到认可和发展，中医药加入马来西亚医疗保险体系的那天终将会到来。

二、中医药文化在马来西亚传播的优势

1. 历史久远，往来密切

公元前 1 世纪至公元 2 世纪，中马两国已有贸易往来和文化交流，东汉班固所著的《汉书·地理志》记载了中国僧人、商船经马来半岛去印度的史实。汉朝时期，中国和东南亚的贸易活动中，已经出现中药的贸易。至 7 世纪，唐朝已有华人移居马来。南宋方腊起义将士、宋江的部属也泛海南徙，到达马来、泰国等地。1260 年，元朝忽必烈远征婆罗洲（加里曼丹岛，包括东马），曾留下不少军卒。15 世纪，明朝郑和七下西洋，五至马六甲，时称满剌加（Malacca），带去不少中药材与中成药，主要是茶叶、生姜、肉桂、大黄、茯苓等，留下医生、匠人，如著名中医师匡愚，名载史册，至今为人传颂。那时的马来西亚由满剌加王国统治，与明朝交好，进贡朝拜、商务往来、文化交流都很频繁，马来西亚的豆蔻、胡椒、沉香、丁香等药物输入中国。15 世纪以后，当地华人移民大量增加，有资料显示，截至 1941 年，马来西亚的华人总数为 2 418 615 人，占当地总居民的 44%，雪兰莪（Selangor）、霹雳（吡力，Perak）等地华人占当地一半以上。他们的医疗保健世代依靠中医药，尤其是劳作在吉保山区的采矿工人和种植园的劳工，更

是倚赖中药、针灸来治病保健，繁衍生息。近代历史发展中，随着中国沿海移民的增加，中国的中医和中药开始在马来西亚流传，得到当地华人及各族人民的欢迎，逐渐发展成今天的面貌。

2. 气候湿热，草药丰富

马来西亚处于潮湿的热带地区，四季如夏，用中草药保健甚为普遍，以清暑胜湿，解毒辟秽。且马来西亚多丘陵山区，为云贵高原横断山的余脉，海拔 2 000 米以上，又三面临海，四季多雨，故森林植被面积广阔，拥有丰富的中草药资源，因此也为当地中医药的发展奠定了一定的基础。马来西亚的草药市场预计将以每年 10%～15% 的速度成长，发展潜力巨大。马来西亚 2005 年草药产品的市场价值估计已达 45 亿令吉（马来西亚林吉特）。马来西亚的动植物种类繁多，在亚洲排名第 4 位，全球排名第 12 位，而马来西亚森林孕育了 5.2 万种具有商业价值的野生草药，为马来西亚成为草药出口国奠定了基础。

3. 地缘相近，人缘相亲

中国与马来西亚共处亚洲，倚靠山水自古相连，双方自汉代以来就通过多种途径进行着传统药物、医疗理论和技术的相互补充和借鉴，丰富了各自的传统医药水平。进入近现代以后，中马传统医药的交流与合作越加紧密，因此，中国与马来西亚一直存在着传统医药交流的区位优势和历史传统。由于种种原因，马来西亚现代医疗体系与人民群众的要求有较大差距，加之华人占总人口数的 1/3，这就为中医药在马来西亚的发展提供了客观基础。

三、推动中医药在马来西亚的发展建议

1. 完善知识结构和提高中医从业人员的临床水平

充足的人才和完善的人才结构是一门学科生存和发展的关键与基础，而目前马来西亚的中医师、针灸师未能与西医师获得同等的地位，马来西亚本土培养出来的临床人员中，其知识结构简单，临床水平低下的情况十分普遍。因此，要使中医被更多的马来西亚民众所接受，中医临床能得到继续发展，中医师、针灸师应当努力提高自己的教育水平，完善知识结构，提高临床能力，提升自身地位。

在马来西亚，华人占总人口数的 1/3，其医疗保健世代主要靠传统的中医药，中医药的传承就以一种世代相传的方式在异域保存下来，马来西亚全

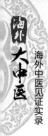
国的华人都能使用普通话。在如此好的语言环境下开办中医教育确有得天独厚的条件[3]。可以在目前中医教育的基础上，进一步与当地的大学或学院联合办学，先在当地上 2~3 年的基础课程，再到中国上 1~2 年的临床课程及实践课程，使学生毕业后达到大学本科水平；也可以对在职中医药人员的进行培训，系统学习一些中医、西医知识。

2. 大力培养马来西亚中医药的后继人才

马来西亚政府已经通过了《传统与辅助医药法令》，保障了中医师的合法地位。马来西亚国际医药大学、拉曼大学、马来西亚英迪大学、林肯大学学院、马来西亚中医学院、马六甲中医学院等 8 所学校开设有中医本科专业，讲授 5 年制的中西医课程，包括 20 多门课程，如中医基础理论、中医诊断学、中药学、方剂学等，每年为当地培养了数百位中医师。尽管如此，随着马来西亚华人华侨和民众对中医的需求逐年走高，当地的中医人才仍然处于紧缺状态。马来西亚中医师暨针灸联合总会（医总）秘书长黄保民表示："各国中医师来到中国继续接受教育，不断学习提高，多一些海外中医师研修班课程，也是至关重要的"。

3. 重视中药及中成药的进出口和市场动态

中药及中成药在马来西亚的前景广阔。目前各中药店及诊所销售的中药、中成药有 60%~70% 来自转口贸易，中国香港是中药、中成药最大的转口贸易基地[4]。由于中国的中成药商标未取得国际公认，不受法律保护，加上印刷包装工艺粗糙，容易仿制，连同仁堂的乌鸡白凤丸也有假冒伪劣产品。而中国厂家对出口的产品缺乏市场追踪调查，对市场销路如何、是否有假冒产品根本不予关心，这样下去，由于质量不高、疗效不佳，必然影响中医药的信誉，损害国家利益。所以建议我国的厂家或相关出口中成药的单位注意了解市场动态，对于假冒产品，除了采取法律手段予以打击，确保中国出口真正质量过硬的中医药产品。另外，中药材的品质保证及包装也有待改善。

2002 年，北京同仁堂与马来西亚海鸥集团签订合作意向书，在马来西亚共同投资 1 000 万美元，开办北京同仁堂（马来西亚）中医养生保健中心（图 1-43）。该养生保健中心传承同仁堂海外药店的传统"名医-名药-名店"的模式。通过派遣经验丰富的名老中医在海外药店坐堂问诊，提高了其药店的知名度，增强了海外各族群对中医药的认同。博大精深的中医药文化加上北京同仁堂产品的可靠性，使得老字号"同仁堂"在马来西亚站稳了脚跟。北京同仁堂于 2004 年 5 月在马来西亚槟城开设第二家分店，2015 年又开设第三家分店，北京同仁堂在马来西亚受到了热烈欢迎。未来 5 年中，北京同仁堂计划在马来西亚各地增设更多分店，其中包括马来西亚中部彭亨州首府关丹以及马来西亚东部沙巴州。

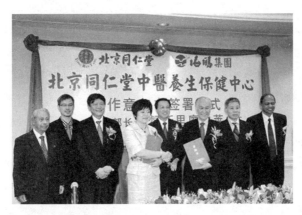

图 1-43　马来西亚卫生部部长廖中莱出席北京同仁堂与马来西亚海鸥集团签约仪式

4. 争取中医立法和纳入医疗保险覆盖范围

目前，马来西亚的医疗保险总体上仍然没有将中医、针灸纳入其中。中医、针灸要想在马来西亚巩固地位，除了取得大众的信任之外，最重要的是被纳入主流健康保险。而争取马来西亚政府对中医、针灸立法，并进入保险领域，取得民众的信任是关键。因此，中医、针灸界人士应借助"一带一路"倡议的大好机遇，多方面努力，使中医药文化在马来西亚不断得到认可和发展，这样中医师、针灸师才会真正融入马来西亚主流社会中。

四、小结

华人华侨移居到哪里，中华文化也就扎根到哪里。习近平总书记提出"一带一路"倡议，融通古今，连接中外，承载着丝绸之路沿途国家发展繁荣的梦想，也为中医药文化传播指明了方向。马来西亚的中医药发展虽然经历了漫长而曲折的过程，但正逐渐走向制度化、规范化。马来西亚的中医药市场前景可观，在马来西亚发展中医药事业大有可为。

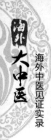

参 考 文 献

[1] 鲍燕，胡彩萍．马来西亚中医药发展概况［J］．世界中西医结合杂志，2012，7 (12)：1082-1083.

[2] 高睿，张杰．马来西亚中医药现状及中医药教育概况［J］．中外医疗，2011，14 (25)：192.

[3] 郑志锋．马来西亚华人文化与中医药文化传承［J］．福建中医学院学报，2007，1 (3)：56-59.

[4] 林江．中国-东盟传统医药交流合作的历史、现状与发展对策研究［M］．南宁：广西人民出版社，2012.

作者简介
胡以仁（湖南中医药大学）

其他作者
黄保民（马来西亚中医师暨针灸联合总会）
丁　颖（湖南中医药大学）
严暄暄（湖南中医药大学）
陈　元（湖南中医药大学）
何清湖（湖南中医药大学）
见刊时间：2016 年 10 月。

中医学在日本的传承与发展

日本的传统医学多称为汉方（医学）或东洋医学，以中医学为基础，传承、应用发展至今。在历史上，中日两国交流密切时期，中医学传入日本；中日两国交流疏远或日本采取锁国政策时期，汉方医学独自发展。1973 年，中日邦交正常化为中日中医学的交流提供了理想的环境，也是中医学国际交流的黄金时期。

一、中医学在日本的传播

中国的医药文化何时传入日本，没有明确的历史文献记载。公元前 3 世纪的日本弥生文化时期，受当时中国水稻、青铜器为特征的文明影响，推测此时来日本的归化人开始把中国的中医药文化传播到日本。

中国的文明主要经由朝鲜半岛传入日本。5 世纪，日本邀请新罗（朝鲜东部）的金武医师为天皇诊疗。大和朝廷邀请百济（朝鲜南部）的德来医师来日本，为后世的医家名门"难波药师"的祖先。6 世纪，日本与朝鲜的交往密切，中国汉代至六朝时期的中医学由朝鲜传入日本。513 年，百济的五经博士及有关医药、历法专家来到日本。562 年，智聪携带中医学典籍 164 卷来到日本。663 年，百济灭亡后，多数的百济人逃亡、归化日本，间接传播了中医药的文化[1]。

1. 隋唐时期

607 年，日本圣德太子派遣使节赴隋，开始了中日间的正式交流。隋朝灭亡后，在唐代（618—907），日本大和朝廷关于国家制度、文化等均通过遣唐使传承了中国的制度与文化，包括医疗制度及中医药理论与临床。直到 630 年，唐末出现动乱为止，遣唐使的往来，把大量的中国国家法典、佛教经典及医药典籍带回了日本。

日本的国家体制也模仿唐朝，建立了中央集权体制的律令制。701 年，

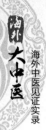

日本制定了大宝律令，确认了日本的国家体系。虽然大宝律令未能保留下来，其后修正的养老律令（757年实施）大部分已被复原。其中关于医疗制度的医疾令，也综合多方资料被复原。

根据上述典籍，当时的日本医疗体制，中务省设置内药司，宫内省设置典药寮，在典药寮中设置医博士、针博士、按摩博士、药园师等职务。医学教育，在典药寮的大学中进行。医学教科书也以唐令为准，指定使用由遣唐使带回的医学典籍。规定医生必修《针灸甲乙经》《脉经》《本草经集注》《小品方》，针生必修《素问》《黄帝针经》《脉诀》《流注图》《赤乌神针经》等。这些医学典籍可以认定都是7世纪由中国传入日本的，成为医生、针生的必读典籍。考试方式、合格标准都有明确规定[2]。在日本宫廷内，以实现中国的医疗体制为理想目标。

中国的鉴真大师，从743年开始，六次东渡日本。鉴真大师精通医药，在传播佛教的同时，也把中国当时最新的中医药传播到日本。当时，从中国进口的药物保藏于奈良东大寺的正仓院。在贡奉品目录《东大寺献物帐》的1卷《种种药帐》中，记录了60种中草药的名称和数量。如麝香、犀角、朴硝、荜茇、禹余粮、龙骨、赤石脂、槟榔、巴豆、厚朴、远志、桂心、人参、大黄、甘草、紫雪等。其中约有40种1250年以前的中草药实物，正仓院完好保存至今，十分珍贵。

日本遣唐使带回了中国的政治经济文化、佛教经典及大量的医书典籍。9世纪末，日本天皇命令编纂的《日本国见在书目录》中，有方药166部，医书1309卷[3]。

9世纪，日本开始自己编纂医书。出云广贞等编纂了《大同类聚方》100卷，出云广贞的儿子菅原岑嗣编纂了《金兰方》50卷。出云广贞撰写了《难经》注释、《难经开委》。918年，深根辅仁编纂的《本草和名》是日本最早的本草辞典，书中记载了1025种药物的中国名称及其别称、和名，目的是促进中草药在日本国内的采集和使用。

984年，归化人的子孙，医博士、针博士丹波康赖献给宫廷的《医心方》是日本现存最早的医书经典，其是一部引用中国的医书典籍，精选编纂的综合性医书。其引用的中国医书典籍多达数百种，实为中国汉、六朝、隋、唐医书的集大成之作。有学者认为该书引用文献的大部分在中国已经佚失，是研究唐以前中医药学的珍贵文献。1860年，正值江户时代，《医心方》由丹波氏的后裔、幕府医官多纪氏付梓刊行，在问世1 000多年后

（1984），被日本指定为国宝[4]。

2. 宋代

从唐朝灭亡后的动乱时代到宋初，日本与中国交流逐渐减少，中医药学也鲜有传入，导致日本汉方医学停滞不前。

10~13 世纪，日本平安时代中期至镰仓时代中期，日宋贸易复苏，民间交往活跃，大量宋代货币流入日本，形成了货币经济交往方式。从宋朝输入货币、香料、药品、陶瓷、纺织物、绘画及书籍，从日本输出金、银、硫黄、水银、珍珠、刀剑、漆器等工艺品。僧侣也频繁往来，传播了儒学及中医药学等文化。

宋朝（960—1279）崇尚文化，完善了科举制度，奖励治学，医疗制度充实，中医药学的发展迎来了新阶段。中医药学学术发展的主要原因之一是印刷术的出现，使出版业取得飞跃进步。印刷书籍的大量流通，促进了中医药学的广泛普及。由宋代朝廷官方主导、编纂的《开宝本草》《太平圣惠方》《太平惠民和剂局方》《圣济总录》付梓刊行。校正医书局出版了古典医籍的校订版本。《黄帝内经》《诸病源候论》《伤寒论》《金匮要略》《千金要方》《外台秘要》《脉经》《针灸甲乙经》等重要医学典籍在全国出版发行并普及。在民间，也有医书的出版发行。在中医药学普及和提高的背景下，带来了金元时期的中医药学革命。

宋朝的中医药学发展和医书出版普及给日本的汉方医学带来了很大的影响。通过日宋贸易，日本开始接触到印刷的中医医书，并作为重要的输入品，在当时的日本十分珍贵。根据日本贵族的藏书目录，日本平安时代末期（12 世纪中叶），记录了输入《大观本草》。镰仓时代（1192—1333），书籍的输入更加活跃。临济宗的僧圆尔，作为留学僧渡宋，带回大量佛教、文化典籍及医书，现存于《魏氏家藏方》中，并记录了输入宋版或元版的《诸病源候论》《千金要方》《外台秘要》《太平圣惠方》[3]。

镰仓时代（1192—1333），禅僧对中医药学的推广起到了不可忽视的作用。梶原性全和有林就是禅僧，引进了中国最新的医书，精选后编纂了《汉方医学全书》。1304 年，梶原性全按照《诸病源候论》的疾病分类，撰写了《顿医抄》50 卷（和文），本书深受《太平圣惠方》的影响。1313 年，梶原性全编著了《万安方》62 卷（汉文）。这些都是以当时输入的《圣济总录》为蓝本编纂而成。有林在 14 世纪后半叶，编纂了《福田方》12 卷，引用中

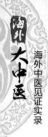

国医书约 160 种，多数是宋版、元版医书，文字不仅是汉文，也用日文假名表记，是一部实用性著作。

3. 明代

元代，日本和元朝的关系紧张，交往疏远，民间贸易、禅僧的往来也大为减少。15 世纪初，明朝建立后，中日之间重开贸易往来。1401～1549 年，日本 19 次派出遣明使，把大量的中国文献与物品带回日本；与此同时，民间商贸也日益活跃，人员往来频繁，日本医师去明朝留学，把明朝的中医药学同步传入日本。吸收明朝最新中医药学的代表人物有竹田昌庆、坂净运、半井明亲、吉田宗桂等。出身于贵族藤原氏的僧侣医竹田昌庆在中国居住长达 10 年，1378 年，竹田昌庆携带大量医书、针灸铜人回到日本，开创了后世御医繁盛的竹田家族。三次赴明的竹田昭庆著有《延寿类要》（1465）。坂净运出身于宫廷的医官坂家，在 15 世纪末渡明，留学 8 年，通过校订家传的医书编撰了《续添鸿宝秘要抄》（1508），贡奉于宫廷。半井明亲出身于奈良时代的医家名门和望族，于 16 世纪初赴明，归国后担任宫廷的药典头，其子孙长期担任官医的最高长官。吉田宗桂一族，主要经营医业和金融业，作为医家的吉田宗桂，靠其财力在 16 世纪中叶两次赴明，带回了大量医学典籍。

日本在明朝时期吸收的中医药学，经过金元时期的发展，实用性强，启蒙性高，受朱丹溪的影响浓厚。这一时期，日中之间除正式贸易之外，民间贸易也十分活跃。这一时期，引进日本的医学典籍主要有：熊宗立的《名方类证医书大全》（1446），刘纯的《玉机微义》（1396），王玺的《医林类证集要》（1482），虞天民的《医学正传》（1515），薛己的《薛氏医案》（1555），李梴的《医学入门》（1575），吴崑的《医方考》（1584），龚廷贤的《古今医鉴》（1576）、《万病回春》（1587）、《寿世保元》（1615），徐凤的《针灸大全》（1439），高武的《针灸聚英》（1519）等[5]。

二、中医学在日本的发展

1. 曲直濑道三和启迪院

16 世纪是日本的战乱时代，虽然军阀割据角逐，却促进了经济文化向首都以外的地方扩散与普及。医学也由宫廷、贵族及武士家族政权扩展到平民，僧侣们的医疗以普度苍生为理念，推动了医学的民间普及。

这一时期，东国下野（现在的栃木县）的足利学校是儒学教育的中心。京都出身的禅僧曲直濑道三（1507—1594），从战乱荒废的京都到足利学校游学，与在关东的医家田代三喜结识，专攻医学。据说田代三喜有明朝留学经历，曲直濑道三拜师田代三喜，学习明朝的中医药学。田代三喜去世后，回到京都的曲直濑道三，脱离僧籍，成为医师，担任天皇皇室、足利将军、织田信长、丰臣秀吉、毛利元就等权贵者的主治医师，亦精于茶道，作为文人而闻名。

1574年，曲直濑道三编著《启迪集》8卷贡奉于天皇。该书精选64种中医药学的典籍，有浓厚的朱丹溪学派色彩，是中医学的集大成著作，实用性高。序文中提倡"察病辨治"，与中医学的辨证论治同义，代表了当时中医药学的最高水平。

曲直濑道三对门人弟子的教育倾注了心血，以门人曲直濑玄朔为代表，名医辈出。曲直濑道三还开办了中医药学教育机构——启迪院，汇聚了全国各地来京都的求学者，开日本汉方医学教育之先河，可以说，当时日本的医学教育，是以明代中医药学为基础，以曲直濑流医术为核心进行的[6]。

2. 江户时代初期

江户时代（1603—1868）秉承文官治国，和平时期长，社会文明有了长足的发展。统治国家的思想，由中世的佛教转为尊崇儒学，因此，汉学倍受推崇，汉方医学也迎来了前所未有的鼎盛时期。这一时期，日本印刷出版业发达，重要的中医学典籍不断翻刻出版。同时，由于世袭制度，服务于地方封建领主（藩主）的藩医，其子弟汇集京都，就学于启迪院，学成后在全日本普及。

3. 锁国时期

江户时代初期，日本对外交流取得了很大发展，但是不久，便采取了严格限制对外交流的国策，其理由是贸易保护和防止基督教的传入。主要缘于对基督教及西班牙、葡萄牙殖民地侵略政策的担忧，这一时期，日本禁止传教，禁止葡萄牙船只停泊，禁止日本人的海外渡航，限定外国船只的停泊港口只有长崎。闭关锁国后，日本同国外有正式外交关系的国家仅有朝鲜，但是也保留了来长崎的荷兰商船和中国的民间船只往来。这一时期，虽然维持了书籍的输入，但是人员交流几乎停止。

这一时期，中医学的传播仅能通过书籍文字，客观上促成了日本汉方医

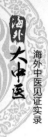

学的独立发展。清代的中医药学，特别是温病学，几乎没有传播到日本。

4. 日本开国以后

江户时代末期（1854），由于美国的压力，日本与美国缔结了《日美和亲条约》，至此日本锁国体制瓦解。同年，日本相继与英国、俄罗斯缔结了相关条约，导致事实上的对外开放，这从根本上动摇了日本国体。1868年，明治维新导致江户幕府退出历史舞台，确立了新的国家体制。明治政府仿效欧美列强建立国家体制，推进西方文明开化国策。在医学医疗方面，制定了西洋医学的国策，导致汉方医学衰退。因此，明治维新以后的日本，同中国的中医药学交流渐行渐远。

明治维新之后，从大正时期到昭和初期，兴起了汉方医学复兴运动。日清战争、日中战争之后，由于与中国的交往断绝，所以汉方医学复兴运动的蓝本不是中国，主要是江户时代吉益东洞的古方派医学。昭和时期汉方医学的主流是古方派，特别是吉益东洞学派，形成了方证相对的诊疗特色。

1938年，矢数道明（1905—2002）等创立了东亚传统医学协会（图1-44）。1972年，日中邦交正常化。1978年，日中签署《中日和平友好条约》，日中的中医药学交流逐渐升温。矢数道明先生创立东亚传统医学协会的目的，是通过传统医学交流来促进国际亲善和文化交流，即使日中外交断绝时，亦保持同叶橘泉（南京）、张继有（长春）、杨医亚（北京）的文书往来。

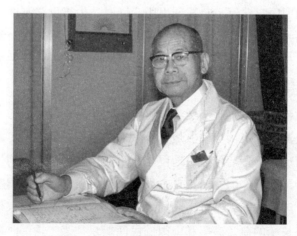

图1-44　矢数道明

5. 日中中医药交流的恢复

中华人民共和国成立后，中国完善了中医药学的高等教育体系，在全国各地相继成立了中医药院校。高等教育体系化的中医药学传入日本，其中提到的辨证论治的方法论，对于日本的汉方医家而言，非常新颖。

20世纪70年代，日中邦交正常化后，文化交流迎来了新的历史时期。传统医学的交流日益活跃，人员往来频繁，为了学习中医学，日本人赴中国留学增多，来日的中医师也增多。日本的汉方医学界，不仅采用方证相对，也对辨证论治诊疗方法产生浓厚兴趣。

这一时期，由于神户中医传统医学研究会（伊藤良氏、森雄才氏）的努力和留学归国的兵头明氏、菅沼伸氏的活跃，加深了对现代中医学的理解。同时，中国的名老中医受邀来日，直接指导的机会也增多，在北京、南京及成都等地相继建立了接受日本汉方医的研修教育机构。

20世纪80年代，焦树德（北京）、张镜人（上海）、邓铁涛（广州）、陆干甫（成都）、柯雪帆（上海）等名老中医先后赴日指导（图1-45）。

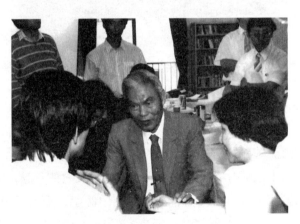

图1-45　焦树德在日本指导现场留影

20世纪80年代，中医学的发展充满激情，学习老中医的学术气氛十分高涨，高水平的学术著作相继问世。这对日本也是极大的刺激，在日本，于1980年成立了东洋学术出版社，创刊《中医临床》杂志（季刊）。该社翻译出版了大量中医学书籍，促进了中医药学的普及与发展，对现代中医药学启蒙和普及做出了很大贡献。

平马直树从20世纪70年代末开始学习中医学，1987年，在中国中医研究院（现中国中医科学院）广安门医院留学（图1-46），师从朱仁康（皮肤科）、张作舟（皮肤科）、路志正（内科）、朴炳奎（肿瘤科）等权威的名医，领会到四诊合参和辨证论治的精髓，确认了行医的方向。归国后，平马直树创立了东京临床中医学传统医学研究会，与日本各地的中医学传统医学研究会携手，致力于日中的中医学交流。这一时期，日本医学界也有机会同来日本的中国中医师交流，并以此为契机，设立了日本中医学学会。

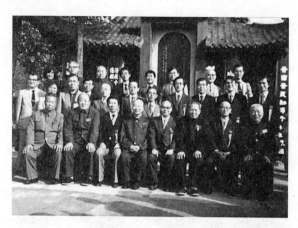

图1-46　平马直树（第二排右二）在中国中医科学院留学纪念留影

与此同时，神户中医学传统医学研究会、广岛中医学研究会、东京临床中医学研究会、仙台中医学研究会、冲绳中医学研究会等相继成立，担负起日中中医药学交流的历史使命。

在日的中国中医师对中医药学的普及做出了较大的贡献，实际感受到中医学优越性的各地中医学研究会，继续研究中医学，推动了中医学的发展，辨证论治的中医学思想逐渐普及、浸透，但是由于没有统一的全国学术团体，与中国的交流也没有相应的对口机构，尚停留在单独、零散的交流上。

6. 日本中医学学会的设立

2003年，由日本的中医学留学生以及来日本的中国中医师共同组织，成立了中医学交流会研究会，并由平马直树担任会长，每年举办6次学术会议，此时创立中医学学会时机成熟。2010年，日本中医学学会成立（图1-47），首任理事长为酒谷薰，会长为平马直树。

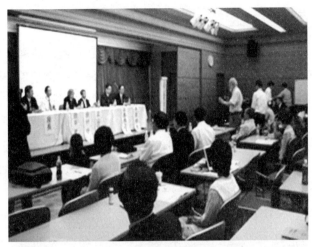

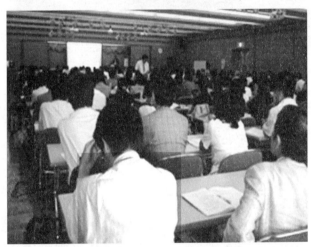

图 1-47　日本中医学学会首届学术大会现场

　　日本中医学学会的成立，标志日本以中医学为主的全国性学术组织正式诞生。该学会秉承继承、发展及普及中医学的宗旨，促进同世界各国各地区的中医学的交流。2010 年 8 月，日本中医学学会举行了成立峰会。2011 年 1 月，创刊了《日本中医学杂志》Web 版。从 2011 年开始，日本中医学学会每年举行一次学术大会。除此之外，日本中医学学会也定期举办中医药临床应用讲座、中医临床诊疗研讨会，应各地的中医学研究会的要求派遣讲师，也致力于年轻西医医师的中医药传承、普及教育。

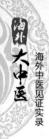

三、总结

日本的汉方医学受惠于中国甚多，到 16 世纪为止，基本上是中国对日本单方向的传入。其中，日中政治关系良好，贸易交往昌盛时，最高水平的中医药学传入日本；国家间关系紧张时，贸易交往受到限制，中医药学交流亦停滞。

在江户时代初期，日本传承了明代高水平的中医药学，出版文化发达惠及全日本。其后的锁国时期，虽然人员交流中断，但日本的汉方医学没有停滞，选择了独自发展的道路。

明治维新后，因医疗国策导致了日本汉方医学的衰退，对外交流停滞。昭和时期，日本掀起了复兴汉方医学的运动。20 世纪 70 年代，日中邦交正常化，恢复了日中的中医药学交流，中日现代中医药学的交流推动了日本汉方医学的发展。其交流方式，也由以前的单方受容转变为互相提高。

参 考 文 献

[1] 小曽户洋. 新版汉方の历史［M］. 东京：大修馆书店，2014.
[2] 井上光贞，席晃，土田直镇，等. 日本思想大系（3）律令［M］. 东京：岩波书店，1977.
[3] 东福寺. 普门院藏书目录［M］. 东京：朝仓靖共写，1967.
[4] 宫内厅书陵部. 日本国见在书目录《医方家》［M］. 东京：名著刊行会，1998.
[5] 藤井尚武. 医学文化年表［M］. 东京：医道の日本社，1984.
[6] 富士川游. 日本医学史纲要［M］. 东京：克诚堂，1940.

作者简介

平马直树，博士，毕业于东京医科大学。曾在日本北里研究所东洋医学综合研究所工作，拜大冢敬节、矢数道明、藤平健等名医为师，学习日本传统医学。1987 年，作为中国政府高级班进修生，在中国中医研究院（现中国中医科学院）广安门医院留学，师从朱仁康、张作舟、路志正、朴炳奎等名中医，精研中医诊疗学。1996 年任平马医院副院长，2007 年任院长。2010 年任日本中医学学会会长。

其他作者

王晓明，博士，1982 年毕业于辽宁中医药大学。1983～1986 年，任辽宁中医药大学针灸学院教师。1988 年赴日本留学，历任日本琦玉东洋医疗专门学校教师，铃鹿医疗科学大学针灸学部针灸学科教授、大学院教授、学科长。现任日本帝京平成大学针灸教授、大学院教授。兼任日本中医学学会理事，日本药膳学会理事。

见刊时间：2019 年 3 月。

日本东洋医学的现状与发展趋势

中医学传入日本以后，被日本人称之为汉方，或汉方医学。与日本人的哲学思想、民族性格、道德规范、社会风俗、生活习惯等相结合后，已带有本民族文化的特征，是"日本化"了的中医学，也被日本人视为日本的传统医学。随着荷兰人将西医带入日本，日本人开始将汉方称之为东洋医学。本文从美国对亚洲传统医学的认识，东洋医学的科学验证、教育、作用等方面，详细介绍日本东洋医学的发展现状和未来趋势，旨在为世界各国传统医学的发展研究提供相关值得参考的资料。

一、美国对亚洲传统医学的认识

在日本，传统医学中大多数的中药材、中药颗粒剂均适用于全民医保的保险制度。因此，可以说在日本，传统医学在日常治疗中已占有一席之地。在日本，医师就是指西医师，并没有像中国那样将中、西医师区别分开。医师中有89%的人会使用适用于保险的中药处方。

观之其他国家，例如美国有补充替代医学（CAM）、整合医学的说法，并设有相应的政府机构即美国国家补充和综合治疗中心（National Center for Complementary & Integrative Health，NCCIH）。补充替代医学被划分为3类。第1类是被称为天然产品的维生素和矿物质疗法、益生菌疗法；第2类是用作身体的治疗，包括瑜伽、按摩脊柱疗法、整骨术、冥想疗法、按摩推拿等；第3类是传统治疗，如顺势疗法、阿育吠陀医学（印度传统医学）、自然疗法等，中国的传统医学也归在其中。这也是在美国将亚洲的传统医学称之为"亚流"的缘故。

以NCCIH为主实施了3个计划，包括：①军人及退伍军人的疾病管理；②癌症患者的症状管理；③整合方式与健康相关行为。虽然其中也包括瑜伽和冥想疗法，但东洋医学并未被纳入此计划。尽管如此，东洋医学至少在日本、中国、韩国的临床医疗上仍然起着重要的作用。

二、培养东洋医学人才的必要性

东洋医学里有同病异治与异病同治的思维方式，即使是对患有同样症状的患者，也不一定使用同样的治疗方法。只有通过传统医学的诊断才能够开出相应的处方。与把特定成分作为对象的自然疗法不同，东洋医学并不是靠单味中药取胜，而是在经过准确的诊断后选方配药。如果没有专门的人才去从事专业的治疗，也就不能充分发挥出药材应有的功效，那么就如同在众多雷同的研究里无法清楚地分辨出真伪。

由于各国之间存在认识上的差异，在日本、中国和韩国都按各自的教学体制培养本国的传统医学人才。而美国对传统医学的支援体制尚未完善，也未能充分发挥其作用。

NCCIH之所以对东洋医学的认识还很低，是与其在传统医学这个领域得到的科学验证较少有关。日本也面临类似的状况，这将在下文中谈到。

三、补充替代医学与东洋医学

2015年，中国药学家屠呦呦获得了诺贝尔生理学或医学奖。她从青蒿提取物中发现了抑制疟原虫繁殖的物质，并命名为"青蒿素"，这一发现挽救了全球特别是发展中国家数百万人的生命。

时至今日，青蒿仍然是东洋医学临床上常用的中药。像这样从持有特定功效的中药里提取有效成分制成各种医药制剂，已成为东洋医学的一个重要组成部分。同时，从更广义的范畴上，将药膳、太极拳这些与饮食、身体运动有密切关系的内容也划分到东洋医学体系里。中药品种众多，传统医学在西医学的领域里已占据一席之地，通过饮食、身体运动达到自我保健，颐养生命，与之密切相关的补充替代医学、整合医学将有可能成为一个新的主流。

四、关于东洋医学的科学验证

1. 日本东洋医学的科学验证现状

有关东洋医学的科学验证，从考克兰图书馆（Cochrane Library）里，可以检索到所有的汉方制剂的随机对照试验（RCT）数据。2011年，对所有补充替代医学的引用[1]有44 840条，相对2006年的5 000条，呈上升趋势，其中 60% 是 2000 年以后出现的，英文文献占 71%，中文文献占 23%[1]。但有 36% 的引用在美国联机医学文献分析和检索系统（MEDLINE）里没有被加上索引，这是继非维生素、非矿物质保健品（如葡萄糖胺、鱼油）之后，中药又出现同样的问题。

2007~2011 年，由于索引制作不完善，补充替代医学的引用数一度呈下降趋势，如果考虑到这一点，引用数将继续增长。

在以西医学为主的体制下，日本国内积极致力于引进东洋医学教育与科研。与传统的东洋医学教育模式相比，接受西医学教育的医师，在医学部毕业后将重新学习东洋医学，同时将东洋医学的科学验证纳入学习范畴。并且提出朝着西医学与东洋医学结合的方向发展，更加客观地评价传统的病理机制，立足于传统医学的理论，对药理学、生理学进行科学的验证。

在日本，西医学与东洋医学结合的现状，可以体现在临床中使用西医学的病名，如慢性硬膜下血肿、更年期综合征等；东洋医学的病理机制的科学验证；五脏机能系统与性别、年龄、身体质量指数（BMI）、生物化学检查项目的关联性[2]。同时运用数学解析法尝试如何更加客观地评价东洋医学的传统诊断方法[3]。东洋医学是通过五官感受进行诊断的方法，往往有主观臆测的倾向。因此，为了更加客观地评价东洋医学，科学研究势在必行[4]。

2. 日本东洋医学做出的尝试

日本东洋医学会（The Japan Society for Oriental Medicine，JSOM）是以日本医师为主的最大的东洋医学学术团体。日本东洋医学会发布了《汉方治疗证据报告 2013》，分门别类介绍了日本正在进行的涉及多方面的随机交叉试验，部分摘要见图 1-48，详情可以根据下面的网站进一步了解。

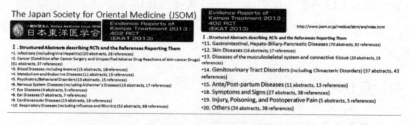

图 1-48　2013 汉方治疗证据报告（部分摘要）

（http://www.jsom.or.jp/medical/ebm/ere/index.html.）

3. 东洋医学临床研究的优势

1875 年，明治政府限定，只有接受过西洋医学教育的人才可以取得医师执照。当时，汉方医师的人数远远超过了西医师。从此，多数人中断了传统医学的学习，只有少数人通过师徒关系或借助书籍才得以传承下来。

进入昭和时代，以倡导复兴传统医学为主的古方派（经方派）成为东洋医学的主力。古方派重视伤寒论，基本上都使用出自《伤寒论》《金匮要略》的方剂。日本的制药公司将原有的汤药用工业手法提取出有效成分制成粉末颗粒，其中以伤寒论为主的经方占绝大多数，其中 148 种颗粒制剂适用于日本全民医保中的各类保险制度。

汉方药进入保险制度的框架里，使得更多的医师在日常临床中增加了处方开药的机会，也使东洋医学得到普及推广。同时采用既成制剂（等同于中成药）可以确保有效成分的稳定性，与普通的制剂一样更加便于临床研究，但同时也出现了不能因人而异调配出适合患者的方药的难题，用保险减轻了患者的负担，但达不到预期的治疗效果，导致很多制药厂家出现赤字等问题。

以既成制剂进行临床研究，受人瞩目的代表是大建中汤、六君子汤、抑肝散、五苓散。

大建中汤对术后肠梗阻具有预防作用，已被纳入外科开腹手术后的常规治疗范畴。即使是没有学过东洋医学的外科医师，也熟知其是预防肠梗阻的常规用药，并运用在日常治疗中。相关的科学实验也表明了大建中汤具有热感受性 TRPV1 受体（辣椒素受体）的部分作用。

抑肝散是收录在中国明朝《保婴撮要》里的儿科处方，在日本经常用于成年人[5]。岩崎等[6]的报告表明，抑肝散对阿尔茨海默病的攻击性、烦躁不安等精神症状有效，并广泛运用在内科领域。

六君子汤是脾气虚的代表方剂，它对消化道运动的影响机制多次被研究报告证实。

五苓散用于肾脏内科的血液透析等临床治疗，它与水通道蛋白 4 相关联，作为体内水分平衡的调节药物，用于神经科的慢性硬膜下血肿、脑梗死后浮肿的治疗，正逐渐受到关注。

诸如此类的研究，可以说是日本"日西医结合"的最好体现。东洋医学得到普及发展，被西医师用于日常治疗之中，这些都与提高东洋医学在西医学中的地位密切相关。然而，也呈现出将真正的东洋医学教育置之不理的现

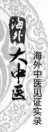

状。只有深入学习东洋医学，才能在临床上灵活运用。只凭一些科学验证报告，用西洋医学的病名来处方开药，终究是有局限的。更加深入地学习东洋医学和西医学，加深对人体的认识，发展临床与科学验证将是日本东洋医学肩负的重任。

五、东洋医学教育

1. 大学里的东洋医学教育

日本大学里的医学部多以西洋医学教育为主。曾经不被列为必修课程的东洋医学，如今根据日本厚生劳动省的规定，各大学的医学部已将东洋医学指定为必修课程。在东邦大学的教学大纲里，东洋医学作为二年级与四年级的必修课程，开设讲座共6场，每场70分钟；如果是选修课程，则开设14场讲座（每场50分钟），在春秋两学期开课，可以说这是在日本医科大学中开设东洋医学课时较多的大学。讲座主要由本校老师担任，内容丰富充实。从五年级到六年级，医学部学生有3个月的时间用来自由选择想要进修的科目，这时每年都会有数名学生，以随诊的形式，从旁接受带教医生讲解东洋医学的理论与临床实践经验，再用1个月的时间集中积累东洋医学的研究成果。但在日本国家医师资格考试里，东洋医学被划在医学史的范畴，临床知识并不作为考试内容。

2. 毕业后的东洋医学教育

在内科专科医生考试的习题集里，有关东洋医学临床的试题被分配在综合诊疗部分。实际上即使出现在考题中，也只有几条而已。但是，东洋医学临床能够在一定程度上得到认识，从这点上看是非常重要的。

东洋医学专科医师制度目前处于过渡期，今后也有变更的可能性。想要取得日本东洋医学会认可的汉方专科医师资格，必须先取得西洋医学基础学科中的某科专科医师资格，然后在日本东洋医学会认定的研究机构进行3年以上的进修，才可得到东洋医学专科医师的考试资格。在日本达到一定专业水平后的西医师，只有通过这样的方式，才可以打开通往汉方专科医师资格的道路。

3. 大学附属医院的临床教育

东洋医学门诊的开设仍然局限于部分大学附属医院。北里大学是昭和时代汉方复兴后，培养发掘大批东洋医学人才的场所，受其影响的东京女子医科大学、庆应义塾大学也开设了东洋医学的讲座，千叶大学、富山大学设立了"和汉诊疗学"的研究团体，使学习西洋医学的医师能够更好地理解传统医学的思维方式。这些从广义上都属于经方派。

东邦大学、日本医科大学东洋医学科，以中医学为基础并引进日本特有的汉方学，近似于时方派。东邦大学东洋医学科本着临床治疗灵活实用的理念，不管是中医学还是日本汉方，双管齐下，各取所长。东邦大学附属医院里，单独设置的治疗科室，有3名专属医师，在以西医学为常规治疗的前提下，与院方携手合作，展开中药与针灸治疗。患者多是志愿接受东洋医学治疗和由其他科室介绍来的。在日本医科大学附属医院里，让西洋医学的综合诊疗科及其他专科医师了解东洋医学对西医学所起的作用，这一点非常重要，为此我们正努力发展密切合作的关系。

东邦大学东洋医学科现初诊患者为每年250人次，年门诊量达1万人次，尽管人数还较少，但有逐渐增长的趋势。绝大多数的患者同时接受西医与东洋医学的治疗，年龄段覆盖0～90岁，疾病多种多样，有慢性疲劳、失眠、神经性疼痛、慢性胃炎、功能性消化不良、神经官能症、慢性咳嗽、湿疹、怕冷症、闭经、月经不调等（图1-49）。对照相应的西医专科，有消化内科、呼吸内科、心血管内科、神经内科、肾内科、内分泌科、骨伤科、皮肤科、耳鼻喉科、泌尿外科、妇产科、口腔外科、精神科等。东洋医学不仅在内科，而且在全院各个诊疗科室中得到广泛运用。

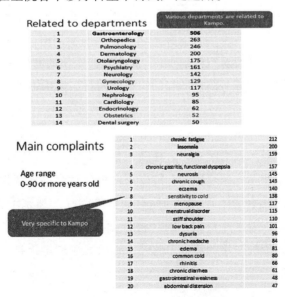

图1-49　东邦大学东洋医学科诊治的部分疾病谱

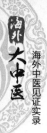

4. 培养有西医专业知识的东洋医学医师

用东洋医学治疗患者各种各样的疾病，涉及婴幼儿、儿童、成年人、中老年人等各个群体，这就与西医学的各种专科领域有了密切联系。东洋医学是在东、西医学两者基础上给予患者相应的治疗，但仍存在至今用西医学无法解决或无法用相应治疗标准治疗等问题。例如慢性疲劳、不明原因的发热（非器质性病变）、慢性炎症（如慢性复发性扁桃体炎）、经前期紧张综合征、月经失调、轻度抑郁症、慢性疼痛、皮肤病（痤疮、湿疹等）、化疗及放疗引起的副作用等。

因此，东洋医学医师必须积极吸收西医学中各专科领域的知识，同时，向那些对东洋医学怀有兴趣的西医师讲解两者理论的共同点，构筑一个新的教育体制，培养更多的东洋医学专科医师。

六、东洋医学所起的作用

为了将东洋医学应用于更广泛的领域，这就要求东洋医学医师具有综合诊断治疗的能力与高水平的专业知识，以寻求一个不同于现在的新的医学体系，创立新的统一的医疗。为此，东洋医学将在多个专业领域里起到桥梁作用。

同时，面对老龄化社会，将东洋医学中抗衰防老的养生方法运用到生活中，以达到"未病先防，既病防变"的目的。随着高血压、糖尿病、高脂血症发病率日渐增长，普及传统饮食文化及相应医学知识，合理摄食，提高生活质量，变得十分重要。"医食同源"属于东洋医学的养生理论，通过食疗，不依靠药物，以达到养生防病的目的，一举两得，何乐不为。

七、结论

将东洋医学融入西医学之中，在新兴整合医疗与专科医疗领域之间搭起桥梁，建立一个新型的医疗模式，能提高老龄化社会的自我保健意识，推进亚洲传统医学的健康生活方式，与原有的药物治疗一道来增进患者的健康，提高医疗质量，削减医疗费用，同时将带动各国传统医学，特别是在亚洲，将引起共同研究传统医学的热潮。此外，在研究领域里跨越国界的合作也必不可少。

参 考 文 献

[1] Wieland LS, Manheimer E, Sampson M, et al. Bibliometric and content analysis of the Cochrane Complementary Medicine Fieldspecialized register of controlled trials [J]. Systematic Reviews, 2013 (2): 51.

[2] Watanabe K, Plotnikoff GA, Sakiyama T, Reissenweber-Hewel H. Collaboration ofJapanese [J]. Kampo Medicine and Modern Biomedicine, 2015.

[3] Okada T, AfendiFM, Yamazaki M, et al. Informatics framework of traditional Sino-Japanesemedicine (Kampo) unveiled by factor analysis [J]. J Nat Med, 2015.

[4] Kainuma M, Furusyo N, Urita Y, et al. The association between objective tongue color andendoscopic findings: results from the Kyushu and Okinawapopulation study (KOPS) [J]. BMC Complement Altern Med, 2015, 15 (1): 372.

[5] Okamoto H, lyoM, Ueda K, et al. Yokukan-san: a review of the evidence for use of this Kampoherbal formula in dementia and psychiatric conditions [J]. Neuropsychiatr DisTreat, 2014.

[6] Kitagawa H, Munekage M, Matsumoto T, et al. One example to Basic research of Formulation ofherbs from pharmacology Pharmacokinetic Profiles of Active Ingredients and ItsMetabolites Derived from Rikkunshito, a Ghrelin Enhancer, in Healthy JapaneseVolunteers: A Cross-Over, Randomized Study [J]. PLoS One, 2015.

作者简介

田中耕一郎，北海道大学教育学学士，富山大学医学部研究生，东邦大学医学部博士后，现工作于东邦大学医学部东洋医学研究室。

见刊时间：2016 年 6 月。

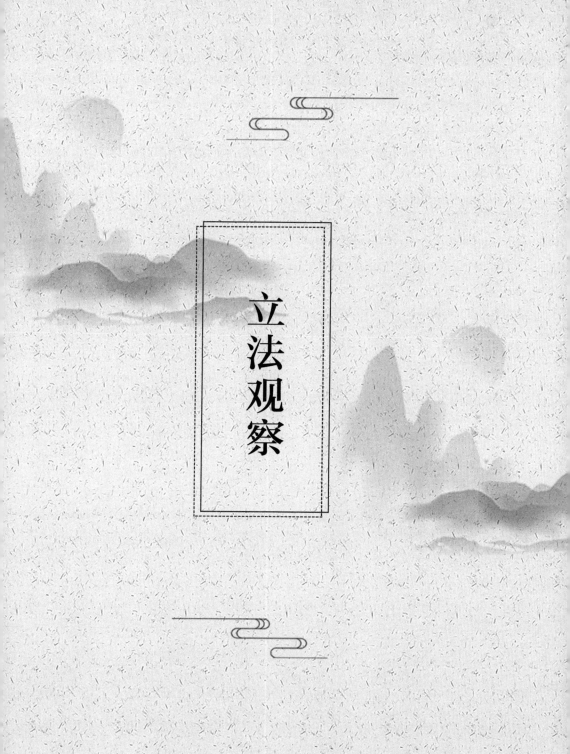

立法观察

编 者 按

　　中医药在海外的发展必须得到当地法律的有力支持和保障。纵观海外中医在各国遇到的种种问题，如中医执业医师资格、中医学历认证、中药的市场准入、中医疗法加入当地医疗保险体系等都与当地中医药立法的完善与否密切相关。因此，应对当前全球范围内相关中医药立法的局势有较为客观的、清醒的认识，认真总结归纳各国现有立法实践中的共性问题，精确识别海外中医发展的法律障碍，对中医药事业在海外的纵深发展而言十分必要。

　　"立法观察"版块收录了6篇文章，从立法实践角度来观察海外中医的发展现状。

　　《国际中医药发展和立法情况概览》一文是世界各国中医专家的集体讨论，对近几十年来世界各地中医药发展的不平衡态势进行了简要的概括，重点对各国目前的中医立法情况、立法的主要模式，以及针灸立法中的主要矛盾进行了细致的描述和分析，使我们对世界范围内的中医立法困境和前景有了一个全局性的把握。

　　陈世熙撰文记录了美国俄亥俄州中医药、针灸立法的波折过程，并对美国中医药联邦法的出台寄予厚望。

　　吴滨江对加拿大安大略省的中医针灸立法规管进行了回顾性研究和现状分析，客观呈现其发展脉络，并预测其未来发展趋势，为加拿大各省及英联邦国家的相关立法提供了可资借鉴的经验。

　　夏林军描绘了匈牙利的中医全貌，记录了其前进的轨迹，分析了其立法成功的天时、地利、人和三大因素，并探索了其进一步发展的方向，对中医在欧洲及"一带一路"倡议相关国家的立法都具有十分积极的借鉴意义。

　　惠青和杨青等则分别对巴西和南非的中医药、针灸的立法过程，权益争取等进行了回顾和梳理，真实地呈现了上述区域中医立法的艰难历程和立法现状。

　　总之，上述原创文献既对当前海外中医药的立法情况做了全景性述评，也放大了数个局域性关键细节，为今后的相关研究提供了可资参考的素材和经验，值得肯定。

由于多数国家对中医辨证施治的哲学理论基础和抽象思维方法缺乏深刻的认识和理解，目前海外各国中医立法实践还存在一个最大的共性问题，即对中医药进行系统、整体的立法仍非常规做法，典型表现为：第一，多倾向于将针灸与中医药的立法分离开来；第二，缺乏对中医师的执业资格及法律地位的认定，缺乏中药及方剂使用的规范标准；第三，很多国家对于中医教育的学历认证问题出现法规与现实不匹配的现象，过松或过严。虽然目前在亚洲的几个国家、欧洲的匈牙利、北美洲的加拿大不列颠哥伦比亚省，其中医的系统立法已成为现实，但在世界的其他大部分区域，针灸与中医被分割开来单独立法。美国即便作为较早接受针灸的西方国家，但迄今为止仍未有联邦层面的中医药法律，而各州也一直仅有针灸立法，中医药从属于针灸执照的行医范围。

由此可见，对于当前的海外中医立法，我们不妨持谨慎的乐观态度。但是着眼长远，又必须对各国中医立法的实质性进展抱有坚定的信念，并为此付出坚实的努力。首先，我们应继续加强与世界卫生组织（WHO）的合作，进一步促进中医药的国际发展与传播。其次，要充分发挥世中联及国际性中医药团体、当地中医行业协会的作用，推进各国中医药的立法进程；最后，在进一步加强民间学术交流的同时，我们必须在传统医药政策、法规方面，加强与其他国家和地区在政府层面的对话及谈判，推进中医药在世界范围内的系统性立法。中医药的海外立法可谓路漫漫其修远兮，仍需要一代又一代的中医人不忘其志，上下求索。

谢粤湘

国际中医药发展和立法情况概览

一、世界各地的中医药发展概况

近几十年来，中医药在海外发展迅速，但世界各地的中医药发展并不均衡，总体来看，美洲、东南亚、大洋洲、欧洲发展较快，南亚、中东、南美洲、非洲发展缓慢。

目前中医药在西方国家归属于替代医学或补充医学。据不完全统计，全世界（本文所有的数据不包括中国）目前受过专业培训的中医药人员约 50 多万名。90%以上都是通过各国当地的业余中医学校培训或毕业，其中 25% 是西医医生；45%是理疗师、自然疗法治疗师、护士等；25%没有医学背景（这些人群在大部分的西方国家必须先学 200 学时左右的西医基础课程，否则不能毕业）。大部分自开门诊，其中 60%以针灸治疗为主；30%用针灸加中成药治疗；5%以中药饮片、中成药治疗为主；还有 5%从事中医推拿或配合针灸治疗；共有 30 多万家私人中医诊所。

荷兰有 1 650 万人口，中医药人员达 4 000 多人，中医诊所达 1 500 多家。英国的中医诊所有 3 000 多家，其中伦敦就有 1 000 多家，中医针灸医师有 1 万多人。法国有 1 万多名针灸师，有 3 000 多家针灸诊所；葡萄牙有 3 000多名针灸师。德国有 5 万多名具有针灸资格的治疗师，有 70 多家西医医院设有中医门诊部；1991 年，魁茨汀（Koetzting）开设了德国第一家中医医院。俄罗斯莫斯科市有中医针灸师 2 000 多人，中医诊所 300 多家。在美国正式注册的中医师已近 4 万人。加拿大有中医诊所 3 000 多家，温哥华及多伦多一共有 3 872 名注册的中医从业人员。巴西圣保罗有近 3 万名针灸师，巴西全国的中医治疗师已超过 5 万名。在南非有 500 多名中医针灸师。新加坡有 3 000 多名注册中医职业者。马来西亚有 7 000 多名中医师。印度尼西亚有 20 多万中医从业者（朱文骏提供）。日本有中医针灸师、按摩师和整骨师共 392 267 名（陈坚鹰提供）。澳大利亚有 2 500 多家中医诊所。

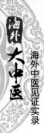

二、各大洲目前的中医立法情况

1. 欧洲

瑞士

瑞士政府于 2015 年出台了联邦职业考试计划，包括中医针灸在内的 4 种医学专业通过考试可以拥有联邦认可的学历，但称为技师。有 10 年以上临床经验的人员考试只要求完成 30~40 页的论文和 45 分钟的答辩，考试时要求使用当地语言。

匈牙利

匈牙利于 2013 年 12 月 17 日立法，使中医行医合法化。2015 年 10 月 19 日，在该法律的基础上制定了实施细则，该法律对中医行医从业人员许可证的发放进行了规定。规定在中医领域持有至少 5 年高等教育文凭的人才有资格向有关当局递交申请，并限定行医地点和期限。申请人必须证明在祖籍国最后一个长期行医的工作单位，没有被取消过行医资格并无刑事犯罪记录。申请人的毕业证书无须当地学历认证机构认证，卫生行政部门需要将申请人的个人资料、毕业证书号码等有关信息存档备查。

英国

2002 年，英国卫生部成立了草药师立法管理工作小组，其初衷是为了保证草药的安全使用，但其做法是把一种完全独立于其他医学模式之外的中国传统医学与西方传统草药及印度传统草药等混淆在一起，注册成"草药师"，并把中医药中的"针灸"单独分开注册。当时由于中医药学术团体与政府、英国本土针灸学术团体存在分歧，还有华人中医药学术团体内部意见分歧，没有达成一致的立法方案。在立法咨询过程中，又更换了卫生部部长，所以英国的中医药立法停滞不前。

葡萄牙

葡萄牙的中医尚未立法，但已被提上议事日程，目前政府反复更迭，前途难料。葡萄牙的针灸立法已实施，目前，在葡萄牙卫生系统管理中心（ACSS）平台上注册申请针灸师执业证书的针灸执业人员已有 2 000 多名。

2. 美洲

加拿大

加拿大魁北克省、艾伯塔省、不列颠哥伦比亚省（BC省）、安大略省和纽芬兰省先后实行中医针灸立法。1999年7月以前的中医行医者不需考试，只需学历证明或师带徒的证明，同时每年有一定数量的病例支持就直接发执照（祖先法）。1999年7月以后执业的中医师则须有学历证明（可以是中国国内的），通过考试后才能获得执照。执照分为中医师（可以开中药和做针灸，学历要5年）、中药师（只能开中药）、针灸师（只能做针灸），后两者的学历均要学习3年才能参加考试。考试分为3个部分：安全课（有英语、粤语及国语不同试卷）、笔试题和操作考试（有英文和中文简体和繁体的不同试卷）。只有3项考试都通过了，才能获得执照。针灸已经纳入政府的保险计划，但是只针对低收入者，而且每年只有230加元，还是同物理治疗师、脊柱治疗师共用的。

美国

美国属于联邦制国家，没有全国统一针灸或中医方面的立法，已有44个州和华盛顿哥伦比亚特区先后通过了针灸立法，以州立法的形式对针灸进行规范和管理。虽然美国联邦政府尚未公布全美的针灸法律法规，但在1995年5月，美国食品药品监督管理局（FDA）将针灸针列为医疗器械，这被认为是美国政府间接而策略地认可针灸疗法。

美国各州针灸立法管理大体上可以分为两大类。第1类：州政府专门为针灸立法，并且设立针灸师头衔。第2类：美国州政府未专门为针灸进行立法，也不存在针灸师头衔问题，但西医师可以应用针灸，或其他医学从业人员在西医师指导下可以应用针灸。

美国对于针灸立法管理的特点可以概括为中央和地方共同管理，法律手段与非法律手段并存，但总体趋势是加快立法步伐，规范针灸疗法的整体运作过程，使之日益科学化、规范化、标准化，整体提高美国的针灸治疗水平和扩大应用范围。其主要内容概括起来包括针灸疗法的应用规程、从业者的资格认证和服务技能考评、针刺医疗的责任负担等问题。因为美国的针灸正在进入主流医学的过程中，因为没有联邦保险法，所以各州或者各个保险公司对针灸的保险都不一样。

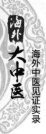

智利

智利已通过针灸立法。

3. 大洋洲

澳大利亚

2000 年 5 月，澳大利亚维多利亚州通过了中医立法，承认中医师是合法的医生，而且与西医医生在法律上平等，并成立了中医管理局。2012 年 7 月 1 日，澳大利亚通过中医立法，并正式在全国实行。

新西兰

新西兰政府于 1990 年通过意外事故保险法（Accident Compensation Act），正式认可传统针灸是一种有效的治疗方法，可用于治疗意外事故造成的损伤和痛症。国家意外事故保险委员会（The Accident Compensation Corporation，ACC）是政府唯一执行上述法律的机构。针灸师通过 ACC 注册后，其 ACC 患者必须由西医转诊，治疗费用才可以得到政府的全额报销，针灸师可以得到政府的补贴（65 美元/小时）。针灸师注册 ACC 的要求有两条：①拥有新西兰国家针灸学历（7 级）或同等的学历；②成为 ACC 认可的针灸协会的会员，并没有英语要求。持有新西兰学历，如毕业于指定学校，可以自动加入，无须考试。如仅持有非新西兰中医或针灸学历去申请注册，需通过相关的考核，考核用英语。

4. 非洲

南非在 2000 年通过法律程序确认了包括中医针灸在内的多种疗法的合法地位，政府组建了南非联合卫生委员会（The Allied Health Professions Council Of South Africa），包括中医针灸在内的疗法均在该委员会注册。该委员会于 2004 年完成了首批中医针灸师注册，并依据知识层次，分为中医师与针灸师两个层次。目前共有 400 多名中医针灸从业者获得合法注册。在南非申请注册要求具备中医针灸大学本科学历，并通过南非联合卫生委员会指定的考试后才能获得注册。注册医师可以获得医疗保险赔付。注册医师要参加医师资格继续教育，获得学分才能维持医师资格。

5. 亚洲

越南

越南政府已宣布中医的合法地位。

马来西亚

马来西亚积极为传统医药立法，《中医传统医药法令》于 2016 年 6 月提呈国会批准。

新加坡

1992 年，新加坡政府开始关注中医药，新加坡卫生部成立传统中医药委员会。传统中医药委员会的三大主要任务是：检查目前新加坡传统中医药界的施诊方式；研究本地中医药界培训医师的制度，并建议提高中医训练水平的方法；找出中医药界施诊时面对的困难，以及建议保护公众利益的措施。

1994 年 6 月，新加坡鼓励所有中医药团体共同设立"中医药联合委员会"。其宗旨为：①促进、加强及鼓励全国各中医团体之间建立更密切的关系，协调合作及了解；②共同协商有关中医问题，必要时与政府有关部门联系和对话；③促进中医药专业人才培训的规范化。

1995 年 10 月 7 日，新加坡传统中医药委员会发表了《传统中医药初步报告摘要》及《传统中医中药白皮书》，对当时新加坡中医药的现状和发展作了总结。传统中医药委员会在报告中提出了具体建议：①中医师的培训；②中医行业的管制；③中药材的管制；④研究与合作；⑤公众教育。

新加坡卫生部根据与新加坡中医团体协调委员会共同认可的规范，于 1999 年 12 月公布《过渡时期针灸师注册纲要》，次年即开始对针灸师进行注册，以"老人老办法，新人新办法"的政策，对申请者的中医教育背景和行医经验进行个别评估，分别给予完全豁免考试而正式注册、完全豁免考试而过渡性注册、需通过临床考核、需参加规定的进修课程后参加统一考试。

2000 年 11 月 14 日，新加坡国会三读通过传统中医师法案。2001 年 2 月 7 日，新加坡成立了中医管理委员会（简称管委会），并确立了中医师（包括针灸师在内）注册制度。中医注册法令规定管委会配备的委员不少于 5 位但不多于 9 位，所有的委员由新加坡卫生部部长委任。管委会于 2001 年先后设立了考试组、行规道德组及过渡性注册组三个属下工作组。

2001 年 12 月 8 日，管委会正式发布《中医师注册纲要》，与针灸师注册一样，根据"老人老办法，新人新办法"的原则进行注册。法令通过前已在执业的中医师，新加坡卫生部根据其学历与行医经验给予特别注册安排。过渡期中医师注册要求：①完全豁免考试而正式注册；②豁免部分考试，但须参加理论和技能考核；③不被豁免而需直接参加统一考试或必须先参加进修

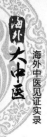

课程后，再参加统一考试。

2002 年，新加坡卫生部委托新加坡中医学院与中医学研究院开办中医进修课程，让中医执业者进修，以便参加由中医管理委员会举办的中医统一考试。

目前，持有中医管理委员会认可的中医院校毕业证书者或"有条件的注册中医师"，方可申请中医师资格注册考试。申请参加中医师注册资格考试的条件：①新加坡中医学院中医专业高级文凭、中医学士学位课程毕业证书，新加坡中医学院与南京中医药大学联办的中医本科学位，新加坡中医学院与广州中医药大学联办的中医本科学位；②新加坡中医学研究院与北京中医药大学联办的中医本科学位；③南洋理工大学与北京中医药大学联办的生物科学学士学位及中医学本科学士学位；④新加坡公民，持有中国 8 所中医药大学（北京中医药大学、中国中医科学院、上海中医药大学、南京中医药大学、广州中医药大学、成都中医药大学、山东中医药大学、黑龙江中医药大学）之一的学士学位者，在参加中医师注册考试前，必须先完成至少 1 年的临床实习，包括至少 403 学时在被认可的中医院校进行的中医临床培训；⑤届满 3 年的"有条件的注册中医师"。

泰国

泰国政府于 2000 年正式批准中医行医合法化，泰国的"中医热"不断升温，中医也逐渐被泰国人所接受。在泰国曼谷、清迈、普吉等城市，中医诊所如雨后春笋般涌现，药店柜台上中医药的种类也越来越多。泰国卫生部于 2000 年 6 月 30 日发布《关于批准使用中医方法治疗疾病的规定》，承认中医为一种医学。2002 年 7 月 1 日，中医药在泰国合法化，泰国卫生部负责泰国本土中医师申请注册并颁发行医执照。截至目前，共有近 800 名中医师取得了泰国卫生部颁发的行医执照。在中医教育方面，泰国已有 6 所大学设立了中医学院。

菲律宾

传统医学的法律地位在菲律宾共和国 1997 年发布的《8423 传统医药法案》中已经确立。中医药作为传统医学的重要组成部分，也已部分取得相关的法律地位。但该法案以鼓励菲律宾的医师从事针灸治疗为主，对菲律宾的传统草药和疗法予以推广和研究。菲律宾卫生部根据传统医药法案，联合其他部委设立的传统和替代医学研究中心，负责传统医学的政策制定管理和推广。在该中心指引下，通过各界的努力，经菲律宾卫生部同意，从 2008 年开始，由菲律宾传统和替代医学研究中心核发针灸师执照，其中包括非菲律宾公民但具有长期居留权的专业人士。明确了来自中国及其他国家的中医和传统医学人士可以取得执业资格。

菲律宾的中医诊所及从业人员主要包括两个部分：①中国大陆来菲从事中医药行业的专业人士或非专业人士，该群体主要在马尼拉市的中国城开办诊所，部分在大马尼拉市的商业金融区域，大部分诊所未经政府注册认证和登记，初步估计有 40 所左右；②菲律宾本地从事针灸治疗的专业人士，以及来自韩国的针灸师，有 80~100 人，分布较为广泛，主要在大马尼拉区外，包括其余省市。根据菲律宾卫生部传统和替代医学研究中心的数据，目前菲律宾已注册的针灸师有 614 名，认证的针灸诊所有 23 家，认证的针灸学会有 3 个，认证的针灸培训课程有 3 门（菲律宾注册中医师及针灸师学会的培训课程是唯一包括中医基础理论和针灸培训的认证课程）。虽然针灸作为中医学的一个分支得到了承认，但中医的法律地位还没得到确实的承认和支持。当然大部分民众因针灸而认识中医，这也是正面的部分。

菲律宾实行医药分离，对中医药的注册将参照东盟的相关协调机制，但东盟各国还是不同。菲律宾目前多以食品添加剂类别申请。菲律宾的药物管理由菲律宾食品药物管理局负责。目前大多数的中成药尚未在菲注册，小部分以食品补充剂的名义进口，不能声称任何的疗效和治疗作用，也限制了相关产品的使用。从另一方面，东盟目前对传统药物的注册要求，也将影响菲律宾对传统药物的注册制度。

在对针灸师认证的基础上，如何将中医的地位予以明确和管理，将对未来中医药在菲律宾的发展有着重要的影响。2015 年 1 月 26 日，菲律宾注册中医师及针灸学会与菲律宾卫生部传统和替代医学研究中心总干事进行了第一次沟通会议。

三、海外立法的主要模式

海外中医药的传播与实践源远流长。现代海外中医的发展主要起始于尼克松 1970 年访华，然后在美国，继而在欧洲国家，乃至全世界兴起了针灸热与中医热。从 1976 年美国加州立法开始，美国各州纷纷立法，然后欧美西方各国先后跟随。目前海外对中医的立法分为 3 个类别，即未立法国家或地区、针灸立法国家或地区、中医针灸全面立法国家或地区。

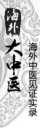

1. 未立法国家或地区

目前有英国、荷兰、葡萄牙、新西兰、德国、瑞士、意大利等国。

在西方的未立法国家中，中医针灸实际上是灰色地带。既没有法律规定中医是非法的，也没有法律规定中医是合法的医疗行业。中医针灸从业者基本上是行业自我管理。由于中医针灸疗效好，副作用小，治好了许多西医无法解决的疑难杂症，因而深受公众的爱戴，甚至许多政要也亲受其益。

中医针灸在未立法国家是被默许的。对于政府来说，始终有一个隐患，就是如果出现医疗纠纷，如何保障患者的利益？在行业自管下，进来的一些不合格的中医针灸从业者，也造成了许多不良的影响。如何保证入行的职业标准，保障公众利益，就成了海外各国政府立法规管中医的出发点，也是中医海外发展的大势所趋。

2. 针灸立法国家或地区

美国的立法主要是针灸立法，这与当年西方国家对中医认识的不足有关，中医药反而归属于针灸执照的行医范围内。

在美国等针灸立法国家及地区中，中医药是从属于针灸执照行医范围的。美国加州实际上开了西方国家针灸立法之先河。教育方面，中医药课程纳入针灸学院的教学课程里。此外，由于中药在美国属于健康食品，不是药，所以，针灸师可以同时经营中药，自配方剂，反而在行医方式上有着独特的优势和自由度。美国在法律上称中医为"东方医学"，也是名不正，言不顺，或许和去中国化政治因素有关。

3. 中医针灸全面立法国家或地区

澳大利亚、加拿大不列颠哥伦比亚省的立法就是中医的全面立法，可以有中医师（Doctor of TCM）的称号，与西医、自然医师有着同样的法律地位，为中医正名。

澳大利亚与加拿大不列颠哥伦比亚省的中医立法，名正言顺，全面规管中医针灸的行医执业。对其他未立法国家，尤其是英联邦国家和正在立法过程中的国家和地区，可以起到很好的示范作用。这是政府层面正式、全面立法中医针灸，承认了中医的合法医疗及专业地位，并在法律、保险等方面予以融合，为中医行业的进一步发展奠定了法律基础。

但是对东南亚国家来说，他们应该更希望参照中国的中医药法律和药典。

四、目前海外中医针灸立法表现出来的主要矛盾

由于对中医的了解不足和中西文化背景的差异，大部分海外的西医师对中医、中药、针灸、推拿的观念和中国中医师的认识相差很大。针灸由于相对容易学习（未必全部是中医理论），对疼痛性疾病的疗效确切，在替代医学或补充医学中越来越受重视。中药因为方剂难学难懂，再加上部分中药的毒性，或杀虫剂、重金属含量超标等因素，在多数国家被限用或禁用。推拿则处于更边缘的状态。因此，各个国家对针灸疗法和中医的认识差别巨大，立法承认的程度也大不相同。

立法是双刃剑，许多国家目前的立法，对华人中医师语言条件的要求比较苛刻，许多人都不符合条件。立法以前，大家无法可依，尚且自由。立法后，有些人合法了，很多人可能就变非法了。也可能水平低的合法了，水平高的反而不合法了。海外中医被所在国立法来约束管制的趋势不可避免，因此我们必须非常积极地去思考、讨论，提出方案，调动包括所在国华人中医团体和中国官方在内的各种力量，积极地去应对这些问题。

应该看到，立法后针灸师或者中医师有了确定的地位，可以为当地的患者进行医疗服务，应该说在国外的中医人盼望当地中医药立法。但从已经立法的几个国家来看，喜忧参半，甚至负面的因素更多些。

1. 中医师从业障碍

语言不能达到法律的标准从而不能再执业，这个影响对很多中医师来说是致命的。西方国家在立法时，多半会采取祖先法案。已经在所在国行医多年的医生，可以获得职业资格。但是，目前最突出的是语言问题，很多老专家由于不懂当地语言，会失去行医资格。目前，加拿大不列颠哥伦比亚省是少数允许用中文学习中医、考执照、写病历的地区之一。

2. 中药的使用受到严格限定

有的国家由于对中药缺乏理解，禁止附子、半夏、细辛、麻黄等中药进口。很多中药方剂，尤其是经方都无法配齐，从而对某些疑难病的治疗更为困难。

3. 中医执业范围缩小

中医的发展冲击了其他医疗行业人员的利益，引起了西医团体对针灸市场的争夺。原来中医针灸的重要适应证——痛症，变为很多的医务人员都可

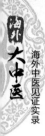

以治疗，比如医生、整脊师、护士、理疗师等，他们的临床疗效并不一定差，使得一大部分患者被分流，从而影响中医诊所的收入。

4. 中医师提供的治疗未纳入医疗保险范畴

目前，很多国家或地区的患者在西医针灸师处治疗可被保险公司接受，但在中医师处治疗反而不被接受。现在德国就是这种状况，瑞士、澳大利亚、加拿大部分保险公司也是如此。长此以往，中医针灸行业有着被边缘化的危险。

海外中医针灸立法的出发点是对中医行业进行法制规管，保证从业人员的素质及行医质量，以保护公众利益。立法的内容主要是：定义行医范围，制定考试标准、行医的核心技能标准、行医的伦理标准，执照的发放和纪律规范。

作者简介

本文是世界各国中医药专家集体讨论的总结定稿。讨论由世界中医药学会联合会副主席、世界中医药学会联合会服务贸易专业委员会会长、全欧洲中医药学会联合会主席董志林（荷兰）主持。

主要参与讨论的专家：于卫东（加拿大）、耿直（德国）、夏林军（匈牙利）、何红健（美国）、陈坚鹰（美国）、郭春彪（意大利）、白琼（泰国）、姜越（泰国）、徐志峰（新西兰）、于福年（匈牙利）、郑启明（菲律宾）、张健（加拿大）、徐国男（加拿大）、张毅（南非）、陈文倩（葡萄牙）、靳丽霞（瑞士）、赵英杰（新加坡）、沈惠军（英国）、鹿馨（英国）、夏均宏（英国）、陈月玲（西班牙）、蔡剑（西班牙）、岑春华（德国）、薛少敏（比利时）、任天荣（荷兰）、王泽丰（瑞典）、崔倬铭（澳大利亚）、盛泽民（奥地利）、王德凤（法国）、胥淑芬（俄罗斯）。还有海外华人中医药群里近2000多名海外中医专业人士参与讨论。（文中所注括号非指国籍，是指提供该国资料）

见刊时间：2016年5月。

美国俄亥俄州中医药、针灸立法过程回顾

自 1971 年美国资深记者 James Reston 在中国接受针灸治疗，到来年尼克松总统访华，中医针灸传入美国，中医师开始在美国行医。美国最早通过中医立法的州是内华达州，由州长 Mike O'Callaghan 于 1973 年签署，从此，很多州都陆陆续续通过了中医药、针灸立法。

一、美国立法途径

在美国制定国法或州法有两种途径。第一种是立法（legislation），提案必须经众议院和参议院两院审批通过，然后由总统或州长签名。第二种是判例法（case law），任何人认为现有法律或规定不公平均可向法院提出诉讼，由法官决定是否成为法律。美国的中医针灸法是第一种——立法，美国没有中医针灸联邦法，只有州法，各州的中医针灸法各异。各州有关机构或部门根据法律制定具体规则，如针灸委员会（acupuncture board）根据针灸法制定针灸师具体行医的规则和要求：针灸师按针灸法的规定学习和考取执照，有一定操作范围，并要遵循针灸法与规则。

二、针灸立法

俄亥俄州（Ohio）位于美国中部，是一个比较保守的州，直到 1998 年才提出了针灸立法草案（图 2-1）。当时针灸已经进入美国 20 多年了，但是 90% 的俄亥俄州居民仍然不知道什么是针灸，更不知道针灸可以治病，甚至一听说针灸是用针扎在身体上治病，更是受惊不浅。要使针灸法能在州众议院和参议院通过，俄亥俄州的中医人必须鼓励很多人去众议院和参议院召开的听证会（每周 1 次）上做针灸见证，说服众议员和参议员们同意通过针灸法。

选择什么样的人去很关键，首先我们要给这些人进行针灸教育，这是一个非常困难的过程。其实最好的教育方式是让他们接受针灸治疗，并取得很

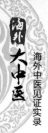

好的疗效，这样患者就能成为我们最好的见证人。但是因为当时俄亥俄州没有针灸法，我们根本无法给患者做合法的针灸治疗，后来我们决定找一些亲戚朋友来做针灸示范（demonstrations），但是不能叫治疗（treatments）。因为治疗必须是有执照的针灸师才能做，而当时俄亥俄州都没有针灸法，怎么可能有执照针灸医师呢？所以我们只能做示范（demonstrations），而不能做治疗（treatments）。当然做这些都是免费的，我们找的主要是美国人，这样才有更强的说服力。终于有很多美国人在我们的示范（demonstrations）下取得了很好的疗效，他们答应去州众议院和参议院召开的听证会上为我们做针灸见证。

经过近 2 年的不懈努力，州众议院和参议院终于在 2000 年 9 月通过了针灸法，由州长签名，自那时起俄亥俄州的针灸法正式生效，我们可以申请合法的针灸师执照了，但是他们不让我们有我们自己的中医医疗委员会（Chinese medical board），我们的针灸执照必须由西医的委员会审批。这是很不公平的，因为他们根本不了解中医药针灸的精髓，怎么可能审批我们中医师的执照呢？他们只给我们发针灸执照，不允许我们用中药（因为当时还没有中药法），他们把针灸和中药完全分开来了，但我们不得不接受了他们的决定，只能拿针灸师执照，做针灸治疗，不能开中药，要不然我们连针灸治疗都不合法。就这样俄亥俄州有了合法的针灸诊所。

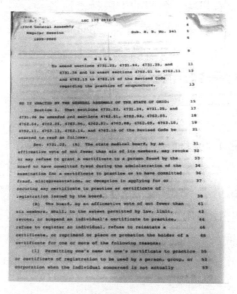

图 2-1　俄亥俄州针灸立法第一份原始草案

三、中药立法

随着针灸诊所的不断扩大，针灸患者的不断增多，不能用中药成了我们最大的遗憾。为了完善我们的服务，为了更好地为患者提供最有效的治疗方案，我们提出了中药法的草案，交由州众议院和参议院讨论，跟讨论针灸法一样，我们也需要见证人去众议院和参议院的听证会上为我们做中药见证，我们没有中药法，怎样才能让患者服中药呢？当时俄亥俄州医疗委员会给了我们一个通融的方法，中药处方必须由患者的家庭医生签字同意，患者才可以服中药。可是家庭医生都是西医，他（她）们根本不懂中药，更看不懂中药处方，怎么才能说服他（她）们在中药处方上签字呢？这着实很为难他（她）们，也很为难我们，好在我们的针灸治疗做得很成功，疗效很好，很多家庭医生很信任我们，尽管他（她）们不懂得中药，看不懂我们的中药处方，但也在我们开的中药处方上签字了（图2-2）。就这样经过整整8年的努力，中药法于2008年在俄亥俄州正式通过。我们终于有了完整意义的中医行业。

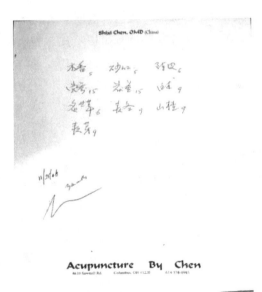

图2-2 美国西医家庭医生签字的中药处方

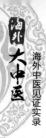

四、保险报销

与此同时，我们做了很多工作争取健康保险公司报销针灸治疗费用。主要还是依靠患者，比如有些腰椎间盘突出的患者手术后效果非常差，疼痛甚至比手术前还严重，但经过针灸治疗康复了，我们就让他们写信去保险公司并把针灸治疗的账单附上。相对于手术治疗的几万美元费用，针灸治疗的费用是非常便宜的。慢慢地保险公司明白了，如果他们报销针灸费用，患者就可以在做手术前先选择针灸治疗，这样保险公司就能省好多钱。就这样从美国最大的几家保险公司开始，越来越多的保险公司开始报销针灸费用了。到目前为止，大约有一半的患者的医疗保险都能报销针灸费用。

这就是中医药、针灸在俄亥俄州立法的过程，相信其他州也有相似的经历。现在美国有 44 个州有针灸法，仍有 6 个州针灸没有立法，即怀俄明州（Wyoming）、北达科他州（North Dakota）、南达科他州（South Dakota）、亚拉巴马州（Alabama）、堪萨斯州（Kansas）和俄克拉荷马州（Oklahoma）。相信在不久的将来，在全美中医师的共同努力下，所有州的中医药立法都将顺利通过，并且能够出台一部美国中医药针灸联邦法。

从俄亥俄州中医药、针灸立法的过程可以看出，中医药、针灸在美国能够发展到现在，并在将来得到进一步的提高和完善，关键在于疗效，只有疗效好才能被患者接受，才会有进一步发展的可能。

作者简介

陈世熙，美国执业中医师。

见刊时间：2016 年 4 月，《中医药导报》官方微信公众号。

加拿大安大略省中医针灸立法规管

以加拿大安大略省中医师及针灸师管理局（以下简称"安省中管局"）正式成立之后，即2013年4月1日至2016年9月30日间的立法规管及相关资料为主要研究对象，进行搜寻、查证、整理和研究。对加拿大安大略省（简称"安省"）中医针灸立法规管的回顾性研究及现在状况的分析，客观地呈现安省中医针灸立法规管发展的脉络和轨迹，预测未来发展趋势，为加拿大各省及英联邦国家和"一带一路"沿线国家和地区，提供中医针灸立法规管可借鉴的经验和规律。

一、历史回顾

中医针灸在安省已有170多年的历史，其发展脉络可划分为萌芽、成长、成熟三个时期。安省中医针灸立法进程分为求法、咨询、法案形成、过渡建制期四个阶段[1]。立法规管分为两个阶段：会员注册和执法规管。

二、立法规管

安大略省中医师及针灸师管理局（CTCMPAO）于2014年4月1日正式成立，开始注册规管和执法。安大略省中医针灸属于自我规管的方式。安省中管局的使命是维护公众利益，监管中医针灸执业者。中医针灸注册规管的内容有5项，注册分为6个类别，证书级别为注册中医师（R.TCMP）和注册针灸师（R.Ac），且暂不授予中医界"医生"头衔[2]。

1. 祖辈法

为保证中医针灸多数从业人员的工作质量和得以连续，同很多国家和地区在进行中医针灸立法或管理时一样，安大略省采用祖辈法（Grand Parented Registration）来保证中医针灸临床实践和服务的连贯性。通过优先评审而不是单纯的考试来进行认证，进而颁发牌照。

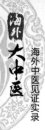

安省中管局从 2013 年 4 月 1 日正式接受祖辈法注册针灸师和注册中医师的注册工作，至 2014 年 3 月 31 日截止。祖辈法注册条件：有效期为 5 年（2013 年 4 月 1 日至 2018 年 3 月 30 日）。在此期间，祖辈法注册会员必须转变为正式会员[3]。

2. 加拿大全国中医师与针灸师注册统一考试

自 2013 年 4 月 1 日，除祖辈法注册会员外，若在安省中医针灸执业必须通过加拿大全国中医师与针灸师注册统一考试（Pan‑Canadian Examination）。该项考试于 2013 年 10 月起正式实施，考试分为两部分：每年 10 月举行多选题的笔试，次年 2 月举行临床病例考试。通过考试后获得的资格认证在加拿大全国有效[4]。

3. 注册后的重点

必须做守法合格的会员，若被检控，可通过法规程序，争取合理的结果。违规主要有以下 4 种情况：

（1）专业失职，其行为共计 16 项。

（2）缺乏专业能力，与"专业失职不同"，不涉及诚实或道德，只涉及专业知识判断等。

（3）不能胜任，主要是执业者的身体状况，或酗酒、吸毒而不能胜任。

（4）后果：投诉—调查—纪律聆讯—裁决。

4. 安省中管局各委员会的职责

注册委员会（RC）负责认证，发放及更新牌照；咨询、投诉及举报委员会（ICRC）负责纪律及投诉程序；纪律委员会（DC）相当于民事法庭，先对 ICRC 的指控进行评估，然后举行纪律聆讯及判定；质量管理保障委员会（QAC）负责质量管理保障；患者关系委员会（PRC）负责管理和提高会员和患者之间的关系；健身务实委员会（FPC）负责确认该会员的身体或精神状态是否为"不能胜任"。

三、立法规管的现状

1. 注册

截至 2016 年 9 月 30 日，从安省中管局官方网站获得安省注册针灸师和注册中医师总计 3 296 名，其中注册针灸师共有 1 774 名，有 330 名不活跃者（暂不执业），执业活跃者实际有 1 444 名；现已转成正式会员者有 353 名，占实际人数的 24.45%；但仍有 1 363 名为祖辈法会员，还有 58 名状况不清，即未明确标明是已转成正式会员，或仍然是祖辈法会员。

另外，注册中医师共有 1 522 名，有 179 名不活跃（暂不执业），执业活跃者实际有 1 343 名。现已转成正式会员者有 445 名，占实际人数 33.13%；但仍有 1 029 名为祖辈会员，还有 48 名状况不清，即未明确标明是已转成正式会员，或仍然是祖辈会员。

2006 年 12 月，"传统中医药法案"（TCM Act 2006）已允许授予高级中医师（Dr of TCM）的头衔，但需要大部分祖辈法注册的会员转变为正式会员；计划在 2017 年上半年启动，也许会延续到 2019 年；但其具体时间和授予"医生"头衔与否，还取决于多方面的因素。

安省中管局仅注册中医师和针灸师，其他 7 个西医的医疗行业（物理治疗师、整脊师、注册按摩师、护士、牙医、职业治疗师、手足病医生）虽然可以做针灸，但不可称为注册针灸师；如想成为注册针灸师，需以中医师和针灸师同样的标准在安省中管局注册。注册针灸师需要 1 900 学时，祖辈法注册针灸师转成正式注册针灸师也需要 750 学时，而西医针灸师（或称解剖针灸、干针疗法）仅需 200 学时左右。

2. 保险付费现状

在中医针灸尚未立法时，保险公司可以给西医针灸师报销针灸的费用；但中医针灸立法后，保险公司要获取最大利益，依法只给注册针灸师报销针灸的费用，而停止给西医针灸师报销针灸的费用。西医只能报销与其专业相关的针灸费用，如物理治疗师、注册按摩师只能做运动系统（肌肉或韧带）的损伤（疼痛），不能同注册针灸师一样治疗内科、外科、妇科、儿科的疾病；西医针灸师不获保险公司的针灸赔付，将会逐渐退出这个领域。

3. 使用英文的问题

由于历史的原因，加拿大官方语言为英语和法语。安省中医业界在中医针灸立法的过程中，因诸多原因未能形成统一的声音，导致安省中医针灸立法后，只能用英语教学和考试，以及用英文记录病历。

4. 教育现状

安省中医教育在 20 世纪 70~80 年代就初见端倪，林文耀医生在 20 世纪 70 年代最早从事中医针灸教育，并创立了传统中医学院（Institute of

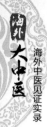

Traditional Chinese Medicine)。20 世纪 90 年代，安省中医教育有了充分的发展，各种规模和各种形式的培养中医针灸人才的学校纷纷出现，学校均为私立，仅颁发结业证书。

中医针灸立法之前，曾经有大小中医针灸学校 20 多所，因各种原因，多数学校中途停办。立法之后，安省因只能用英语教学和考试，只剩下了用英文全日制教学的学校，并自发组成"安大略省中医针灸高校联盟"（Council of Traditional Chinese Medicine and Acupuncture Schools of Ontario），参加联盟的基本条件是该学院必须有毕业生参加了"加拿大全国中医师与针灸师注册统一考试"（Pan-Canadian Examination），现加入联盟的共有 6 所院校：大多伦多中医学院（TSTCM）、安大略中医学院（OCTCM）、八枝中医学院（EBAEM）、指压学校（SSC）、约翰和珍妮中医学院（JJTCMC）、国际健康教育学院（IATCM）。

2016 年 1 月，巴里（Barrie）市的一所公立社区学院——乔治恩学院（Georgian College）的针灸专业开始招生[5]。2016 年 9 月，位于多伦多市的公立社区学院——汉博学院（Humber College）的中医专业开始招生[6]。

5. 执法现状

2014 年 4 月 1 日，安省中管局开始执法规管；执业者必须在管理局注册，遵守各项法则，否则将受到起诉和惩罚[7]。

2014 年 4 月 1 日至 2016 年 1 月，安省中管局执法期间对 6 个组织机构和 10 多名个人发出禁制令，并对其中某些人开出 7 500～30 000 美元不等的罚款[7]。

6. 祖辈法现状

（1）祖辈法注册会员转成正式会员的期限

祖辈法有效期为 5 年（2013 年 4 月 1 日至 2018 年 3 月 30 日），在此期间，祖辈法注册会员必须转变成为正式会员。

①2017 年 7 月 1 日（既有学识评估期限日），所有祖辈类注册的针灸师和中医师成功完成晋升为正式针灸师和中医师的申请不能迟于 2017 年 7 月 1 日。

②2017 年 11 月 1 日（正式会员期限日），所有祖辈类注册的针灸师和中医师都必须成功地提交晋升为正式针灸师和中医师的申请，过期将不受理任何人的转正申请。

③2018 年 4 月 1 日（祖辈法失效日），所有祖辈类注册的针灸师和中医师执照将失效[8]。

（2）祖辈法注册会员转成正式会员的条件

①从业 3 年内，至少有 1 200 次中医针灸患者来访（1 200 patient visits）。

②申请者成功通过既有学识评估（PLAR），结合下列两项：学历评估被注册委员会认可；或选择 3 个病案进行分析，专业水平的评估被注册委员会认可。

③符合语言要求。

（3）祖辈法注册会员转成正式会员的程序要点

①时间：2018 年 4 月 1 日前必须完成。

②途径：既有学识评估（PLAR）只有 2 个方法：学历评估（Academic Document Review）及病案分析（Prepare for Case Study Assessment）。

③学历评估：所学的课程不限语言、时间及国别，但要有学历成绩单（Transcript），并要求有课时数（Hour）、成绩分数（Mark）及课程的详细描述（Description）。

④受训机构：应是专科及以上院校（The Post-Secondary Educational Institutional）。

⑤受训程度：基于 2009 年批核的《加拿大执业中医入门职业能力》的要求。

⑥受训时间：注册针灸师（R. Ac）需 750 学时，注册中医师（R. TCMP）需 1 000 学时，所修课程要符合《加拿大执业中医入门职业能力》的要求。

⑦如无学历文件或所提供文件不达标，只能采取病案分析的途径。

⑧如选择了学历评估而未通过，还可以再进行病案分析；如选择了病案分析未通过，则不可以再进行学历评估，但可以多次参加病案分析的考试。

（4）选择学历评估及病案分析的不同人群

学历评估是供曾经在加拿大的中医院校或其他国家（如中国的中医院校，受过中医针灸教育的祖辈法注册会员选择，需要提供正规的成绩单。安省中管局要求祖辈法注册会员转成正式会员时，应该有中医针灸专业的入门基础知识，对 PLAR 课程的要求并不高，如注册针灸师（R. Ac）仅需要 750 学时，而现在正规课程的需要 2 100 学时；注册中医师（R. TCMP）仅需要 1 000 学时，而现在正规课程的需要 3 150 学时。可见，祖辈法注册会员转成

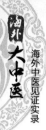

正式会员的 PLAR 课程学时仅是现在正规课程的 1/3，主要是《加拿大执业中医入门职业能力》规定的专业入门基础课程。

病案分析考试开放给所有的祖辈法注册会员。曾经受过正规中医院校教育的祖辈法注册会员绝大多数会选择学历评估；而那些未受过正规中医院校教育，且认为自己已达到标准，或无时间、无精力、无兴趣再回学院学习者，只有选择病案分析考试。

（5）语言条件

从 2013 年 4 月 1 日开始，在祖辈法注册期间，约有 240 位华裔（老）中医用中文参加"法律课程"和"安全课程"考试，故在注册成为祖辈法会员时签署了一份书面语言计划（written language plan），承诺在"祖辈法"有效期内（2018 年 3 月 30 日），能达到安省中管局的英语水平要求。截至 2016 年 9 月 30 日，从官方网站可以查到曾签署书面语言计划者中，还有 223 名祖辈法注册会员尚未转为正式会员；其中注册针灸师（R. Ac）为 64 名，注册中医师（R. TCMP）为 155 名，另有 4 名不活跃者。表明他们在转成正式会员时还多了一项英语达标的条件。

预计部分祖辈法会员将放弃或无法转成正式会员，主要有以下 3 种情况：

①因年龄问题，有些会员的年龄已在 65~70 岁，到了退休年龄，而准备放弃转成正式会员。如以加拿大中医药针灸学会（CMAAC）为例，30 岁以下者约占 1%，40 岁以下者约占 10%，大部分集中在 45~65 岁，5~10 年后将是这些会员退休的高峰期。

②现有 223 位华裔老中医签署了"书面语言计划"，承诺转成正式会员时提高英语水平；但大多年事已高，短期内大幅度提高英语水平是一个很困难的问题，而其中一些人打算放弃转正。

③部分注册按摩师（R. MT）或（西）医疗专业者的祖辈法注册会员，直接进入病案分析考试，但因中医理论不系统和欠缺而不能通过考试，无法转成正式会员。

前两部分预计有 100 名左右，加上第 3 部分预计将达 250~300 名，这些会员约占总数的 8%~10%。到 2018 年 4 月 1 日祖辈法注册会员执照失效时，预计成功转成正式会员的人数在 2 500 名左右。

（6）祖辈法注册会员转成正式会员的进程

截至 2016 年 2 月 29 日有 460 名祖辈法注册会员转成正式会员；截至 9

月 30 日，正式会员有 798 名，占实际执业者（2787 名）的 28.6%；7 个月过去后仅增加 329 名，平均 47 名/月。如所有祖辈类注册完成 PLAR 申请都不能迟于 2017 年 7 月 1 日，那么，未来的 10 个月内，平均应该为 100~150 名/月，工作量要翻 2 倍才能完成 1 000~1 500 名的转正；也许还有 100 名左右的会员已经通过学历评估评估或病案分析考试，尚未转成正式会员。加上现有的 798 名，才可以达到 1 900~2 400 名会员的转正。

目前，大部分的会员（约占总数 60%）在积极准备学历评估评估或病案分析考试。如曾经在加拿大或其他国家受过正规中医院校教育的祖辈法注册会员，大多数会准备学历评估的文件；有的正在参加注册针灸师 750 学时或注册中医师 1 000 学时的课程，或者参加病案分析考试的辅导课程。大概还有占总数 6%~10% 的会员们仍在观望，不知道是选择参加学历评估，还是直接参加病案分析考试，或放弃转成正式会员。

四、立法规管不同时期的工作重点

1. 2014~2016 年

2014~2016 年的工作重点为对无牌中医从业者的执法规管和惩罚。其间，安省中管局对 6 个组织机构和 10 多名个人发出禁制令，并对其中某些人开出 7 500~30 000 美元不等的罚款。今后，安省中管局仍然会继续监管无牌中医从业者。

2. 2016~2017 年

2016~2017 年的工作重点为祖辈法注册会员转成正式会员的工作。2016 年下半年和 2017 年上半年是转成正式会员的高峰期，但将有部分祖辈法注册会员放弃或无法转成正式会员，也许有些会员会因观望不决而失去或者延误了转成正式会员的时机。

3. 2017~2018 年

2017~2018 年的工作重点为注册高级中医师（Dr of TCM）。如 2016 年年底或 2017 年年初，祖辈法注册会员转成正式会员可以达到 50% 或以上。安省卫生厅将批复安省中管局，进行高级中医师的注册工作。根据以前的文件预测，到 2018 年 4 月 1 日祖辈法注册会员执照失效前，高级中医师的注册工作仍可按祖辈法执行而免除考试。2018 年 4 月 1 日后，则都要通过加拿大全国中医师与针灸师注册统一考试。

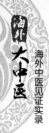

预测安省中管局进行高级中医师注册时，会参照卑诗省（不列颠哥伦比亚省）4 年约 4000 学时的教育标准，从注册中医师（R. TCMP）中选拔。其标准应较祖辈法注册中医师更严格，应该只有学历评估，而无病案分析考试。

4. 2016~2018 年

2016~2018 年期间将开展质量管理和监督的工作。安大略省每个医学专业管理局都设置"质量保障管理计划"，此计划是要帮助执业者改善及提高专业水准，执业者要定期参与自我评估及专业进修活动。如执业者被要求填写 1 份表格，说明其执业范围，如何提高其技能水平以及如何改进。执业者可进修课程或采用其他提高方法。执业者必须记录所有学习活动，管理局可要求执业者出示其记录，进行质量管理抽查和监督。

5. 2019 年以后

2019 年以后也可能将开展英文病历书写的抽查监督和管理。安大略省中医针灸立法规定，需要用英文书写病历，以及用英语教学和考试。立法虽然有规定，迄今为止，安省中管局尚未开展英文病历书写的抽查监督。2019年，祖辈法注册会员转成正式会员的工作已完成，开展英文病历书写的抽查监督将会提到日程上来。

五、立法规管所带来的问题和挑战

1. 角色转换

立法规管后，相关中医学会应该转换角色，转变成为中医药针灸公会，代表业界形成一个声音，去与安省中管局协商，继续争取更多的保险公司，对会员进行继续教育等。

2. 中医针灸的传承

立法规管前，华裔中医针灸师占其队伍的多数；立法规管后，非华裔中医针灸师将逐渐占其队伍的多数。中医针灸是中国传统文化的一部分，如何保证传统中医针灸的传承是值得深思的问题。

3. 应对"断档期"

因安省中医针灸立法规管要求只能用英文书写病例，一些高年资的中医针灸师将被迫离开本领域，5 年后将进入有经验的临床中医针灸师断档期。

如何应对未来的断档期是应该考虑的问题。

4. 发展与传播

中医针灸走出国门，传播到全世界，给各国人民带来了福祉，同时结合所在国的政治、经济、文化等形成"海外中医针灸"，其中也有许多"去中国化"的因素，如将"传统中医"（TCM）的内容改称为"东方医学"（Oriental Medicine）等，诸如此类都值得我们警惕和应对。

参 考 文 献

［1］王方，吴滨江. 加拿大安大略省中医针灸发展概述［J］. 中国针灸，2012，32（4）：367-369.

［2］College of Traditional Chinese Medicine Practitioners and Acupuncturists of Ontario/Order des praticiens en medicine traditionnelle chinoise et des acupunctteurs de l'Ontario［EB/OL］. 2016-10-08. http：//www. ctcmpao. on. ca/Media/en/news.

［3］College of Traditional Chinese Medicine Practitioners and Acupuncturists of Ontario/Order des praticiens en medicine traditionnelle chinoise et des acupunctteurs de l'Ontario［EB/OL］. 2016-10-08. http：//www. ctcmpao. on. ca/Media/en/highlights/Highlights.

［4］CTCMPAO EXAMINATION GUIDE［EB/OL］. 2016-10-08. http：//www. ctcmpao. on. ca.

［5］Acupuncture［EB/OL］. 2016-10-08. http：//www. georgiancollege. ca/academics/full-time-programs/acupuncture-acpt.

［6］Traditional Chinese Medicine Practitioner［EB/OL］. 2016-10-08. http：//www. humber. ca/program/traditional-chinese-medicine-practitioner.

［7］College of Traditional Chinese Medicine Practitioners and Acupuncturists of Ontario/Order des praticiens en medicine traditionnelle chinoise et des acupunctteurs de l'Ontario［EB/OL］. 2016-10-08. http：//www. ctcmpao. on. ca/newsevents/current/20150204. html.

［8］College of Traditional Chinese Medicine Practitioners and Acupuncturists of Ontario/ Order des praticiens en medicine traditionnelle chinoise et des acupunctteurs de l'Ontario［EB/OL］. 2016-10-08. http：//www. ctcmpao. on. ca/Resources/plar. html.

作者简介

吴滨江，男，医学博士，教授，主任医师，加拿大注册中医师、注册针灸师、注册骨疗师。现任加拿大安大略中医学院院长，"大成国医堂"国际连锁公司总裁，世界中医药学会联合会常务副主席，世界中医药学会联合会教育指导工作委员会副主任委员，世界针灸学会联合会副主席，世界针灸学会联合会人类非物质文化遗产中医针灸传承工作委员会主任委员，世界针灸学会联合会教育工作委员会副主任委员。为人类非物质文化遗产"中医针灸"代表性传承人张缙教授嫡传弟子。独创吴氏头部推拿疗法，并向全球推广，在海外已渐成学派。著有《吴博士头部推拿疗法》，现有英、匈、中三种文字出版。曾担任《针灸大成校释》第2版副主编。自2001年起受聘为河南中医药大学和黑龙江中医药大学教授、博士研究生导师，合作培养中医药针灸硕士研究生28名，博士研究生10名。

见刊时间：2016年10月，《中医药导报》官方微信公众号。

匈牙利中医概况和中医立法后的思考

2015 年 10 月 19 日，匈牙利中医法案正式生效，这是继 2013 年 12 月 17 日匈牙利国会通过中医立法后相关法案的具体落实，是匈牙利中医事业发展史上的一件大事。该法案的出台，为中医在匈牙利的长远发展提供了法律保障，同时也使匈牙利成为欧洲第一个实施中医立法的国家。该法案对中医从业人员行医许可证的发放条件做出了以下规定[1]。

（1）申请人需要向国家医疗注册培训中心递交至少有 5 年学历的中医药高等教育文凭、至少有 5 年中医药专业从业经历，并掌握专业语言，才有资格向有关当局递交申请。

（2）学历证书需出示公证资料以证明申请人在其学校所学的课程及课时数，必要时该注册中心有权要求申请人当面解释所提交的资料。

（3）申请人需证明在祖籍国最后一个长期行医的工作单位没有被取消过行医资格，同时无刑事犯罪记录。

（4）许可证有效期为 5 年，到期可以延期。但至少在过去的 5 年时间内有 2/3 的时间从事本行业的工作，才有资格申请延期。

（5）许可证规定了中医临床工作的具体范围：针灸、推拿、点穴和导引疗法。

（6）许可证仅限于中医临床行医，不包含西医的行医许可。

（7）法令中详细规定行医地点的设施和卫生环境要求等。

该法案最大的亮点是承认中国高等中医院校学历，华人中医师或持有高等中医院校学历的当地从业者符合相关条件即可合法独立行医，从根本上解决了长期困扰当地中医从业者，特别是华人中医师的"合法行医"问题。法案一公布，匈牙利中医界为之欢呼雀跃，欧洲各国中医同仁亦深受鼓舞。兴奋之余人们难免会问，为何中医在东欧小国匈牙利能够率先突破法律门禁？笔者作为旅匈行医二十余年的中医业内人士，就此谈谈个人体会，主要分两个方面：一是匈牙利中医发展状况回顾；二是匈牙利中医立法后的几点思考。

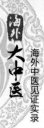

一、匈牙利中医发展状况回顾

1. 中医进入匈牙利

匈牙利是与中华人民共和国建交最早的国家之一。早在二十世纪六七十年代，就有匈牙利医师去中国学习中医针灸。中国医师正式进入匈牙利要从1987年算起。历史应当记住两位关键人物，一位是中国著名针灸专家、黑龙江省中医药科学院原院长张缙教授；另一位是匈牙利犹太裔医生艾瑞博士（Dr. Eǒry Ajándok）。1987年，张缙、艾瑞两人分别作为黑龙江省中医研究院（现黑龙江省中医药科学院）和匈牙利匈中友协传统医学会的代表，共同在布达佩斯创办第一家以华人医师为主体的中医诊所和中医培训班，开启了中医进入匈牙利的大门。

1991年，匈牙利对外经济贸易部正式批准黑龙江中医研究院与匈牙利匈中友协传统医学会共同成立匈牙利中医诊所，标志着中匈中医药领域合作的开始。当时诊所的患者爆满，患者要预约排队十余日才能就诊。为满足日益增多的患者就诊需求，诊所里的中国医生陆续增至14名，还有匈牙利针灸医生若干名。中国医生除了诊治患者，还承担着培训匈牙利医生的工作。中医神奇的疗效从那时起开始在匈牙利民众间传播，一批匈牙利针灸医生也是从那时起得到正规培训。这一切，为日后中医药在匈牙利的发展打下了基础[2]。

2. 中医在匈牙利遇到的法律问题

随着越来越多的中医师进入匈牙利，匈牙利政府开始加强对针灸行业的管理。1997年，匈牙利卫生部根据社会福利部颁发的第11/97号法令和政府第40/97号法令，允许传统中国医学作为一门专业培训课程在大学中开设，但规定只有匈牙利医学本科毕业生或当地西医执业医师才可以报名学习，毕业后可从事针灸医疗工作。法律颁布以后，绝大部分中国医生因无法满足"匈牙利医学本科毕业生"或"西医执业医师资格"的条件而无法继续获得行医许可。一部分中国医师选择远走美国、加拿大等国，留下来的医师或是想办法考取自然疗法许可，或是转行另谋他业。中医在匈牙利的发展遇到了法律问题。

当时的法律规定，除针灸临床治疗必须要有当地西医医师资格外，其他中医项目如耳针、推拿、足疗、火罐、导引和气功等被归属为替代疗法（自然疗法），由健康再教育考试委员会颁发从业许可证，该许可证不包括针灸在内（针灸和耳针在匈牙利分属不同体系）。部分华人医师通过考取自然疗法许可的途径，打法律的"擦边球"得以继续从事保健工作，但不能从事针灸治疗。

3. 匈牙利中医药学会成立

2002年9月，以华人医师为主体的匈牙利中医药学会依法注册成立，从此搭建了华人医师与匈牙利政府进行有效沟通的平台，改变了之前华人医师"单打独斗，势单力薄"的局面。2003年夏天，在时任匈牙利总理的麦捷什访华前夕，发生了两位华人中医师被匈牙利警方拘捕的事件。匈牙利中医药学会会长于福年借此致信麦捷什总理，诉说中国医师面临的艰难处境，向总理争取恢复合法行医的权利。在麦捷什总理的亲自过问下，匈牙利卫生部作为"特事特办"批准了13名华人中医师的行医许可。

匈牙利中医药学会成立后，在以于福年博士为会长的理事会领导下，以开展义诊活动、举办中匈双边医学学术研讨会、开展中医教育等为突破口，逐步扩大了学会的影响，团结了一大批当地中医药工作者。学会从最初的20多人，逐步壮大至百余人，成为匈牙利具有重要影响力和代表性的中医团体。匈牙利中医事业发展开始驶入快车道。

4. 匈牙利的中医教育、中医组织和中医从业人员

匈牙利的中医教育主要体现在中医高等教育、中医孔子学院暨补充医学学位教育、行业学会的中医科普教育，以及中医顶尖人才的传承教育等方面。

2004年，根据中匈两国教育部于1999年11月签署的互相承认学位证书和学历的协议，匈牙利中医药学会与黑龙江中医药大学于2004年创立了"黑龙江中医药大学匈牙利分校"，于福年出任中方校长。2009年，匈牙利教育部批准该分校正式纳入匈牙利塞梅尔维斯大学（匈牙利首都医科大学）。它不仅成为匈牙利第一所具有正式文凭的中医教育院校，而且设有学士、硕士、博士学位，起点之高在欧洲尚属首次。该校的全部中医课程由匈牙利中医药学会的5位中医博士承担。

2004年至今，匈牙利佩奇大学补充医学系和河北联合大学（现更名为华北理工大学）共同举行了多次中匈医学学术论坛，两国医学专业人员在过去的十几年中进行了大量的学术交流和互访，共同开展学术研究和探讨，并

完成了多项国际课题。在匈牙利中医药学会秘书长陈震和多方的积极努力下，2014 年 8 月，中国国家汉办批准在佩奇大学建立中医孔子学院。2015 年 3 月 27 日，欧洲大陆第一所（全球第七所）中医孔子学院在匈牙利佩奇大学揭牌。

2012 年 10 月开始，联合国教科文组织认定的人类非物质文化遗产"中医针灸"代表性传承人、著名针灸专家张缙教授在匈牙利开展中医针灸高级人才传承授徒活动，11 名中医药学会骨干医师有幸成为张缙教授门下的亲传弟子。已经耄耋之年的张老，不顾年事已高，不远万里亲赴匈牙利为弟子们授课，传授他在针刺循经感传、针刺手法、针灸古典文献等方面的研究成果和宝贵的临床经验。

目前匈牙利的中医药团体有：匈牙利中医药学会，以华人医师为主体，是匈牙利唯一的世中联会员单位，也是匈牙利医学会联合会中唯一的中医团体会员单位；匈牙利针灸医师学会，以西医针灸医师为主体；欧洲医疗卫生中国传统医学基金会，由匈牙利前总理麦捷什担任主席；匈中友协传统医学健康基金会；以及华人医师近年注册的中欧中医药学会、匈牙利针灸推拿学会等。

目前匈牙利从事中医教育的院校主要有两所，即具有正规 5 年制中医大学文凭的匈牙利塞梅尔维斯大学（黑龙江中医药大学匈牙利分校）和具有补充医学学位文凭的匈牙利佩奇大学中医孔子学院。

匈牙利共有西医医生 3.5 万人，其中有 4 000 多名医生接受过中医针灸培训，目前临床上使用针灸疗法的匈牙利医生至少在 1 000 人以上，当地西医医师开办的针灸诊所约 200 多家。华人医师合法注册的中医诊所有 20 多家，从业人员数十人。除此之外，匈牙利还有数量众多的自然疗法诊所和大批从业人员。

5. 中医药国际学术交流与科研合作轨迹

2004 年，匈牙利卫生部部长科凯伊·米哈伊（K. mihaly）访问中国，时任中国卫生部副部长兼国家中医药管理局局长的佘靖会见了代表团，双方就开展中医药合作事宜进行了磋商。

2002~2004 年，匈牙利国家药监局与中国三九医药集团合作开展药政法规研究，并将欧盟相关法律与中国相关法律、GMP 标准、药品审批检验方法等进行对比。

2004 年，匈牙利中医药学会部分会员获聘成为匈牙利警察总局的保健医生。

2005 年 5 月，在中国驻匈牙利大使馆的大力支持下，特别是在时任匈牙利大使的朱祖寿的亲自协调下，匈牙利中医药学会作为当地华人医师最具代表性的中医组织，成功加入了匈牙利医学会联合会（MOTESZ），正式被匈牙利纳入政府性学术团体，与当地西医团体并列在同一个平台，这在欧洲他国尚无先例。匈牙利中医药学会会长于福年先后当选为匈牙利医学会联合会理事，以及匈牙利卫生部替代疗法委员会 13 名执行委员之一。

2005 年 11 月，时任中国卫生部副部长的朱庆生、时任国家中医药管理局副局长的于文明等访问匈牙利，双方就中医药合作事宜进一步磋商。

2006 年，匈牙利中医药学会加入世界中医药学会联合会（WFCMS）。

2006 年 5 月，由匈牙利中医药学会承办的首届中匈双边中医药学术研讨会在匈牙利举行。该学术研讨会至今已举办了 7 届，由于有黑龙江中医药大学、长春中医药大学等国内高校作为学术支持，以及众多中医名家的参与，中匈双边中医药学术研讨会被业界公认为匈牙利最高水准的中医药国际学术会议，历届参加该会议的匈牙利医师可获得专业培训积分。

2006 年 9 月，以匈牙利医学会联合会主席、匈牙利科学院院士维采·拉斯洛（Dr. Vécsei Lászlo）为团长的匈牙利高级医学代表团首次访问中国。代表团先后访问了世界中医药学会联合会北京总部、中华中医药学会、中国中医科学院、黑龙江中医药大学等单位，此次访问为深化双方医学交流与合作奠定了良好的基础。

2006 年，匈牙利中医药学会秘书长陈震创办的东方国药集团公司，荣获欧盟发展委员会授予的"欧洲发展优秀成果奖"。

2007 年，中匈科技合作委员会工作会议在北京成功举行。中国科技部副部长尚勇会见了匈方代表团，会上双方将中医药合作确立为双边合作的重点。

2007 年年末，为表彰匈牙利中医药学会多年来对匈牙利警察总局的警官们在医疗保健方面所做的贡献，匈牙利中医药学会会长于福年被匈牙利司法部授予"特殊突出贡献奖"。

2009 年 8 月，时任中国中医科学院院长的曹洪欣教授和副院长刘保延教授率中国中医科学院代表团访问匈牙利，开展学术交流及科研合作活动。

2009 年，中匈科技合作委员会第 4 届例会确立"基于计算机模拟的中药小分子化合物构型分析及其抗肿瘤活性研究"项目,合作单位是匈牙利罗兰大学和浙江理工大学。同时,委员会确立"瓜蒌根丸对 2 型糖尿病大鼠治疗作用的研究"项目,合作单位是匈牙利佩奇大学和河北联合大学(现华北理工大学)。

2012 年 7 月,匈牙利中医药学会和世界中医药学会联合会在北京签署协议,双方共同启动制定《中医基本名词术语中匈对照国际标准》的合作工作,这是继中英对照、中法对照等后的第 6 项中医国际标准项目。2015 年,该项工作顺利完成,并于当年夏季在扬州的世中联理事会上获得通过。

2012 年 9 月,中匈科技合作委员会第 5 届例会确立"利用基因表达技术筛选防治自身免疫疾病的药用植物活性成分的研究"项目,合作单位是匈牙利佩奇大学医学院与中国中医科学院中药研究所。

2012 年 10 月,在匈牙利中医药学会成立 10 周年庆祝大会上,一批致力于推动匈牙利中医事业发展的杰出人士受到表彰,被授予推广中医药文化突出贡献奖。获奖人士包括:匈牙利前总理麦捷什,中国驻匈牙利前大使朱祖寿,匈牙利科学院院士、赛梅尔维斯医科大学前校长绍窦尼·彼得,匈牙利医学会联合会前会长绍劳姆·贝劳,赛梅尔维斯医科大学卫生科学院院长梅萨柔丝·尤迪特,匈牙利首都卫生局前局长乔包·卡洛里,匈牙利国家警察训练中心主任西蒙·盖佐准将等。

2013 年 6 月,时任国家卫生计生委副主任的陈啸宏率团访问匈牙利,与匈牙利人力资源部(原卫生部)部长密克洛什·苏克斯卡举行会谈,双方一致同意,继续开展两国在医疗卫生体制方面的政策交流,并计划在匈牙利建立中医药中心。

2013 年 12 月 17 日,匈牙利国会通过中医立法。

2014 年 2 月 12 日,在中国国务院总理李克强和匈牙利总理欧尔班共同见证下,中国国家卫生计生委与匈牙利人力资源部(原卫生部)在北京签署《中医药领域合作意向书》。内容包括促进政策与管理信息共享、学术交流、医疗保健、教育培训、科学研究、产业发展、文化交流,以及在匈牙利建立"中东欧中医医疗培训中心"等。

2014 年 10 月,时任世界中医药学会联合会副主席兼秘书长的李振吉率团访问匈牙利。其间,代表团访问了匈牙利首都医科大学(塞梅尔维斯大学),会见了匈牙利前总理、欧洲医疗卫生中国传统医学基金会主席麦捷什,匈牙利副国务秘书、内务部副部长贝塔·克里斯蒂娜及政府医药卫生官员等，就世中联与匈牙利在中医教育、医疗、科研以及中医标准化建设等方面展开务实性会谈，并达成相关合作协议。

2014 年 10 月，匈牙利中医药学会会长于福年被聘为世界中医药学会联合会"国际中医名师带高徒"项目导师，成为世中联首批聘请的 3 位国际中医名师带高徒指导导师之一。

2015 年 9 月 18 日，匈牙利人力资源部（原卫生部）正式颁布中医立法实施细则，至 10 月 19 日公示期满，该法案正式生效。

6. "中国文化热"带动中医药发展

中匈两国有着悠久的文化历史渊源，许多匈牙利人喜爱中国文化。2003 年，时任匈牙利总理的麦捷什访华时提议建立中匈双语学校。2004 年 6 月，时任中国国家主席的胡锦涛访问匈牙利，两国签署了关于建立中匈双语学校的协议。2004 年 9 月，中匈双语学校正式招生，是目前匈牙利乃至欧洲唯一一所采用汉语和所在国语言授课的公立小学。

2003 年，匈牙利禅武文化中心成立，下设 56 个分校，现有当地学员8 000 多人。培训项目除少林武术、传统功夫外，还有禅学理论、太极拳、太极剑、太极扇、八段锦、中医养生、茶道和书法等，深受当地民众喜爱。

2006 年，匈牙利罗兰大学孔子学院成立，中国文化热再次升温。由于学员不断增加，国家汉办于 2012 年、2013 年、2014 年先后批准成立了匈牙利赛格德大学孔子学院、米什科尔茨大学孔子学院和佩奇大学中医孔子学院。不到千万人口的匈牙利，能有 4 所孔子学院，可见匈牙利人喜爱中国文化的程度之深。日益增长的"中国文化热"为中医药的发展创造了有利条件。

二、匈牙利中医立法后的几点思考

1. 匈牙利能够实现中医立法的主要因素

通过对匈牙利中医发展状况的回顾不难看出，匈牙利成为欧洲第一个中医立法国家并非偶然，而是业界同仁历经 28 年的奋斗，特别是近十几年来，全体中医同仁团结一心，共同努力，脚踏实地，一步一个脚印才走到今天。在 2015 年 9 月巴塞罗那举行的第 12 届世界中医药大会理事会上，于福年会长把匈牙利实现中医立法的原因归纳为天时、地利、人和。前不久，习近平主席在致中国中医科学院成立 60 周年贺信中也提到，当前中医药振兴发展迎来天时、地利、人和的大好时机。笔者非常赞同上述说法，用"天时、地利、人和"这 6 个字来概括匈牙利立法成功的原因，最为恰当不过。

从天时看，一是得益于中医药日益国际化的大气候。随着人类生活水平的提高和疾病谱的变化，西医学面临更多挑战，已无法满足人类健康的需求。在世界卫生组织、世界中联、世界针联等国际组织推动下，世界各国开始把目光转向传统医学。中国医药学家首次实现科学类诺奖零的突破，澳大利亚全国、加拿大 3 个省、美国 44 个州及华盛顿哥伦比亚特区等地先后实现中医或针灸立法，这种国际大气候对匈牙利中医立法起到了积极的推动作用。二是得益于中匈两国政府相关政策的支持。本届匈牙利政府奉行"向东开放"政策，中国提出"一带一路"倡议后，匈牙利成为第一个与中国签署"一带一路"合作备忘录的欧洲国家，其中包含中医药领域的合作。双方在这种政策上的相互契合，为实现中医在匈牙利立法提供了难得的机遇。

从地利看，得益于匈牙利拥有天然喜爱中国传统文化的土壤。匈牙利位于喀尔巴阡盆地，是欧洲的中心地带，是连接东西欧的枢纽。得天独厚的地理位置，加之拥有丰富的温泉地热资源，使其成为水草肥美的风水宝地，也让一千多年前的匈牙利游牧民族在此定居。匈牙利人自认为其祖先来自遥远的东方，至今当地许多习俗与中国相近，比如姓氏在前，名字在后，这在欧洲是独一无二的。再比如对自然疗法的崇尚，对植物药物的大量使用等。这种与中国天然相近的文化土壤和近年来兴起的"中国文化热"，使得中医药文化易于被当地民众接受和传播。

从人和看，首先得益于双方人员多年来扎扎实实的学术交流和科研合作。纵观欧洲各国中医立法之路，可谓路漫漫其修远兮。一些国家提出立法已十余年，但至今未能修成正果。如比利时于 1999 年提出针灸法案，至今仍未通过；英国于 2002 年成立相关立法工作小组，至今也无斩获。究其个中原因，虽多种多样，但根本原因还是中西两种医学体系的巨大不同。比如有人就提出，立法需要针灸界提供针灸疗效的科学依据[3]。正是由于西方医学界对中医缺乏正确认知，才导致中医立法困难重重。解决这个问题的最好方法，就是加强双方的医学交流与科研合作，在合作中使西方医学界真正了解中医，认识中医。从前面的回顾中我们可以看到，匈牙利中医界在这方面做得比较好。

其次得益于匈牙利有一支专业素质过硬的中医药队伍。人们常说，疗效是海外中医药发展的硬道理。我们在海外行医，不看你文章发表多少，道理讲得多深奥，就看你临床上能不能治好病。西医临床上一些解决不了的问题，咱们中医手到病除，自然让人刮目相看。举个例子，匈牙利政府内的一位高官（因隐私原因略去姓名）患股骨头坏死，当地西医只能采取置换人工关节的手术疗法，患者在手术日期已定的情况下，慕名找到于福年教授，寻求保守治疗的可能。于福年教授采用针灸和中药并用的疗法，1 个疗程后患者症状明显减轻，3 个疗程后患者痊愈，如今多年过去，这位高官仍然可以驰骋球场，健步如飞。这样的例子不胜枚举，并在民众之间口口相传。旅居匈牙利的中医师人数虽少，但与某些国家的鱼龙混杂不同，大多都是正规科班出身，并富有多年临床经验。他们以精湛的医术、神奇的疗效让中医在这里日益深入人心。

最后，得益于匈牙利的华人中医组织团结了当地一大批热爱中医文化的杰出人士，包括政府首脑、国会议员、专家教授等。其中很多人都曾亲身体验过中医的神奇疗效，与华人医师结下了深厚的友谊。

多年的学术和人文交往使他们成为中医的铁杆支持者，成为推动中医立法的重要力量。我们不妨回顾一下中医法案在匈牙利议会表决时的投票情况，当时中医法案在首轮投票中就以 257 票赞成、59 票反对、1 票弃权的结果顺利通过议会表决。值得一提的是，在 257 赞成票中，有 32 票是反对党尤比克（Jobbik）党投出的，可见，中医药在匈牙利整个社会中已经得到广泛认可。

2. 中医法案应当进一步完善

匈牙利实现中医立法，只是万里长征的第一步。法案实施细则是在立法后将近 2 年的时间里才制定完成，最终颁布的版本征集了多方意见，是中西医两大阵营相互博弈的结果。从其内容看，尚有不尽人意的地方。其一，对中医师地位的定位偏低。法案规定中医师的称谓为传统中医治疗师（Hagyományos Kínai Gyógyászat），不能使用医生（Doctor）的称谓（具有医学博士学位 MD. PhD 者除外）。其二，本次立法未能涉及中药。中药产品进入匈牙利已有 20 多年的历史，深受当地民众欢迎。随着 2004 年《欧盟传统药品法案》的颁布，中药产品进入欧盟的门槛越来越高。匈牙利作为欧盟国家，在传统药品注册程序上遵从欧盟相关法律。目前匈牙利市场上的中成药产品仍然按照食品补充剂或保健品进行注册，不能作为药物来使用。迄今为止，欧盟内也只有中药制剂"地奥心血康"在荷兰注册成功[4]。中药产品要通过欧盟国家的注册难度较大，涉及的问题较多，如在欧盟国家至少 15 年

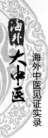
的使用年限、中药原理、成分鉴定、产品质量（欧盟 GMP 认证）、安全标准、疗效标准、巨额注册费用以及国际药品市场竞争等一系列问题。

3. 推动中医疗法加入匈牙利国家医疗保险服务体系

匈牙利实行法定全民医疗保险制度，匈牙利公民及持有永久居留身份者在公立医院的就医行为不需要个人承担费用，由匈牙利国家医保基金支付。中医及针灸疗法不在匈牙利国家医疗保险服务体系范围内，民众要获得中医针灸治疗，需要个人付费（少数保险公司与中医诊所签约承保的情况除外）。匈牙利中医立法后，相关中医团体正在积极呼吁有关主管部门，要求把中医疗法纳入匈牙利国家医疗保险服务体系，让民众充分享有自主选择接受西医或中医服务的权利。

4. 增强中医从业人员的法律意识

匈牙利中医立法细则正式实施已经 2 个多月了，有关立法后的正反方面效果尚在观察中。中医立法是一把双刃剑，一方面保障了中医师合法行医的权利；另一方面，中医师的医疗行为也要接受法律的约束和监督。因此，增强中医从业人员的法律意识，包括在中医新技术传授等国际中医药合作中增强知识产权保护意识，提高中医从业人员的医疗水平、服务水准、道德素养等，显得尤为必要。在这方面，中医行业协会，尤其是以华人中医师为主体的中医行业组织应当有所作为，要主动承担起相应的职责。特别是在行业自律、继续教育、培训考核等方面，要依据中医法律尽快建立健全相应的行业规范，力争掌握专业考试考核、相关标准制定等方面的主动权和话语权，避免出现某些国家"西医的针灸师协会来考核华人中医师"的情况，并配合政府完善相应的运行机制。

5. 在推动中医现代化、国际化进程中突出"中医特色"

中医药现代化和国际化，并非意味着"中医要西医化"。如果一切按照西医的标准来检验中医，那无异于毁灭中医。作为在海外多年从事中医临床的工作者，笔者的体会是，中医和西医作为两种不同的医学体系，在理论上无法相互结合，但临床治疗上可以相互补充。整体观念、辨证论治、天人相应等这些中医的精髓，正是西医学所缺少的，中医独特的理法方药也正是国外医学界所关注的。与国内中医同行愈来愈多地应用西医疗法不同，我们海外中医师在国外行医只能使用"纯中医"的诊疗方法，严格的法律规定也让我们不能使用任何西医的疗法和药物。但这并没有降低我们的临床疗效，相反，我们从众多临床治愈的病例中愈发看到中医疗效的神奇，更加增强了对祖国传统中医药的信心。

多年海外的临床实践表明，中医不但可以治病，而且可以治大病，治重病，可以解决一些西医无法解决的顽症。这正是中医药的价值所在，也是中医能够冲破层层阻力在海外实现立法的最根本原因。下面让我们看看在匈牙利中医法律中对针灸是怎样描述的，在有关针灸专业代码和专业活动法律条款中是这样描述的："针灸疗法是一种复杂的诊断和治疗模式，它是基于古代阴阳平衡和经络运行理论，通过针刺相应穴位来保证人体能量规律性协调运行，从而达到恢复人体正常生理状态的目的[1]。"法律中没有说针灸可以提高免疫力，没有说针灸可以调整内分泌，也没有说针灸刺激可以产生内啡肽，而是完全是按照传统中医思想来阐述针灸。在我们推动中医药现代化、国际化进程中，特别是在应用现代科技进行传统中医药的教育、科研和医疗活动时，要正确处理好继承与创新的关系，努力挖掘传统中医药的优势，坚持突出"中医特色"，这才是实现中医药振兴和发展的关键所在。

6. 呼吁中医药白皮书早日出台

在推动匈牙利中医立法过程中，我们体会到，目前世界各国的中医药发展现状不平衡，立法情况也不尽相同。西医学界对传统中医学仍持有偏见，国外对中医药的认知还存在误区，对中国中医药发展的现状还不够了解，各国之间中医药发展信息还不够通畅。因此，增强世界卫生组织、各国政府及医学界对中医药在中国和世界各国发展状况的了解，增强对传统中医学的认知十分必要。在中国国力日益强大、国际地位日益提高，特别是中国提出"一带一路"倡议的新形势下，我们海外中医药同仁热切期盼一部能够客观反映中国和世界各国中医药发展状况的白皮书早日问世，希望中国中医药管理部门出面组织这项工作。这对于推动中医药国际化，促进海外中医立法，实现中医药走出去战略将具有重大意义。

参 考 文 献

［1］匈牙利人力资源部（原卫生部）. 匈牙利政府公告第 132 号［Z］. BUDAPEST：EMMI，42/2015.（IX. 18.）.

［2］于福年，夏林军. 匈牙利中医药发展历程及前景展望［EB/OL］.［2013-11-01］. http：//www.wfcms.org/menuCon/contdetail.jsp? id=5172. 2013-11-01.

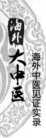

［3］世界中联国际联络部.中匈中医药领域交流合作情况［EB/OL］. wx. 3023. com/view/
　　2312803758. html. 2015-10-20.

［4］史靖洪.针灸受当地民众欢迎，比利时中医盼早日合法化［EB/OL］.［2015-10-09］.
　　http：//world. people. com. cn/n/2015/1009/c157278-27678946. html. 2015-10-09.

［5］蒋永光.欧盟禁令非瑞士中药末日［EB/OL］.［2015-09-30］. http：//www. cntcm.
　　com. cn/2015-09-30/content_ 7473. htm，2015-09-30.

作者简介

夏林军，早年先后就读于长春中医药大学、黑龙江中医药大学，为著名针灸专家张缙教授亲传弟子。旅居匈牙利20余年，一直从事中医针灸临床及教学工作。现任匈牙利中医药学会副会长，匈牙利首都医科大学（塞梅尔维斯大学）客座教授，世界中医药学会联合会理事，世界中医药学会联合会中医手法专业委员会副会长。

见刊时间：2016年5月。

巴西中医针灸发展的历程与权益争取回顾

自 1981 年以来，中医针灸在巴西逐渐发展起来。1989 年，里约热内卢州政府成立卫生局民间传统医疗机构，以指导中医针灸及民间疗法进入本州的国立、州立、市立医院，对中医针灸在巴西的合法化起到了促进作用。1996 年 8 月，巴西联邦医学委员会最终表决通过了针灸议案，结束了非巴西医师不可从事针灸的提案。

2006 年，巴西国家卫生部特别颁发了 971 法案，将针灸、草药、顺势疗法及温浴等自然疗法纳入全国医疗系统。目前，巴西约有 1.5 万多名针灸师，成立了多个针灸学术组织。

2007 年年初，巴西中医药针灸学会联络巴西针灸界及相关团体，与世界针灸学会联合会联系，组成代青团参加 PL7703/06 法案论坛会，并通过各种努力，维护了针灸的合法权益。

我们相信，随着中医针灸在巴西的逐步合法化，针灸教育及学术交流活动的进一步开展，巴西的中医药事业必将取得更大的发展。但前辈先贤为中医针灸在巴西生存所付出的艰辛努力，中医针灸在巴西经历的艰难发展历程，应该被记录，以示后人。前事不忘，才是后事之师，故笔者详述于后。

一、非巴西医师从事针灸权益的成功获取

巴西的针灸起源于 20 世纪 80 年代初。自 1981 年王钰医师赴南美举办针灸师培训班及研究班开始，中医针灸在巴西逐渐发展起来。在 20 多年前，巴西圣保罗地区每年约有 60 万人愿意接受中医针灸的治疗。因此，1989 年，巴西里约热内卢（当时为巴西首都）州政府成立了卫生局民间传统医疗机构，对中医针灸及民间疗法（汉药、草药、自然饮食、导引等）传入州内的国立、州立、市立医院里进行普及、指导，此行为对中医针灸在巴西的合法化起到了促进作用。

1990 年，巴西国家卫生部开始拟定一项计划把针灸纳入公共卫生体系，

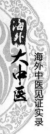

但遭到巴西联邦医学委员会（医师工会）的强烈反对，理由为针灸不具备科学的理论基础。

1991 年，参议院为了使针灸纳入法律范畴，更好地为民众服务，提出有关针灸立法的 337 号和 383 号议案；1994 年，众议院将其修改为 PLC67/95 号议案，在参议院进行表决，后因只有巴西医学院毕业的医师才能从事针灸而被否决。理由有三：

（1）非西医毕业生容易刺伤脊髓及其他内脏。

（2）非西医毕业生易传播乙型肝炎。

（3）非西医毕业生因针灸的止痛效果会掩盖严重疾病的病情，并排斥在国外受过教育的针灸执业者控制、垄断这一专业。

后经多年对针灸进行临床观察，以及巴西病患的需要，1996 年 8 月，巴西联邦医学委员会最终承认针灸在减少疼痛和控制炎症方面确实有效。故于 1997 年 4 月 17 日巴西参议院对针灸议案的表决中，结束了非巴西医师不能从事针灸的提案。

二、巴西针灸界的现状

目前，巴西约有 1.5 万多名针灸师，仅圣保罗就有 2 500 名。部分针灸师求助于私立途径进行针灸资格培训，包括去国外学习、师带徒、参加各种以团体开办的学习班。由此造成众多非医师针灸执业者的水平参差不齐，行医施治的方法以各自为政、因人而异、无标准等状态出现在巴西的针灸医师执业界，还有从业者之间因市场竞争而引起内部矛盾，这些因素导致管中医针灸疗法在巴西一直未能取得合法化的地位。

由于中医针灸疗法价格低廉、疗效显著、无副作用等优势，引起巴西相关政府部门的重视，亦有部分医院设置了针灸科，采用针灸疗法治疗多种疾病，如各种疼痛、关节炎、面神经麻痹、自主神经功能紊乱症等，都取得了良好的治疗效果。且在巴西 12 所大学的附属医院和 37 个公共卫生部，平均每月约有 8 000 名患者接受针灸治疗，在圣保罗公务员医院针灸科，每天接受针灸治疗的患者也是络绎不绝。

目前巴西已成立了多个针灸学术组织，某些大学也开设了针灸课程及针灸培训班以培养中医针灸人才。另外，除了民间交流外，中巴两国政府间也进行了有关传统医学的交流，对巴西中医针灸事业起到了促进作用。

随着巴西广大民众对中医针灸的热爱和信任的增加，为了满足巴西广大民众的需求，2006 年，巴西国家卫生部特别颁发了 971 法案，决定将针灸、草药、顺势疗法及温浴等自然疗法纳入全国医疗系统，即列入公费医疗的辅助治疗范围之内，从此巴西民众就可以在公立医疗中享受免费的针灸疗法、顺势疗法、草药疗法、温泉疗法。此后，在巴西国内 19 个州和 32 个城市的公立医院中，都会采用一种或两种上述治疗方法，更进一步促进了中医针灸在巴西的合法化。

三、巴西医学界对中医针灸的围攻

中医针灸快速发展对当地医疗市场造成了一定的挤压，引起巴西国内医学界的不满（以白洪仁医师为主导）。他们先通过媒体发表文章反对 971 法案，并在刊物中公开否定中医学的阴阳及经络学说，否定针刺的行气补泻特殊手法，歪曲中国传统医学理论，推出新版"医师权职医学行为规范法案"，并于 2006 年 12 月下旬在参议院仓促通过，即 Lei Ato Medico PL7703/06 法案。并准备于 2007 年 3 月递交巴西联邦众议院，希望再次讨论以表决通过。他们利用巴西人每年最注重的圣诞节、新年狂欢节，以及巴西总统的大选期（当年 12 月至次年 3 月）等特殊时段，以分散转移众多议员的注意力。该法案中第四款第三条规定，任何实施进入人体皮下的行为都属医疗行为，包括注射、穿刺等 7 种形式，可理解为针刺属一种侵入性的治疗手段，属西医的手术方法范畴，在巴西只有西医师才可实施手术治疗（也就是说必须由巴西执业西医师才可以实施针灸治疗）。

该法案的微妙之处在于，其避开谈论中医针灸，但其准确明晰的表达却涵盖了针灸，企图不引起针灸执业者的注意而使新法案得以顺利通过，当针灸执业者明白之时已被无情剥夺了执业权益。该法案一旦经联邦众议院表决通过，再由总统颁令实施，将有上万名针灸执业者被逐出医疗界，数千家针灸诊所将被迫关闭停业，其后果不堪设想。

四、巴西针灸界维护自身权益的步骤与细节

巴西中医药针灸学会得知并查阅此法案后，为能迅速阻止这一法案的通过，联络了巴西针灸界及巴西物理治疗公会等相关团体，对事态的严重性取得了共识，并于 2007 年 1 月与巴西政府有关部门及时取得联系。

2007 年 1 月 28 日，巴西中医药针灸学会及时召开了由前会长朱天锡、刘之明、张伍咎、何理建等参加的扩大理监事会，对此法案的严重性进行了

严肃的讨论分析，并选出由名誉会长刘之明、会长刘芳、副会长兼秘书长惠青、理监事彭松组成的代表团，参加在巴西首都巴西利亚举办的关于西医师所提出的"医师权职医学行为规范法案"的论坛会，并接受作为承办单位。

2007年2月5日，巴西中医药针灸学会发出了紧急函件，将有关此事件发生的来由及时发函给世界针灸学会联合会主席邓良月、秘书长沈志祥及常务副秘书长宋丽，函中特别指出，最近巴西针灸立法的公正及针灸从业人员的权益又一次受到威胁，这主要是因为巴西的参议院通过了"医师权职医学行为规范法案"，其剥夺了现有针灸人员的执业权、生存权，窃取了有5 000多年历史的中医针灸成果为西医所专有等。如果此法案通过、生效，会使得当初把针灸疗法带来巴西并为巴西民众解除病痛的传播者及传授针灸技术的师资人员均不具备针灸执业资格，而今巴西执业的非医师针灸师人数众多，所服务的病患更多，如果新法案生效，受害最大的是受疾病折磨的巴西民众。

发函旨在为全力阻止这一不公正的新法案的通过，不使中医针灸在巴西受制于人，为维护广大针灸从业人员的权益，保护中华传统医学文化的完整性、独立性，使之更好地为全人类的健康服务，希望世界针灸学会联合会以世界卫生组织非政府组织合作机构的权威身份，发挥世界针灸行业的龙头作用，以鲜明的立场向巴西政府、参议院、众议院、卫生部，以及即将举办的新法案论坛（PL7703/06）表明态度，以正视听，避免巴西的针灸疗法被别有用心的人所误导，阻止这一不公正、不科学的法案通过。

2007年2月中旬，巴西中医药针灸学会及时与中国驻巴西大使馆取得联系并请求帮助，此事态引起了中国驻巴西大使馆的高度重视，时任大使陈笃庆及办公室主任王巧云邀请会长刘芳、副会长兼秘书长惠青前往大使馆汇报详情，同时还邀请了巴西总统鲁拉的针灸保健医师顾杭沪（巴西中医药针灸学会名誉会长）。

2007年2月27日，陈笃庆大使接见了巴西中医药针灸学会会长刘芳、副会长兼秘书长惠青、名誉会长顾杭沪。陈笃庆耐心听取了有关巴西参议院通过新版"医师权职医学行为规范法案"涉及针灸方面的情况报告后，表示特别关注，指出此法案的通过可能给华人针灸师带来的影响。并指出，由于部分议员对中国传统医学不了解，同时受个别试图垄断中医针灸行业的西医师的影响，而立法剥夺非巴西医学院毕业的针灸执业者的权益是不公正的，表示全力支持巴西中医药针灸学会通过各种方法、形式，如举办论坛、联系巴西众多针灸团体，以发表自己的见解及主张，反驳新法案中的不合理内容，维护传统医学针灸执业者的合法权益。同时建议名誉会长顾杭沪将此意见在方便时直接转告给鲁拉总统及相关的政府官员。

2007年2月28日，巴西中医药针灸学会名誉会长顾杭沪、会长刘芳、副会长兼秘书长惠青在巴西总统府得到总统办公室主任修贝多（Gilberto Carvalho）亲自接见，其耐心听取了三位代表反映PL7703/06法案不规范的呈报意见并表示赞同，代表们特别提出了以下修改建议：

（1）根据世界卫生组织培训针灸医师的国际条文和世界针灸学会联合会2 500学时的培训计划，开展针灸执业人员的培训工作。

（2）建立执业针灸医师的考试制度，是否能承认世界针灸学会联合会的考试。

（3）开办有关中医针灸院校，分大、中不同等级。

（4）建立国家针灸管理法案，以便统一管理。

同时巴西中医药针灸学会呈交了联合国转发的有关挪威、葡萄牙等国家或地区的针灸立法文件及世界针灸学会联合会的有关文件，以供参考，并详细汇报了巴西民众对针灸疗法的需求，以及针灸疗法对巴西国民经济的影响。修贝多当即表示认同，提到他自己曾接受过惠青医师的中医针灸治疗，深有感触，中医针灸疗法确有功效，并表示PL7703/06法案不会如此轻易通过。

2007年3月2日，巴西中医药针灸学会收到了世界针灸学会联合会主席邓良月的信函，他表示对学会争取针灸公正立法的工作将给予尽可能的支持，并委托巴西中医药针灸学会名誉会长刘之明代表世界针灸学会联合会参加将于3月7日~8日在巴西利亚举办的针对新法案的论坛，借此论坛以充分表达自己的观点。刘之明接到授权后，马上做好了充足的准备。在此期间，世界针灸学会联合会与巴西中医药针灸学会一直保持联系，对维权工作给予了极大的关注和支持。

2007年3月7日，巴西中医药针灸学会代表团赴巴西利亚如期参加了PL7703/06法案论坛会。在开幕式上，刘之明发言说："中国医学针灸与西方医学是两个完全不同的医学，它们不仅在理论上大相径庭，施治方法也迥然不同。不可简单地纳入西医管理范畴，并由西医操纵和垄断。否则会使中医传统医学基础理论及辨证论治原则在西医的操纵下变味，如此不仅玷污了有五千多年悠久历史的中医针灸，还剥夺了广大巴西病患接受有效针灸治疗的权利。"

随后，巴西中医药针灸学会代表团受到巴西众议院议长希纳格利亚（Arlindo Ghinaglia）的亲自接见。刘之明明确指出新法案的不妥之处及其将导致的严重后果，讲明了中医的发展史，中医的基本理论、施治、针灸疗法的实际效益与西医理论的不同之处，以及目前已被巴西广大病患所接受和需要的情况。特别提到如果此法案通过，将会严重阻碍针灸在巴西的传播与发展。主要表现在以下几个方面：

（1）将会使中医被西医取代；

（2）违反了世界卫生组织培训针灸医师的国际条文；

（3）剥夺了长年合法纳税并为传播中医做出贡献的针灸者的权益；

（4）剥夺了巴西病患选择治病医师、治病方法的权利。

同时，代表团向巴西众议院议长希纳格利亚递交了已准备充分的书面资料，在座的其他代表也做了充分的说明和解释。希纳格利亚露出满意的微笑，并在当时特别提出关于针灸治病的部分种类的临床效果分析。代表团均认真回答，有力举证。此次会晤，希纳格利亚甚感满意，表示了对 PL7703/06 法案的高度重视，特别提出将成立专门小组研究此法案，并考虑是否成立专职管理小组。之后，因巴西总统直接关心过问此次会晤，众议院议长希纳格利亚特向总统鲁拉及总统办公室主任修贝多做了汇报，要求代表团把有关资料直接呈报给鲁拉总统。后来，巴西众议院议长的接见实况刊登在众议院的内参刊物上，引起了全体众议员的关注。

在巴西驻中国大使馆的大力支持和帮助下，巴西中医药针灸学会名誉会长顾杭沪积极联络巴西政府要员，加上代表团事先的充分准备，使这次与巴西众议院议长的会晤取得了圆满成功。之后代表团接受了巴西环球电视台就针灸、草药、食疗等中医疗法的专题采访，刘之明、刘芳以流利的葡萄牙语给予了精彩的回答。巴西环球电视台于 3 月 11 日向巴西民众播放了专题采访。

2007 年 3 月 15 日，巴西总统办公室通知，此法案已被众议院否决，这意味着巴西针灸界维护针灸权益的行动取得了圆满的成功。

五、结语

此法案使巴西针灸执业人员更加众志成城、团结一致。巴西中医药针灸学会将继续联合更多的针灸团体及院校，进一步加强与参议院、众议院的联系，紧跟政策，在世界卫生组织的指导下，更好地贯彻落实世界针灸学会联合会的宗旨，力争早日实现中医针灸在巴西的合法化，使之更好地为巴西及全人类的健康服务。

我们相信，随着中医针灸在巴西的合法化，针灸教育及学术交流活动的进一步开展，巴西的中医药事业必将取得更大的发展。

作者简介

惠青，1975 年毕业于河北医科大学医疗系。1986~1988 年在首都医科大学附属北京中医医院专职进修。1993 年赴非洲赤道几内亚开展医疗服务，为期 3 年。1996 年前往巴西从事中医医疗工作后定居。现任巴西中医药针灸学会会长、世界针灸学会联合会副主席。

见刊时间：2016 年 10 月。

南非中医、针灸立法管理现况

中医药与针灸是中华文化的精髓，经历数千年的传承与发展，现今又处于科技高速发展的时代，致使中医药与针灸学更臻于真、善、美的境界。又加上中国改革开放以来取得的伟大成就，相对地促使了中医学术的快速国际化。近年来，随着中医的发展，国外许多国家纷纷投入与中医学术的接触和研究。南非共和国（简称南非）就是其中之一，南非共和国高度重视传统医学，对于中医学术采取承认与支持的态度，并立法完成法律修正案，致使中医拥有合法地位，并且成立了相关部门负责管理，至此，中医在南非得到了合法保障。

一、南非共和国概况

南非共和国位于非洲大陆最南端，陆地面积为 1 219 090 平方公里，全国共分为 9 个省：豪登省（Gauteng），夸祖鲁-纳塔尔省（Kwazulu-Natal），西开普省（Western Cape），东开普省（Eastern Cape），北开普省（Northern Cape），自由省（Free state），林波波省（Limpopo），西北省（North West），普马兰加省（Mpumalanga）。

根据南非政府最近的官方数据显示（2014 年 7 月完成的全国性普查数据），全国人口总数约为 5 400 万人，其中 15 岁以下人口约占 30.0%，约为 1 620 万人；15~60 岁人口约占 61.6%，约为 3 326.4 万人；60 岁以上人口约占 8.4%，约为 454 万人。女性占人口总数的 51%（约为 2 764 万人）；男性占人口总数的 49%（约为 2 636 万人）。黑人占人口总数的 82.2%。

艾滋病（AIDS）和肺结核（TB）是当前南非最严重的全国性疾病，也是南非政府目前面临的重大医疗负担，同时对南非形成了严重的健康威胁与经济威胁。这些疾病主要高发于穷人与弱势群体。在南非，艾滋病患者同时容易感染肺结核，形成"双重疾病感染"，加重了治疗难度。据数据显示，每年因此死亡的人数有数十万人，是造成南非民众重大死亡的病因之一。至今，人口结构中：15~49 岁的艾滋病病毒（HIV）呈阳性反应者占人口总数的 16.8%，接近 1/5 的产龄女性其 HIV 呈现阳性反应；初生婴儿死亡率为 34.4/1 000；全国人口平均寿命为 61.2 岁，其中男性为 59.1 岁，女性为 63.1 岁。中医药在防治 AIDS、TB 等疾病方面具有显著的临床疗效，在南非充分发挥中医药防治 AIDS、TB 等疾病的优势具有重要的现实意义。

二、南非共和国传统医疗管理法案

南非政府卫生部将中医与针灸归属于传统医疗管理法案中，本法案自 1971—1980 年共历经 5 次修订：1971 年的第 76 号法案《脊柱按摩师法》，1972 年的 96 号法案《脊柱按摩师法修正案》，1974 年的第 52 号法案《顺势疗法医师、自然疗法医师、正骨医师、草药医师法》，1977 年的第 20 号法案《健康卫生法修正案》，1980 年的第 20 号法案《顺势疗法医师、自然疗法医师、正骨医师、草药医师法修正案》[1]。直到 1982 年 3 月 26 日通过的《健康卫生服务相关专业法（1982 年第 63 号法案）》，取代了上述的 5 部法案，并依据本法案成立了南非健康卫生专业联合委员会（The Allied Health Professions Council of South Africa，AHPCSA），全权执行本法案相关之各项权力与责任。

南非健康卫生专业联合委员会直接管理的传统医疗服务项目为：中医药与针灸治疗，印度阿育吠陀传统治疗，整脊治疗，顺势疗法治疗，自然疗法治疗，整骨治疗，植物疗法治疗，香熏疗法治疗，按摩治疗，治疗性按摩疗法和反射疗法。至 2014 年 10 月，全国具有注册中医师资格者，合计为 178 位，其中华人约占 40%[2]。

在中医教育发展方面，南非目前仅有 1 所高校设立中医系，设立于西开普大学医学院（UWC），单独担负起南非本地中医教育之责，每年招生录取名额仅只 10 余人，顺利毕业者更是少数，孤军奋勇，缺乏群组力量，成果相当有限。笔者认为，发展南非中医学术与医疗服务，必要积极而有效地建立中医教育体系。

三、南非共和国中医师与针灸师的注册及执业

1982 年第 63 号法案赋予 AHPCSA 以下权力与责任：包括执业医师的注册、注销、停业、培训、考试、监督、管理、投诉纠正、证书颁发，以及诊所注册申请的必备证明书信、档案之签发；同时还赋予 AHPCSA 拥有对注册

执业医师的惩戒权、公众投诉与违法违纪的调查权、受理注册执业医师申诉等权力。严格要求注册执业医师在本法案的基础上依法执业，同时保障执业医师与就医民众的权益。

依据 1982 年第 63 号法案规定，南非医疗保健基金会（Healthcare Funders of Southern Africa）全权掌管：办理各类私人诊所设立申请与注册的权责单位，包括各类西医、牙医、传统医疗等。所以当中医师取得"执业中医师证照"之后，连同 AHPCSA 所签署的有效文件、其他必要之法定文件与申请书—并向中医诊所管理执行机构（BHF）提出中医诊所之设立申请[3]。

1. 执业中医师申请注册的必备条件

（1）申请人必须为本国公民或执有相关有效医师工作证者。

（2）申请人必须为 5 年制中医本科学历，并且具备健康人格证明或推荐证明书。

（3）申请人必须通过 AHPCSA 既定的甄试与考核程序。

（4）持有外国学历者，另须经由南非质量认证机构（SAQA）完成相关学历资格认定证明书后，即可依法向 AHPCSA 提出办理执业医师注册申请。

（5）当中医师按照法定程序办理完成注册后，即可正式成为执业中医师，同时获得正式执业中医师证照与执业权责。执业中医师可依法在全国各地自创私人诊所，或是选择就业。

2. 中医师与针灸师的法定服务项目

（1）诊病规范：除一般诊断程序外，特别要求中医师必须运用中医辨证论治原则。

（2）中医师与针灸师的治疗服务项目：针刺与触诊疗法、灸法、脉冲针刺疗法、激光针刺疗法、穴位注射疗法、拔罐疗法、磁场疗法、推拿疗法、中医药膳疗法、太极拳运动疗法、医疗性气功疗法、中医生态药物疗法（中医药）。

（3）依据药物使用及相关条例管理法规定（1965 年第 101 号法案），患者因病必须使用中药治疗时，中医师必须运用中医辨证论治原则，根据患者个别状况开具处方药物。

（4）依据药物使用及相关条例管理法（1965 年第 101 号法案），明确规定中医师根据患者个别状况与运用中医辨证论治原则，具有法定处方权与配药权，对患者使用中药进行治疗，但是不许开放式地向大众出售药物。

四、小结

南非是一个多种族、多文化特质的国家，具有特殊而复杂的历史背景，所以传统医疗自然成为南非医疗系统中不可或缺的一环。目前南非缺乏中医教育体系，积极而有效地建立中医教育体系刻不容缓。长期以来，南非健康卫生部门能积极面对国家现实的一面，有效地投入立法建设，成立了必要的管理部门，对于国家、社会、百姓而言，有其崇高的地位和积极的意义。在管理与执行上，经由立法修法的完成，依法设立管理权责机构，再充分授权执行，部门权责清晰分明，实行委员制组织，开放透明，作业流程简明扼要，条文清楚，上通下达，易于遵循。所以公权力可以有效发挥，各级从业人员有所依从，黎民百姓得以保障，足为各界之参考。

参 考 文 献

[1] 廖宁. 国外传统医药立法管理情况及启示 [J]. 中医药管理杂志，2007，15（4）：231-233.

[2] 方廷钰. 南非传统医学执业管理情况简介 [J]. 世界中医药杂志，2007，11（2）：372-373.

[3] 任硕兰，刘晓明，包文虎，等. 国外中医医疗机构发展现状分析 [J]. 中医药管理杂志，2011，19（5）：460-462.

作者简介
杨　青（湖南中医药大学）

其他作者
郭俊佳（厦门大学医学院）
刘　密（湖南中医药大学）
常小荣（湖南中医药大学）
杨宗保（厦门大学医学院）
朱　民（《中医药导报》杂志社）
见刊时间：2017 年 5 月。

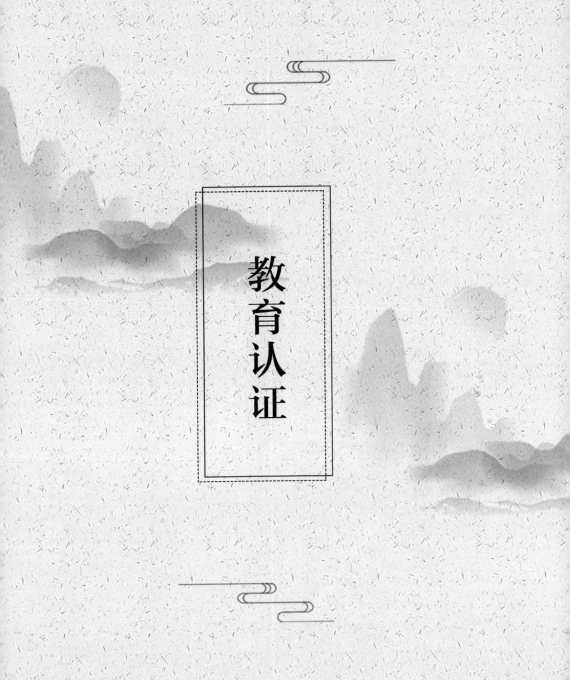

教育认证

编 者 按

开办中医教育，有助于系统、科学、广泛地传播中医知识。而且，各国中医入行门槛通常都有学历要求，这促使大批对中医感兴趣的外国人开始学习中医，获取学历及行业认证，进入中医行业就职。可以说，教育和认证，是中医在海外扎根、传播、被广泛认可、合法化和本地化发展的重要渠道。

本版块收录的 5 篇文章，大多是由海外中医教育一线的校长或教师撰写，主要介绍美国、加拿大、英国等国的中医教育实况，并深入探讨了教育特点、问题、方向性原则，提出了众多建设性意见。

《大家谈：美国中医教育》是一篇访谈录，由全美中医药学会常务副会长兼执行长魏辉等主持，邀请全美中医药学会会长田海河、纽约中医学院院长陈业孟、美国中医学院院长巩昌镇等一线人物参与，各抒己见，讨论了以下 7 个问题：美国中医学校的整体情况和评估指标，教育内容和特点，毕业生水平和认证方式，教师队伍特点和人才培养，实习场所，中国和美国中医教育对比，扩大和优化生源。

加拿大安大略中医学院院长吴滨江在《加拿大中医药教育概况》一文中介绍了加拿大中医针灸教育历经的 5 个时期，目前办学规模和数量，学历层次，师资及学生情况，毕业生就业情况，办学示范案例，存在的问题。在《海外中医针灸教育十大特点及战略发展之思考》一文中，作者基于作为世界中医药学会联合会常务副主席的视野和在加拿大的经验，对比性地总结了海外中医针灸教育的十大特点，认为培养目标、历史形成、立法、教师队伍、生源、办学体制等均与中国中医药院校教育不同，提出海内外大学联手互补、统编针灸主干课程、合作开展毕业后再教育、充分利用 IT 技术展开国际交流等举措，让海内外中医针灸教育工作者们携手传承，强强联合，共同开拓海外中医教育的新天地。

《伦敦中医孔子学院教学见闻与思考》基于作者受中国国家汉办外派的经历，介绍了伦敦中医孔子学院的一般情况、专业情况、工作环境，讲述了自己的教学见闻、临床见闻、科研见闻，并对比了中国和英国中医药教育的特点，提出了英国中医药教育中的一些实际问题。

《大家谈：海外中医教育需深化传承，融合发展》记录了纽约中医论坛的一次精彩访谈，由马小丽主持，美国、加拿大、澳大利亚三国的中医教育领军人物与众多中医群友共商中医教育的传承、融合与深化大计，探讨了一系列深刻而现实的问题，如：中医教育的本土化问题，传统中医针灸与现代中医针灸传承与包容的关系，如何避免重术轻道、去医存药、去医存针，中医的民族性、文化性与国际化，中医继续教育，市场导向与教育水平的把控，整合医学与未来医学发展方向，中医教育的实质和目的，等等。

以上文章从不同国别、不同角度探讨了中医教育和认证在海外的现状、问题以及未来发展的方向。从发展规模和体制的完善来看，美国、加拿大两国无疑是走在了前面。美国的东方医师考试和加拿大的中医针灸院校的普及，都说明了这一点。然而，我们必须看到，即使是发展颇为完善的美国、加拿大，中医教育所涉及的内容也主要是以针灸为主，如何让中医文化进入西方国家，并且被理解和接纳，将博大精深的中医整体性地纳入海外中医教育的范畴，这是值得我们深思的问题。中医教育和认证若能取得官方支持，这无疑是发展的一大契机。如何抓住契机，在海外大力发展中医教育和认证，是现阶段广大学者和中医文化传播者需要积极思考的问题。此外，多位学者提出了海内外共同办学，共谋发展。在全球化的今天，在网络无限发达的今天，海内外实现资源共享、信息交流是切实可行的。海外中医学子来中国临床实践，接触传统的中医文化和中国文化，有利于他们更全面深入地了解中医。事实上，现在中国国内许多中医药高校也已经开始了这种海内外共同办学的模式，并且取得了极大的成功。我们非常期待中医教育与认证在海外能迎来新的时代。

阎彦　严暄暄

大家谈：美国中医教育

主持人：魏辉（美国中医校友联合会执行长，全美中医药学会常务副会长兼执行长），黄珠英（全美中医药学会网络信息部部长，美国中医校友联合会编辑部部长，美洲中医学会学术部副部长）

特邀嘉宾：田海河、陈业孟、巩昌镇、焦望义、王德辉、杨观虎、朱燕中、沈晓雄、黄立新、吴潜智、赵振平、杨冰、刘大禾、杨常青。

田海河（美国中医校友联合会主席，全美中医药学会会长）：大家好，我是田海河。首先感谢魏辉院长精心安排的和巩昌镇院长费心引领的美国中医教育访谈节目！感谢今天有这么多美国的中医教育大家的鼎力支持！也感谢群里对美国中医教育非常关心的各位朋友们的积极参与！

近代中医进入美国已经有 40 多个年头，行业的发展需要以教育为根基，源源不断地输送人才，美国的中医教育也随之得到了促进和提升。现在美国大大小小的中医学院有六七十所，在校学生七八千人，并且逐渐形成了美国中医教育的特色。本人在担任佛罗里达州中医学院教务长和临床培训部主任期间，对美国的中医教育进行了一些研究，同时担任美国中医高校联合会（CCAOM）多个专业委员会的委员，参与了很多美国中医教育的讨论。此外，还承担美国针灸与东方医学鉴定委员会（ACAOM）硕士点和博士点的评估工作近 20 年，这些工作让我对美国的中医教育有了进一步的了解和认识。我认为美国的中医教育受到了中国教育的一些影响，并借鉴了美国职业教育的一些特点，已经形成了自己的风格和特色。

我们这些来自中国大陆的资深专家，在很多美国的中医学院里担当着教学的重任，对美国中医学生的培养具有重大的责任，希望我们今天的讨论对美国的中医教育发展能起到一定的影响，期待着听到各位专家的进一步剖析。

魏辉：第一个问题，首先请问陈业孟校长，作为 ACAOM 副主席，你对

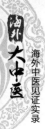

目前美国中医学校的整体情况能做个简要介绍吗？你们 ACAOM 评估学校的标准是什么？

陈业孟（纽约中医学院院长，美国针灸与东方医学鉴定委员会副主席）：美国中医针灸教育肇始于 20 世纪 70 年代，最早如加州针灸学院等，其实在 1969 年，已经有大学开设了中医针灸课程。全美第一个由政府批准的针灸学校是新英格兰针灸学校，成立于 1976 年，经过 40 多年的发展，获得了 ACAOM 论证。也就是说联邦教育部认可的中医针灸院（系）有 56 个，遍布 22 个州。可以这样说，美国的中医针灸教育在中国大陆以外最具规模、最具体系，其考试制度、学校论证、执照颁发均已成熟。

目前大多数院系开设硕士文凭的针灸或东方医学课程，作为本行业的准入水平。准入水平的博士（First Professional Doctorate）课程也已经开始，黄校长的美洲中医学院是第一个被批准的学校，也就是说学生入学从零开始修学，经过 4 年学习获得博士学位，这是全美中医针灸教育的趋势，估计 10 年后整个中医针灸教育都会从硕士教育过渡到博士教育，届时针灸师就像脊柱治疗师、物理治疗师、职业治疗师、药剂师等一样，整个行业为博士化教育。除了上述两种准入水平教育外，目前有十几个学校被批准开设专科博士教育（DAOM）课程，这是硕士后（Post-graduate）的专科博士教育，或是痛症为主，或是妇科为主，或是肿瘤学为主。所以全美中医针灸教育分以上三大类。

硕士课程入学条件为大学 60 学分（博士为 90 学分）。针灸硕士学制为 3 年，东方医学硕士学制为 4 年，DAOM 学制为 2 年，博士学制为 4 年。ACA-OM 是由 CCAOM 在 20 世纪 80 年代初成立的，同时还成立了 NCCA，三个组织各司其职，NCCA 主管考试，CCAOM 为学校理事会主管课程设置，ACAOM 论证并评估学校的教育质量。ACAOM 是美国联邦教育部唯一认可的针灸与东方医学教育论证机构（去年刚通过美国联邦教育部审核，指标全部合格，获得 5 年的批准期）。自 ACAOM 成立以来，美国中医针灸界的许多华裔先贤在 ACAOM 任职，发挥了重要作用，如纽约中医学院的老校长周杞、美洲中医学院的老前辈 Stanley Leung、加州的屠英等，还包括洛杉矶的乔艺、杨常青，刚卸任 ACAOM 主席的梁思东（华美中医学院院长）等。目前在 ACAOM 任职的华裔还有黄立新校长、圣地亚哥的冀栋博士。

论证工作分为学校论证、专业论证两种，由于绝大多数是单纯的针灸学校，ACAOM 为这些学校同时进行学校论证与专业论证。目前越来越多的学校已通过区域认证（regional accreditation），ACAOM 仅为这些学校的中医针灸课程进行专业认证。论证分为两个阶段，院系新成立时，首先申请论证预备资格，然后是完全论证资格，完全论证资格期限最高为 7 年，可根据检查结果而给予不同年限的论证期。当然也会根据违规情况而做出不同的处罚决定，直至吊销论证资格。

除了美国国家针灸及东方医学认证委员会（NCCAOM）考试通过率、在校学生保持率、学生毕业率、毕业学生就业率等一些硬性指标外，ACAOM 还制定了 14 个标准，包括目的（包括教育目标）、合法组织、管治、行政、档案、招生（包括入学条件、学分转换政策、先修课程等）、质量评定（assessment）、课程设置、教师、学生服务（包括投诉政策）、图书馆与学习资源、学校设施与设备、财政资源、出版物与广告。以上这些标准指导学校的各项工作。ACAOM 的主要功能是为联邦教育部掌控学校教育质量，以让学生能够获得联邦助学贷款（Financial Aid）。

巩昌镇（美国中医学院院长，美国中医健康中心主任）：我补充一点，美国的一条治理原则是：民有、民享、民治。这条治理原则既适用于国家机构也适用于民间组织。我们的中医行业和其他行业一样，我们的认证机构 ACAOM 也是一个自己管理自己的民间机构，它不隶属于任何政府机构，但是它服从于教育部机构的认证，就如同我们每一个中医学院服从于 ACAOM 的认证一样。这是美国的特质，这一点不同于其他很多国家和地方。

魏辉：第二个问题，美国的中医针灸教育包括哪些方面？各有什么特点？评估一个学校水平高低的指标是什么？是毕业生通过 NCCAOM 考试？还是 ACAOM 评估？你们学校做了什么确保学校的教学质量？

巩昌镇：在我看来，美国的中医教育包含 3 个核心要素：技能、交流、职业化。

（1）理论基础与中医技能的训练：这些训练体现在教学大纲里，教室和诊所是训练的场所。

（2）专业交流与创业本领的训练：体现在学校文化与传统里，西医课程的一个目标就是加强与西医医生联系和沟通的能力，临床管理课对创业本领的训练应该是一个核心要素。

（3）职业水平与道德伦理的训练：体现在临床管理、职业道德的课程里，以及临床实践的过程中。

下面 5 项指标对评估学校极其重要。

（1）毕业学生成功率：这是一个主观指标，但是其反映出毕业生进入行业后生活的意义。

（2）学生毕业率：这对任何学校都是一项重要指标，这项指标也显示出学生群体的整体素质。

（3）NCCAOM 考试通过率：通过职业考试是毕业生通向专业服务的钥匙。

（4）在中医行业的就业率：这个指标对于毕业生个人、对于学校、对于整个行业都是十分重要的。

（5）执照考试通过率：这项考试不是每个州都有，但是有这项考试的州，考试通过率则很重要。

在这里，毕业生将在学校受到的各种各样的训练转换成服务于市场的技能是很重要的，毕业生在市场上的成功才是检验一个学校水平高低的黄金标准。

陈业孟：确保学校的教学质量，关键是遴选优秀教师，保证教师资格（从事临床或教学 5 年以上），纽约中医学院临床带教老师平均具有近 20 年的临床经验。另外，还要定期审阅教学大纲，定期听课，以保障教学质量。每学期教师会获得学生评估、行政听课评估两份资料，在每学期的教师会议上学习新的教育方法，并利用 IT 技术如 google classroom 等，提供平台让学生及时反馈并进行讨论。纽约中医学院正在建立规范教学质量评定体系（assessment），这也是 ACAOM 新的要求，从每门课、每个课系到整个学校的教学目标，均有清晰的数据来反映教学的实际效果，并以此来改进与完善课程设置或教学手段，提高教学质量。

焦望义（美国国家针灸及东方医学认证委员会中医专家委员会主席，华美中医学院博士学位教务长）：美国在过去的 40 年中，经过两代人的努力奋斗，建立了中国大陆之外最完整的、最具规模的中医教育体系。

第一，在 20 世纪 80 年代成立的美国国家针灸及东方医学认证委员会得到了联邦教育部的认可。其认证的中医针灸学院、大学遍布全国，有 50 多家，他们可以授予中医针灸硕士学位，部分学校可以授予博士学位。因此，从法律上保证了办学的合法性，为中医教育的健康发展保驾护航。

第二，因为美国移民政策的严格管理、美国自由的学术风气、多元文化的融合、社会经济的繁荣、政策法规的完善等因素，吸引了来自中国各地最优秀的中医人才，这些专家学者在中医学院中均是挑大梁、担重任的。

第三，美国的中医学院以 5 版教材为主，近 20 门基础课程的教材都有英文的译本，许多书已经修订出版过多次。完整的英文版教科书为中医针灸的教学提供了必要的条件。

第四，美国是一个移民国家，世界上各个人种、族裔都有，因此各种疾病在临床上都可遇到，各家中医学院按照联邦和州法律的规定，都建立了学生诊所，提供了必要的实习条件。预计在不远的将来可以和正规的西医医院合作，建立更大的临床教学基地。

第五，由于博士学位的开设，各中医院校也在积极和著名医学院开展中医的科研合作项目，争取为中医的循证医学打开出路。

王德辉（全美中医药学会内科学术委员会主任，俄亥俄州医学会针灸和东方医学顾问委员会顾问）：美国的中医针灸教育是多方面的，我个人认为大致可以归纳为以下几个方面：①中医针灸专业教育；②中医针灸知识教育；③中医针灸西学中教育；④中医针灸科普教育。

中医针灸专业教育是以培养中医针灸人才为目的的教育，包括中医学院的正规教育和师带徒教育。中医针灸专业教育关系到中医针灸在美国的传承发展和生死存亡。

中医学院的正规教育是主流，目前有针灸专业和东方医学专业的硕士教育、针灸和东方医学的临床博士教育、准入水平的博士教育。承担教学任务的中医学院需要得到 ACAOM 的资格认证，其毕业生才能参加 NCCAOM 的证书考试。

师带徒的老师需要按照 NCCAOM 的要求进行申请和审批。徒弟需要完成必要的理论和临床学习，并通过每门课程的考试，才有资格参加 NCCAOM 的考试。

中医针灸知识教育，我认为就是西医院校为医学生和住院医师提供的中医针灸教育。这门课一般是选修课，包含替代医学或整合医学，中医针灸是其中的一部分，有一定的课时和临床转科要求，一般只要求学生对中医针灸进行知识性了解，比如，什么是中医针灸？它能干什么？是否安全？他们不要求听太多的中医理论，如果能从西医学或现代研究解释其作用机理，学生会比较感兴趣。在谈到针灸能治什么病时，他们喜欢听相关的临床研究报告。另外，学生还会到临床转科，亲眼看看中医针灸的诊治过程和临床疗效。虽然学生学的课时和内容不多，但这个教育为未来的医生种下了中医针灸的种子。对中医针灸在美国的发展一定会起到很大的作用。

中医针灸西学中教育，就是西医学习针灸的教育，这里还包括整脊医生学习针灸。目前最有名的西医学习针灸课程是加州大学洛杉矶分校（UCLA）的针灸课程（300学时），由集中学习和自学两部分组成。完成这个课程的西医医生，就可以得到针灸的证书。他们可以把针灸结合到西医的临床实践中，他们称自己所做的针灸为医学针灸（medical acupuncture），目前大约有5000名左右这样的医生。有些州允许整脊医生做针灸，但他们必须参加一定学时的针灸培训。比如俄亥俄州的整脊医生只需要300学时的针灸学习就可以在临床上做针灸治疗，称之为整脊针灸（chiropractic acupuncture）。西医医生做针灸一般不需要针灸执照，有的州甚至不需要任何针灸培训就可以做针灸。

中医针灸科普教育，就是向社区或社区的医务工作者宣传中医针灸，目的是让更多的民众了解和接受中医针灸。相信在美国的每一位中医针灸医生都做过这方面的工作。

评估一个学校水平高低的指标，我个人认为，主要应该是NCCAOM的考试通过率和诊所的成功率。NCCAOM的考试是对学生中医针灸知识掌握程度的测试，是将来从事中医针灸事业的入门考试。学生学得越好，NCCAOM的考试通过率就越高。开诊所是否成功虽然受很多因素影响，但临床疗效是一个非常关键的因素。如果学校教学水平高，学生得到很好的培养，就业率就高；如果临床治病疗效好，诊所的成功率自然就高。

杨观虎（全美中医药学会副会长，温州医科大学客座教授，中美联合针灸康复研究所美方所长）：我曾负责过俄亥俄州一所针灸学校的筹建与4年的运行工作，美国中医教育不外乎理论学习与临床实习，理论方面包括中医与西医两大方面，我们当时考虑到美国学生的文化背景与理解能力，中医课程不设《黄帝内经》《伤寒论》《金匮要略》《温病学》等经典课程，而是把经典的内容全部分散到医学史、中医基础、中医诊断、中医临床各科、中医营养与养生等课程中去，这样更具实用性。一个学校水平的高低当然是可以用NCCAOM考试通过率来衡量，但学校财务制度的完善也是学术后继性的保证，ACAOM的评价更加重要，SHI针灸学校就因财务不到位而没通过ACAOM的评估。

魏辉：第三个问题，美国中医针灸专业在教学内容上有什么特点？在教学内容的分配上，应该重视什么？哪一部分教学内容需要特别加强？根据您的观察，当今的毕业生是否能够灵活地运用所学的中医针灸知识，正确地处理疾病？是否能够适应当今中医针灸的发展？

巩昌镇：美国中医院校的中医教育没有统一的教学大纲，没有统一的管理结构，没有统一的师资队伍，更没有统一文化背景的学生群体，这是由美国文化的根本特征决定的。正是这些多元性决定了每个学校有每个学校自己的特点。

在美国中医学院，西医教学是一个相对完整的体系（共525学时），就中医内容来讲，硕士教学大纲包含四个层次，这四个层次分别为中医基础、六个方面、临床各科、临床实践。中医基础包含中医基础理论、中医病理学、中医诊断学、经络学、中医治则学、中医文化学（共300学时）；四部经典版块（90学时）。六个方面是指针灸、中药、推拿、食疗、太极、气功；针灸和中药（各400学时）并行；推拿和食疗（各60学时）；太极和气功（各30学时），附加运动保健。临床各科包含中医内科学、中医妇科学、中医儿科学、中医皮肤病学、中医神经病学、中医骨伤科学、中医心理学（共330学时），治疗上都是针灸中药并行。临床实践包含临床观察和临床实习（共900学时），临床实习既包含校内，也包含校外。

这里的关键是各部分之间如何衔接。学生的最终目标是成为一名合格的临床医生。理论是临床的基础，临床是理论的检验。如何分析患者症状，如何诊断患者的病情，如何产生治疗的思路，如何实施治疗方案，一环扣一环，最后成功地落实在患者身上。所有的教学和临床实践应该服务于这一链条的某一环节，并且环环相扣。

吴潜智（奥斯汀东方医学研究生院副院长，美国针灸与东方医学鉴定委员会评审专家）：首先，美国中医针灸专业在教学内容上特别注重实用性。在教学大纲中，我们鲜有"实验针灸学"一类的课程。相反，许多针灸学校都开设了"四大经典"，甚至"金元四大家"等课程，希冀从中医针灸几千年的临床实践经验积累中寻求提高疗效的方法。我们在"无心插柳"和"无可奈何"的情况下，走出了一条海外"纯中医"的发展模式。

其次，美国的中医针灸教学尤其注重医技的提高和临床技能的培训。比如，对针刺手法的教学，我们除了要求教师在课堂上一步步的演示外，还将国内针灸技能培训的影像资料一遍遍地放给学生看，并要求该课$1/2 \sim 2/3$的时间是学生在老师的带领下练习操作，从而达到教学大纲的各项要求。因此，美国的中医针灸毕业生普遍具有比国内毕业生更强的针灸操作技能。既然我们走的是一条纯中医的道路，我个人认为，中医针灸的各家学说，以及针灸的百家针法亟待加强，我们应当从中医经典中寻求灵感，从古方古法中搜寻治疗方案，从历代医案中获得启示。在此基础上，我们可以适时编写一部"海外中医丛书"，包括"海外中医医案""海外中医医话""海外中医医术"，对过去几十年美国中医针灸教育的发展进行总结。当然，我们也毫不讳言，与国内中医教育体系相比，美国中医针灸教育也存在一些薄弱环节。比如，学生对整个中医体系的了解和掌握不如国内学生，学生对西医的系统学习还有欠缺，尤其是学生的临床实习缺乏国内学生在医院门诊和病房转科的实践经验。这导致当今的部分毕业生不能灵活地运用所学的中医针灸知识正确地处理疾病，不利于中医针灸的发展。因此，我认为，对美国中医针灸进行系统的、正规的临床实践培训，提供分科（内、外、妇、儿）以及具有专科特色（如针灸镇痛、中医减肥、中医美容等）的临床实习环境，是我们今后努力的方向和重点。

杨观虎：美国针灸专业的课时设计注重各种基础理论对各科的临床实用性，但缺乏深度，学生对病案分析的综合能力不够，必须加强师生一对一的实习指导时间，把课本知识融入临床才能避免教条主义与机械性。目前的学生对一些简单的痛症处理基本没有问题，但对一些疑难杂症就束手无策。中医针灸师类似于全科服务的家庭医生，毕业后应该继续跟师学习一段时间，或者在独立开诊的第一年，每周把疑难问题与指导者进行讨论。另外，中医的科研方法也应适当加入教育中去。

王德辉：中医学院培养出来的毕业生是要拿执照、开诊所的，而美国各州的中医针灸法律不尽相同，执照各异，但绝大多数的州只发针灸执照。根据美国针灸为先的客观事实，虽然在专业划分上有针灸专业和东方医学专业的不同，但我个人认为教学内容还是应以针灸及其相关知识的学习为主。东方医学专业实际上是在针灸专业的基础上，增加中药、方剂及相关知识的学习。另外，学生还要学市场、学经营、学管理、学保险、学相关法律法规等。每个学校的教学内容，在满足 ACAOM 基本要求的基础上，根据自己的办学特点和理念，增加不同的内容，从而形成类似于树干的不同分枝，百花齐放。我认为这是美国中医针灸教学内容上的一些特点。

在教学内容的分配上，我个人认为应该重视在老师指导下的临床学习，包括临床病案讨论、医案学习等，尽量让学生在有限的时间内多接触不同的患者、不同的病情、不同的病种，广开视野，深入学习，这是提高临床技能的捷径之一。

中医针灸教育在美国已经走过了 40 年的历程，在教学内容的安排上已经比较成熟。但根据我所了解的情况，我认为教学当中可以适当加强以下三个方面的内容。

（1）患者教育方面：面对新患者，如何来沟通，如何对患者进行健康教育，如何得到患者的信任，这是一个医生能否留住患者，诊所能否成功的关键之一。非常重要！我认为强化这方面的教育，学生毕业后开诊所一定会受益匪浅。

（2）西医基础知识的学习：对常见病、多发病的了解，常见症状和体征的分析，实验室检查报告的阅读，基本体检方法的掌握等。这些知识不仅有助于我们对患者病情的了解，避免在西医面前说外行话，而且还有助于我们与西医的交流。

（3）诊所数字化管理：这是一个趋势。学校应该传授学生这方面的一些基本知识，比如，如何来设置一个数字化管理的诊所，目前市场有一些什么样的软件供选择，各自的功能特点及其优缺点等。

根据我从所接触的毕业生那里了解到的情况，我个人认为他们在学校的学习只是打了一个基础，在处理疾病方面，对简单病症（如痛症）没有什么问题，但对稍微复杂的疾病的处理，可能还需要继续深入学习。

为了帮助毕业生继续成长和提高，我认为可以利用学校的网络平台，开创一个像校友论坛之类的平台，以供本校毕业生学习交流之用，学校可以安排老师参与其中，对学生进行辅导。这样一个平台，既可以加强毕业生与学校的联系，又可以帮助毕业生提高中医针灸水平。毕业生发展好了，其实也是学校的活广告。

赵振平（加州五系中医药大学副校长兼教务主任、校教学医疗中心主任，教授）：美国的毕业生从美国的中医学院毕业后，比较注重如何为患者治疗。美国的继续教育也抓得比较正规，而且学习的内容也比较丰富多样。在美国，除了少数学生毕业后能在正规医院服务，绝大多数是开私人诊所或联合诊所，所以做医生还要学会做保险，学会如何做广告和保持良好的医患关系。因此这里的中医教育除了有 1 000 学时的诊所实习要求外，还有市场开发、社区推广活动及教育、医疗保险等课程。我认为，中国大陆以外的中医教育比中国国内的中医教育更有机会培养学生走向社会、服务大众的能力。这里的毕业生普遍依赖性较少，更有信心独当一面。当然也有所欠缺，那就是较少有及时向专家老中医请教的机会。正因如此，加州五系中医药大学根据 ACAOM 和加州针灸局的要求，设计了 3 435 学时的教学课程，包括中医针灸、内、外、妇、儿、骨伤、推拿等，此外还增加了中医心理学。学校还设计了毕业生服务项目，其中一项是，毕业生可以向任何一位老师请教疑难杂症或专科的治疗。这项服务弥补了美国毕业生在私人诊所工作中缺乏老师或高年资医师指导的不足。另外还有一点，我认为，在美国各中医院校除了有良性竞争外，也应在教学领域中互相学习，互相支持。只有大团体成了气候，才会受主流的尊重，才能真正广泛地打入主流社会。

朱燕中（全美中医药学会经典学术委员会主任，美国加州中医药大学博士班导师、经典教研室主任）：美国中医教学应当更强调中医经典的学习，与中国大陆中医院校相比，在这里缺少西医诊治手段，对经典学习更有帮助，没有太多干扰。另外，美国学生学习中医，更多是主动的、自愿的，尤其是美国学生更希望了解中医理论的逻辑性，这不但有利于学生学习，也有利于传统中医的发展。不管是中药还是针灸，都当以讲理论为先，临床也很必要，但不是唯一的，不能以临床代替中医理论。本人的个人观点，仅供参考。

魏辉：第四个问题，美国中医院校的教师队伍有什么特点？是否有教师培养的措施、方案和途径？对于教师队伍培养有什么建议？美国的中医院校怎么能招到资质上乘的教师（大家知道教师的收入远远低于诊所医生的收入）？

焦望义：怎样才是一位优秀的、成功的、受学生欢迎的中医教师？第一，应具备雄厚扎实的中医专业知识，具备广博的西医诊疗理论知识。虽然二者属于两个完全不同的医疗体系，但二者所研究和治疗的是同一人体，可以互相解释、互相切换、互相补充。我们所面临的学生、患者均接受的是西方文化、西医教育、西医的治疗体系，要用他们听得懂的医学术语来教育，当然也要介绍中医的特定医学术语给他们。

第二，要有坚实的中文基础，尤其精通古汉语，可以流畅阅读、分析、理解古典医籍。同时，又要在英文的听、说、读、写上流利通顺，这是与以英语为母语的学生及患者沟通之必备条件，如此才可以将满腹的经纶分享给学生。

第三，充分了解教学大纲和课程设计。美国中医学校的入学标准最起码要有 2 年以上初级大学的基础教育，固定的生理、解剖课程学分，具有本科学历者更佳。中医的硕士教育是给学生打下一个坚固的中医理论、诊断、中药、方剂、针灸的基础，可以独立从事日常的中医针灸诊疗工作。而博士学位的课程设计是加强中医经典理论的学习，强化临床各科的专业知识，目的是培养高级的临床专科医生，具有基本科研能力的中医科研人才，具有扎实知识储备的后备教师，具有独立思考能力和专业知识的未来中医业界领袖。

第四，详细了解所教对象的教育背景。目前美国中医院校的新生生源质量正在逐步提升中，其中来自常春藤联盟、斯坦福大学、加州大学的本科生的比例越来越高。要向他们灌输最纯正的中医学，使他们掌握完整的中医理法方药和辨证论治的技能，使他们成为中医的接班人、中坚力量、医疗临床的主力军，以及向美国社会传播中医的核心媒介。而教授西医医生学习中医时，则需侧重将中医的核心理念、医疗技术介绍给他们，使西医医生从根本上建立对中医的信任，成为中医的拥护者、合作者、同盟者，从而为中医的百年基业打好基础。在政策、法规、医疗保险等各方面对中医做出有利的决策，将中医融入美国主流社会。

第五，中医学是一门理论与临床实践紧密结合的学科，任何理论的表述都需要临床的实践为依托。20 世纪 60 年代，中国的中医五老上书卫生部，强调中医学院的学生要早临床、多临床。伤寒大家陈慎吾教授当时就要求教学大纲一式两份，一份为任课老师用，一份抄送附属医院。学生上午学太阳病，下午在医院临床见习，门诊分号台就有筛选出来的外感病患者供教学所用，此乃最理想的临床教学医院的设计。所以，作为一名美国的中医教师，要充分利用每天的临床实践，积累和总结足够多的典型病历用于每天的教学中，这样讲课的内容才形象具体，引人入胜。坚持每天坐诊，随着临床经验的积累，治疗的心得都不一样，对基础理论的研究就更深入，理解就更不同。经方的组成是死的，但患者是活的，病情变化多端；医生是活的，思维是不断扩大的、跳跃的。针灸穴位是既定的，但施术者是活的，排针布阵，穴位的组合，针刺的深度、角度、时间长短，都是活的；天地人和，气机调节都需要千锤百炼才能达到精湛的地步。所以教师虽年复一年教同样的课程，但理解是递进的，所举病历永远是不会重复的，知识的更新换代一直在进行中，挑战在进行中，自己也在进取中，教学的动力和乐趣才不会枯竭。

第六，作为一名教师，为人师表，是人类灵魂的工程师，将直接影响到学生。昨天听白岩松演讲："世界上有两个职业有较高的德行要求，一个是做老师的师德，一个是做医生的医德。"所以作为一名医学教师，要求更高，师德和医德都要具备。做老师首先要有教书的热情，身为教师就要全力以赴，要肯教、敢教、会教、用心教、用脑教。我们的前辈、老师毫无保留地将知识传授给我们，我们就要不忘初心，将所掌握的知识、技巧、经验倾囊相授。我们所从事的职业是医生，治病救人、救死扶伤是我们至高无上的天职。教书育人，教学相长，丰富人生，乐在其中。

第七，21世纪是电子化、信息化时代，学生已不缺乏得到知识的渠道，网上一搜，万事皆知，给教师带来巨大的挑战。所以，作为教师绝不仅是一个知识的传播者，更大的职责是一个解惑者。特别是一个教医学的老师，如何让教科书上的知识立起来，形象地变为立体的知识，如何应用这些知识到临床实践中，如何与活生生的患者相结合，如何启发学生的思维进行进一步的学习和研究，尤为重要。每一堂课如同我们自己的舞台大秀，之所以称之为秀，是因为一台制作精良的舞台秀是经过深思熟虑，精确细心设计，千百遍用心排练的，从语言、文字、造型、服装的合理搭配，最终呈现给观众的。所有你的准备、你的精气神、人格魅力完整地传递给学生，你给学生带来的，给学校带来的，独特的、超价值的教学是无可替代的。大幕开启，就是老师的演出时间。

冬去春又来，春华秋实，骊歌响起。十年树木，百年树人。望着一届又一届毕业生考到执照，治病救人，造福人类；或手执教鞭，薪火相传；或在年会上侃侃而谈，在各学会中执掌大权。为人师者必定精神愉悦，施比受更为有福。中医的千秋大业，参与其中，其乐无穷。

巩昌镇：一方面，老师的动态性和流动性限制了稳定性、连续性。另一方面，在一个地方的疲劳性使得变动成为可能，这样既是老师的最佳选择，也促进学校的进一步发展。这种状态也是美国的市场结构决定的。美国的劳工市场，包括美国的教师市场都是动态的，这是老师个人和学校理性选择的结果。黑格尔在《法哲学原理》的序言中说道："凡是合乎理性的东西都是现实的；凡是现实的东西都是合乎理性的。"尽管如此，稳定的教师队伍当然是学校的一个重要目标。稳定教师队伍的途径：教学、临床的结合，以临床养教学。中医院校必须建立临床服务平台，庞大的临床平台为教师队伍提供施展自己技能和提高收入的可能性；学校长期发展起来的文化传统是一种无形资产，这种无形资产也是稳定教师队伍的一种力量。

杨观虎：美国各中医学院因地域及发展背景不同，师资力量千差万别，纽约及加州的中医学院条件相对好一些。我觉得学校门诊部的健全和建设是保证师资力量的经济基础，只有具有充足的病源才能吸引好的针灸师来门诊带教，这一点巩昌镇院长的美国中医学院做得很成功。

王德辉：美国中医院校的教师队伍，总体而言，是一个国际团队。有毕业于中国医学院校的，有美国本土中医学院培养的，或美国医学院校毕业的，很多来自不同国家。教师的水平参差不齐，各自教授的课程也不相同，但大家在一起，相互尊重，互相学习，取长补短。

在很多中医学院里面，中国教师担任着主要的中医针灸课程的教学。中国教师的中西医知识扎实，临床经验相对丰富。另外，他们还有得天独厚的中文基础。教学中，他们可以参考中国的中医教材，以弥补美国教材的不足。他们可以阅读中文专业杂志，吸收新的知识。总的来说，他们的专业水平比美国的中医教师要高。所以，一些难度大、要求高的中医针灸课，多由中国老师主讲，很受学生欢迎。

中国教师的不足之处，主要是开始教学时，英文水平有待提高。由于语言的限制，致使茶壶倒饺子，有货说不出。当然，经过1~2年的锻炼后，会有很大的改观。早期的被招聘到美国中医院校的中国教师，在出国前，已经是国内的精英，因为那时候没有真本事也不可能出来。现在中医学院招老师，也要求有博士学位。所以，总体来说，美国中医院校的师资队伍一直以来还是很不错的。

对于中国教师的培养，尤其是新教师的培养，我认为应该在英文上加强，在了解美国文化和教学特点上加强。对于美国本土老师的培养，主要是深化中医知识的学习，提高临床水平。建议美国中医药学会在组织年会时，增加教师学习、培训和交流的相关内容。

教学虽然比临床辛苦，收入也比诊所医生低，但我认为，还是有很多老师愿意教学的。究其原因，上面各位专家老师，已经说得非常详细。在这里我想补充两点：①学校可以帮助办绿卡，没有绿卡的教师，愿意到学校任职；②学校可以提高教师的声誉，有绿卡的教师，自己在外面开了诊所，也愿意在学校进行部分课程的教学，和学校保持联系。就算是美国教师，也愿意在学校任部分课程的教学工作，这样可以提高信任度，对自己诊所也有利。学校对老师好，老师把学校当家，很多学校的老师和学校保持着长期的良好关系。

沈晓雄（全美中医药学会妇科学术委员会主任，洛杉矶南湾中医药针灸大学教授、博士班导师）：中医教育在海外已有几十年的历史，早期主要是短期培训。随着中医立法的推进，中医教育的规模不断扩大，中医院校在许

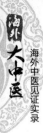

多州陆续设立，不少地方为了提高中医针灸的地位和素质，还开设了博士课程。美国的中医教学，特别是从我自己所了解的洛杉矶地区的情况来看，大致有以下几个方面的特点：

第一，随着华人的经济实力增强，华人办学也逐渐增加。中国国内开始在海外寻找合资办学，例如有人希望在孔子学院的基础上筹办孔子针灸学院。

第二，本土培养的中医针灸讲师以及教务长在逐渐增加。目前大多数国家对于中医针灸讲师没有统一的培训考核制度，学生刚毕业即可担任主讲。对于如何管控中医针灸的教学质量，还缺乏相关经验。

第三，质量不高的针灸学院开始关门倒闭。特别是在大城市里，针灸师开始出现饱和的趋向，毕业生毕业后很难立即找到工作，因此学院生源开始减少。当然，针灸学校的恶性竞争，也降低了学校的教学质量，学生毕业后执照考试的合格率下降，也淘汰了一部分中医针灸学院。

第四，在教材方面，目前还没有较为权威的中医针灸教材。华人教师往往根据中国国内大学的统编教材，结合个人的教学临床经验，再参照当地的教材和教学计划给学生授课。这样即使有了教学大纲，在具体的教学质量上还是很难统一管控。举例来说，在教授中药药名时，具体使用拼音还是使用西方药学名，历来就有争议。

第五，绝大多数中医院校还缺乏临床科研条件，所以很难发挥中医院校应有的学术地位。

第六，中医院校的实习基地，包括中医药及西医知识的见习或实习基地都严重不足。缺少临床实习基地，学生们的临床实际看病能力就很难得到提高。

综上所述，中医教育在海外发展的这数十年来，经历了风雨和坎坷，即使到了今天，仍迈着艰辛的步履在前进。中医教育还有很大的发展空间，而科研方面还没有正式起步。今天在我们群里，既有许多在教务方面很出色的领导，也有深受学生们爱戴的优秀中医老师，他们今天可能没有机会发言，他们为美国中医教育发展做出了不可磨灭的贡献。说到底，中医临床也好，教育也好，要发展，中医疗效是根本，经费是保证，科研是必备。

魏辉：第五个问题，学生实习至关重要，但由于美国的中医学校没有实习医院，中医师大都是独立开诊的个体诊所，学生抱怨没有足够的患者可以用于临床实习，有什么好的解决办法吗？

吴潜智：我个人认为，首先我们必须"走出去"，因为只有走出去，才能"请进来"。这要求我们应当将学生送到当地的社区，利用各种机会宣传中医针灸，扩大中医针灸在当地的影响力和知名度。我们充分利用健康展销会等活动，对本市民众进行免费针灸治疗，散发中医宣传资料，扩大学校的知名度和影响力。坚持数年，必有回报。但这需要一个长期的过程，才能形成良性的循环和发展。

短线的操作当然是定期或不定期地在当地的平面媒体上打广告，并提供折扣，减免或者暂时取消学生诊所的收费，我相信大多数学校也是这么做的。我提几条个人的想法，请大家指正。

一是"师带徒"，即在学生门诊里，由学校年资高并在当地患者群中有一定声誉和影响力的老师挂牌带教，利用老师的名气吸引患者到学生门诊就医，学生在老师的指导下扎针治疗，或者老师扎一边，学生扎另一边。

二是在学生门诊中实行特色门诊或专科门诊，醒目地打出"针灸治疗痛症""针灸减肥""针灸中药调经"等。可能不少人担心这样的特色门诊会减少就诊的患者，但我们几年来的学生门诊经验证明，这类特色门诊恰恰能吸引到更多的患者就诊。因为从患者心理学的角度讲，这类门诊正是针对他们的疾患而设计的，所以特别能打动他们，吸引他们。但说一千，道一万，能否吸引患者和留住患者，根本的一点还在于带教老师和学生是否具有过硬的医技和以患者为中心的服务宗旨，用时下流行的话来说，就是"打铁还需自身硬"。

陈业孟：纽约中医学院有4处临床教学基地，包括长岛与曼哈顿两处的门诊部、高云尼医院康复病房、纽约州立大学法明代尔分校健康中心，可提供不同社区、不同病种的患者。偶尔由于天气原因，患者数量不够时，学生也可自愿成为患者，如同平时的病史采集过程，在带教老师指导下给予治疗；或者带教老师准备一些病例供其讨论。

巩昌镇：我指出下面几点：

（1）这个问题长期来讲是不应该存在的。如果短期存在，则学校的管理观念需要调整，学校是一个中医教育中心，也是一个中医服务中心。现在美国的中医院校虽然还不能三驾齐驱，但至少需要两驾齐驱：教学和临床。

（2）循序渐进。对每一个学生来讲，学生进入临床的第一阶段是患者不足，然后逐步增加，最后阶段是患者过剩。

（3）学校周围的戒毒中心、学校周围的不同健康人群的支持群体（support groups）对中医服务的需求较大。

（4）训练学生保留患者的技巧。这是衡量学生服务质量的重要指标，更是将来毕业后经营诊所的最重要的一环。

（5）训练学生成为自己社区的一员。训练学生使用一条简单的原则：加倍认识周围的人，则患者的数量会加倍。

王德辉：根据 ACAOM 的要求，针灸专业的学生在临床上至少要看 250 人次的患者。尽管要求不高，但由于各方面条件的限制，往往有学生抱怨没有足够的患者用于临床学习。学生不得不全民皆兵，发动一切可以发动的力量，动用一切亲朋好友来学校看病，支持其完成临床学习。其中，有些是真患者，有些没有什么病，或只是小毛病。这样的结果，看起来学生好像是完成了临床学习，但接触到真正的患者并不多，致使学生的临床学习质量受到影响。解决这个问题的核心就是如何为学生找到更多的患者。

学校做宣传，学生走出去，宣传中医针灸，宣传学校诊所，宣传治疗特色，学生诊所采取折扣收费等，非常重要。但由于学生没有足够的可信度，有时收效不大。我个人认为，学生诊所在做宣传时，可以和带教老师绑定在一起。强调学生治疗患者是在名师的指导下进行，患者能够以较低的治疗费而获得高水平的医疗服务。另外，学校的教师门诊是否能够和学生的临床学习连在一起？是否可以和中国的医院合作建立实习基地？

魏辉：第六个问题，美国的中医教育和中国的中医教育有什么不同？您认为中医学院的教育重点是什么？

杨冰（马萨诸塞州药科大学副教授，新英格兰中医学院中医系主任）：美国的中医教育和国内的比较，一是实用性强，追求显著的临床疗效，但经典理论研究不足，大部分学生也不感兴趣。二是在中医教育的同时也培养学生的经营管理技能。这两条都是紧扣美国中医发展的特点，美国中医教育和临床在很大程度上是市场驱动。大部分学生毕业后是自己经营诊所，临床疗效高，患者多，诊所经营就好。和国内不同，美国的中医师没有处方权，不可以开西药，所以必须坚持以纯中医的手段诊病，这就促进了学生和医师致力于提高自己的诊疗水平。所以在学校教育方面，也是根据学生的需求，突出临床实践，以提高临床疗效为重点。

黄立新（加州整合大学副校长，美洲中医学院原院长）：美国的中医教育和中国的中医教育有什么不同？这是一个很大的题目，我仅谈谈其中的两点。

第一，就是两个国家的中医院校的体制完全不同。中国的中医药大学是政府投资建立、创办的，校长及党委书记由政府任命，大学里的教授、师资、管理人员都属于政府的雇员，包括大学的临床医院也都是国家政府的资产。美国的针灸院校及中医院校自1974年出现以来，没有任何一所院校是由政府投资建立的，都是美国的社会群体或个人注册成立的独立院校，包括营利和非营利的两类院校，学校聘请自己的师资及管理人员，目前的六十多所院校中，两类院校的比例各占一半。这种体制的差别就决定了两个国家的中医院校无法进行对比，因为他们建立的基础完全不一样。

第二，中国的中医药大学以本科生教育为主，学生本科毕业之后才能参加医师资格考试。美国的医学教育是职业教育，学生在完成大学本科或专科学历之后，才开始学习针灸、中医中药。因此，中国中医院校的学生平均年龄为20岁，在美国中医院校的学生平均年龄为35岁。中美两国学习针灸和中医的学生是完全不同的两个群体，年龄不同，文化不同，阅历和经历不同，对中医的认知度也不同。中国学生注重书本上的中西医基础知识，却不会看病；而美国学生注重临床实践，只有在实践中才能去理解、掌握和巩固基础知识，但缺乏西医的实验室技能和培训，更没有教学医院的设施和环境，无法达到高标准医生的培养条件。中美中医药教育不同之处有很多，以上仅仅是其中两点。

巩昌镇：在对中国和美国的中医针灸教育做比较时，我观察到了下面几点：

（1）美国学生学习4年，毕业后大多选择临床执业；中国学生学习5年，毕业后大多选择考研。一个是为自己开业做准备，一个是为继续深造做准备。

（2）美国中医院校的教学大纲的主体是中医；中国中医院校的教学大纲里文、理、西医、语言类课程占压倒性多数。

（3）美国中医院校的老师来自临床一线；中国中医院校的大部分老师是教育专家。

（4）美国中医院校的学生选择中医是第二、第三专业；中国的学生都是第一专业。

（5）在美国，医（包含针）过于药（中药）；而中国，药（中药加西药）过于医（包含针）。正是这些差别造就了两个完全不同的毕业生群体。

杨观虎：美国的中医学生大多年龄偏大，是有一定社会生活经验后再来学习中医，所以大多知道自己为什么要来学习和期望学到什么，在努力程度方面可能比国内的学生更强一些。美国师资大都是临床一线的中医师，具有丰富临床经验的老师们把自己的知识、技能分享给学生们，学生们刻苦学习，这样教出来的学生才是中医明天的希望。中国中医教育面临困境，学生学习目的很多不明了，授业也困难，中医人才培养成为一大关键问题。我认为中国可以在保持已有的中医学校制度的基础上，适当开设一些3年制、面向社会和其他专业人才的学习课程，中医的教育不应该局限于中医学校。此外，培养中医人才一定要理论和实践相结合，中国院校一般是学生第3年才接触临床。学生应该从第1年开始理论学习时就要同步临床跟诊，把理论和实践结合起来。

中医药未来的发展是否是"国内开花国外香"？目前还不好说，但是中医药的根在中国，中国有强大的中医基础结构和庞大的组织结构，从政府层面讲，中医又是中国的一项战略产业，这些条件使得中医药在国内的发展有着优越的条件。但是美国中医药的发展是自下而上的，是按照经济市场的走向而决定的，只要有疗效，相信会继续发展。中医药是中国文化的一部分，中医药在美国只表现出临床医学应用的一面。我在想将来会不会出现一种"文化的中医在中国，医学的中医在美国"的局面。

陈业孟：相对来说，美国中医教育资源与中国不能相比，但美国的中医教育也有优势。小班教育、限制临床带教学生人数等都保证了手把手教育，使课程更细，课时增加，举一反三。当然这里接触到的患者以门诊为主（纽约中医学院也只有小部分学生可以到医院实习），未能到医院接触患者，而对患者病情变化的总体了解是欠缺的。所以每年都会派一些学生到中国国内大学附属医院去实习，当然这仅仅是一部分学生，不属于课程内容的一部分。另外，美国中医针灸教育具有多元化的特点，各学校特色明显，或以传统中医为主，或以五行针灸为主，或以经典针灸为主，或以日本针灸为主，或以韩国针灸为主，或以物理针灸为主，百花齐放。在中国用的是统编教材，而美国是不允许有统编教材的，违反"反托拉斯法"。中医院校的教育重点应该是培养临床技能，他们今后都是以开业为主，应该让毕业生能够掌握扎实的临床技能。

杨常青（全美中医药学会中医神志病学术委员会主任）：中美教育的不同有以下几点：

一是教育目标不同。即中国的培养目标在于培养出国家级标准的中医师，优点是集国家之力量使教育和训练标准化，并且能够实现正规教育的规模与水准。缺点是缺乏个性化和灵活性，往往是医生缺乏个性和创造力，个人的潜能受到一定的限制。美国的教育是以将来个体开业为主的，因此着重点会大不相同，灵活性和学生个性的发挥都好于中国国内。

二是教学方式不同。中国国内的教学强调标准化，教学大纲非常详细，每个担任教学任务的教师都是经过一定的代教、观摩和实习阶段，具有较好口才才能胜任，优点是保证教师的质量，但教师拘束于教学大纲而缺乏自由发挥的空间。而美国则是百花争艳，ACAOM 给的是纲要，而各个学校可以因地制宜，因此其教学的多样性、灵活性大大优于中国国内。

王德辉：美国的中医教育和中国的中医教育有着很多不同。除了在体制上、管理上、规模上、办学条件上、生源上有很大的不同外，在专业设置、课时安排、内容学习、实习要求、毕业去向等方面也很不相同。我总结了下面的表格（表3-1）。

表3-1　美国中医教育和中国中医教育的区别

项目	美国	中国
体制	非政府（营利或非营利机构）	政府
管理	私人或董事会	政府
规模	小规模	大规模
条件	能够胜任办学，满足 ACAOM 要求	优越，先进，高，大，上
生源	生源比较复杂，多数为工作多年后，对中医感兴趣或想以中医为职业者，年龄偏大	基本为通过高考的高中毕业生，年龄偏小
专业	针灸，东方医学	中医、针灸、推拿等
课时	根据 ACAOM 的要求：针灸至少 1905 学时，一般 2000 多学时，学制 3 年；东方医学至少 2625 学时，一般 3000 多学时，学制 4 年	至少全日制学习 5 年
内容	重点以学习中医针灸基本理论、基本知识、基本技能为主，同时学习必要的西医知识、市场宣传、诊所经营、相关法律法规等	中医、西医系统学习
实习	ACAOM 要求：针灸至少 660 学时；东方医学至少 870 学时；一般学校都会超过这个学时数	完成第 2 年学习，见习 3 个月，有些临床课可能在教学医院完成；完成第 4 年学习，实习 1 年
去向	自己开业，或联合开诊所	住院医师规范化培训 3 年，然后去医院或社区医疗中心等单位工作

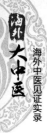
魏辉：第七个问题，美国的中医院校如何保证和扩大学生来源？如何保证学生素质？

陈业孟：纽约中医学院在大纽约地区的华裔、韩裔社区已有相当的知名度，生源充足，近年来在校学生人数在稳步上升，其中有许多"中二代""针二代"，众多中医针灸医师会推荐他们的子女到纽约中医学院读书。对于非华裔学生，学院进入社区开设讲座、参与附近大学的招聘会（Job fair）以扩大中医针灸的影响，同时为学院提供潜在生源。如今学生的平均年龄在下降，中医针灸成为他们第一职业选择的人数在增加。对于纽约中医学院来说，严格掌握入学资格，就要严格执行限定英语能力的规定，严格要求托福或雅思成绩。如符合要求，不能拒绝新生的入学要求。但学院应设法让学生一起参与街头集市（street fair）、针刺手法比赛等活动，鼓励学生总结有效病例并发表（目前已有4篇临床病例发表在 peer review 杂志上），对学生进行各种素质培养。

巩昌镇：美国中西部情况还不是很理想，相对于东西两岸滞后一些，这主要表现在学校对学生的选择性很小，学校对满足最低要求的合格申请者通吃，招生一直是美国中医院校发展的瓶颈。当然生源不足也是美国一般高等院校面临的普遍问题，这也来源于各种医疗行业对生源的激烈竞争。学生就业是患者需要派生出来的需求，生源扩大的根本解决方案还是来自患者基数的扩大。学生素质的提高也有赖于学生来源的扩大，只有学生来源的扩大才能使学校对学生有选择性，从而产生高素质的学生。

杨观虎：各个学校规模偏小，浪费了很多重要资源，学校间的合并，在全国范围内重新布局也许是应该考虑的选项。应该鼓励想进医学院大门而没机会的孩子们选择中医院校。

杨冰：学生生源是学校收入的保证，这就需要学校有很强大的招生办公室。一般是招生办的工作人员到各处参加健康博览会（health fair）以及各个毕业生招聘会，并会定期举办开放参观活动（open house），其招收的学生素质一般不错。因为入学之初就要求有学士学位，入学后有各种考试，考试不通过的话需要重修，否则就不能继续。感觉绝大多数的学生都很努力学习。另一方面，也是因为学费不菲，毕竟投入了时间和金钱。

刘大禾（美国中医针灸教育学院院长、博士班导师）：在上百种传统医学中，中医针灸能成为系统医学理论，并发展了几千年，又在近百年来走向全世界，可以说中医针灸教育的功劳是功不可没的。美国的中医针灸能够发展得这么快,与几十所中医针灸学校的学校领导及老师们的艰辛努力是分不开的。中医针灸教育分为学位教育、专科教育、继续教育和普及教育。美国的学位教育和中国的有所不同,中国是仿照苏俄体制,入学前并不要求入学前教育,而美国则需要入学前教育。中医针灸如要进入美国医学领域的主流社会,本人认为一定要遵从美国的医学教育体制。

限于历史的缘故,美国中医针灸的学位教育当时制定的入门标准是硕士学位,反观美国西医的学位教育,其入门标准是博士学位。所以若想和西医的地位平起平坐,中医针灸学位教育体制就要向西医看齐。几十年来中医针灸的元老一直在为此目标奋斗,由于专科博士教育(DAOM)只是属于学位后教育,而近年来的入门标准是中医针灸博士(DACM)学位,DACM是今后中医针灸学位教育的方向,也是美国中医院校的目标。目前已有几所中医学院获得美国大学学位鉴定联盟的授权,并已举办中医针灸博士入门标准的学位课程。

纵观美国中医院校几十年来的教育成果,是丰硕的,也是成功的。每所中医院校都在有限的课时中精简课程,突出重点,既有理论,又强调结合临床实际;既有经典,又突出现代和传统的结合。在美国中医院校教育中,最大的优点是强调学术的多元化和自由化,每位老师都可以和学生分享自己最有价值和优势的学术思想,所以美国中医针灸界的学术气氛是非常活跃和自由的。

由于学生入学前都有不同的学历背景和丰富的社会经验,加上主动学习,积极性高,通常其领悟和动手能力远远超过中国的学生。许多毕业生一毕业即自己开诊所,诊所事业的成功人士不少。如笔者的一位学生毕业十年,现任内华达州针灸委员会主席,她热心社会工作,诊所业务繁忙时雇用多位针灸师助诊。

在学位教育之后,笔者认为可仿效西医开展专科证书教育,学制1~2年,如妇科、骨伤科和肿瘤科等,目前其实已经有类似的证书班。

美国的中医针灸院校提供的是一个基本的行医资格学位教育,学校还是应该着重中医针灸的理论学说、基本的临床技能和实践教育,待其羽翼丰满,学成毕业后,再到临床实践中不断学习吸收各家学说之精华,不断提高解决问题的能力并累积经验。不能指望只学4年的毕业生立即成为临床名医。所以笔者认为在当今的社会形势下,培养学生今后自我学习提高的能力比填鸭式的旧式教育显得更为重要。

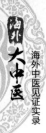

为此，笔者在 20 世纪 90 年代起就一直举办高质量的继续教育讲座及学习班，旨在提高在职医师的整体水准，效果是显著的，在职医师学员的良好反映也能够证明。

王德辉：要保证和扩大生源，首先要大力宣传中医针灸，展示中医针灸在医疗保健中的价值。有了价值，就有需求，然后就有生源。生源丰富了，我们才有挑选的条件。利用各种机会大力宣传中医针灸，宣传学校，重视在校学生这块活广告，重视教学质量，重视学校口碑，才有可能吸引到素质高的学生，才能选到好的学生。

魏辉：最后我们请巩昌镇院长为我们今天晚上的访谈做总结。

巩昌镇：中医教育在美国走过了完整的 40 年，以针灸为代表的中医在美国建立了完善的国家考试制度、学院认证制度、各州执照发放制度、继续教育制度等。我们的中医来源于中国，但是没有使用中国一个教学大纲一统天下的制度。中医和针灸在美国适应了美国文化，在多元化文化的基础上建立了多元化的中医针灸教育制度。从某种意义上讲，实现了针灸在美国的本土化。中医针灸作为最具有典型意义的中国文化代表，我们书写了一个中医针灸的伟大故事。我们所有的老师都是这个故事的编写者，我们所有的学生都是这个故事的编写者，我们还在继续编写着这个伟大故事。

我们每个参与中医针灸教育的人，特别是那些当过校长、教务长、临床部门主任的人，甚至所有的老师，都有着自己的彷徨与憧憬、成功与失败。我们奋斗着，我们坚守着，我们期盼着。我们培养出一批又一批的学生，我们的医生和我们的学生为越来越多的患者减轻痛苦，治愈疾病，维持健康。我们传承着中国的优秀文化，我们努力把我们的中医学融入主流社会，我们继续书写着中医针灸在美国的伟大故事。

魏辉：非常感谢大家今晚一起来探索美国中医教育的发展方向，各院校的领导、专家也分享了相关办学理念，希望今天的讨论对美国及世界各国的中医教育有指导意义。

致谢与说明

文字整理：巩昌镇、魏辉、黄珠英。

录音：王宁。

作者简介

魏辉，美国中医校友联合会执行长，全美中医药学会常务副会长兼执行长。

其他作者

巩昌镇，美国中医学院院长，美国中医健康中心主任。

田海河，美国中医校友联合会主席，全美中医药学会会长。

陈业孟，纽约中医学院院长，美国针灸与东方医学鉴定委员会副主席。

焦望义，美国国家针灸及东方医学认证委员会中医专家委员会主席，华美中医学院博士学位教务长。

王德辉，全美中医药学会内科学术委员会主任，俄亥俄州医学会针灸和东方医学顾问委员会顾问。

杨观虎，全美中医药学会副会长，温州医科大学客座教授，中美联合针灸康复研究所美方所长。

朱燕中，全美中医药学会经典学术委员会主任，美国加州中医药大学博士班导师、经典教研室主任。

沈晓雄，全美中医药学会妇科学术委员会主任，洛杉矶南湾中医药针灸大学教授、博士班导师。

黄立新，加州整合大学副校长，美洲中医学院原院长。

吴潜智，奥斯汀东方医学研究生院副院长，美国针灸与东方医学鉴定委员会评审专家。

赵振平，加州五系中医药大学（FBU）副校长兼教务主任、校教学医疗中心主任，教授。

杨冰，马萨诸塞州药科大学副教授、新英格兰中医学院中医系主任。

刘大禾，美国中医针灸教育学院院长、博士班导师。

杨常青，全美中医药学会中医神志病学术委员会主任。

黄珠英，全美中医药学会网络信息部部长，美国中医校友联合会编辑部部长，美洲中医学会学术部副部长。

王宁，全美中医药学会。

见刊时间：2017 年 7 月。

加拿大中医药教育概况

一、中医药教育发展概况

加拿大人口为 35 158 300，全国共有 13 个省份。其中卑诗省（不列颠哥伦比亚省）人口为 4 582 000，温哥华市人口为 2 313 328[1]；安大略省人口为 13 538 000，多伦多市人口为 2 615 060[2]。

1973 年，魁北克省成为加拿大第一个为针灸立法的省份。从 1973~2014 年已有魁北克省、阿尔伯塔省、卑诗省、安大略省、纽芬兰省五个省分别通过了针灸/中医法案，但只有卑诗省和安大略省这两个省同时通过了针灸和中医法案，这两个最大省的人口占全国总人数的 51.54%，即有 1812 万人已享有针灸和中医立法的益处；如再加上阿尔伯塔省（4 025 100 人）、魁北克省（8 155 300 人）和纽芬兰省（526 700 人）这三个仅针灸立法的省份，全国享有针灸立法的人数将占总人口数的 88%。从人口的涵盖数量上看针灸/中医立法已经在加拿大普及，这种普及推动了中医针灸临床和教学的发展。

目前加拿大约有 6 500 名中医针灸执业者，其中卑诗省约 2 000 名、安大略省约 2 500 名、阿尔伯塔省约 1 000 名、魁北克省约 1 000 名、纽芬兰省 33 名。卑诗省、安大略省和阿尔伯塔省三省是加拿大针灸师、中医师较多和最活跃的地区。

已立法的省份允许针灸师独立行医，没有针灸立法的省有些只允许西医从事针灸，或者通过西医诊断后转诊给针灸师，针灸师不可独立操作，需在西医的监督下运用针灸行医[3]。

二、中医药教育发展历程

加拿大中医针灸教育经历了萌芽、发展、高潮、回落、成熟五个时期。加拿大第一所中医针灸学校建立于 1984 年[4]，它是位于东海岸卑诗省维多利亚岛的加拿大针灸和东方医学院（Canadian College Acupuncture and Oriental Medicine），但已于 2011 年关闭。20 世纪 80 年代是加拿大中医针灸教育的萌芽期，全国只有寥寥几所中医药针灸学校。除此以外，还有散在的"师带徒"形式的中医针灸教育。20 世纪 80 年代末和 20 世纪 90 年代初，中医针灸教育进入了发展期，卑诗省的温哥华、安大略省的多伦多、阿尔伯塔省及满地可（蒙特利尔）等地纷纷建校。到了 20 世纪 90 年代中、后期，加拿大中医针灸学校的数量迅速增加，继而进入了发展的高潮期，全国有 50 多所中医针灸学校。21 世纪初，因加拿大政府对中医针灸立法管制和对学校实行严格审核，中医针灸学校数量的增长已回落，学校向成熟方向发展，表现在通过省教育厅私立专上学院管理局（MTCU-PCC）审查的学校，在加拿大中医高校联盟（FTCMCC）的办学理念、方针指引下，向正规的方向发展。现通过资格评审的中医针灸院校共有 22 所，没能通过审查的学校，逐渐萎缩、消失。以 2013 年加拿大全国中医师与针灸师注册统一考试（Pan-Canadian Examination）为标志，加拿大中医针灸教育进入了成熟期。

与中国教育部的单方管理方式不同，加拿大中医针灸教育领域中自我管理和测试共有 3 方参与，即加拿大中医高校联盟（FTCMCC）进行自我管理，制定教育标准；省教育厅私立专上学院管理局（MTCU-PCC）审核院校的办学能力和标准；加拿大全国中医师与针灸师注册统一考试（Pan-Canadian Examination）通过执照证书考试以贯彻教育标准。三者各有所司，形成管理和测试的三足鼎立机构。各省注册针灸师中医师管理局只接受通过考试的考生，注册成为该省执业针灸师和中医师。

与此同时，西医院校在 20 世纪 90 年代也开始开展针灸教育，中医开始逐步走入西医医院和大型医疗中心。中医更是越来越多地被列入西医继续教育课程，这些都提示着现在针灸在加拿大西医界进入了发展期。

三、中医药教育取得的成绩

1. 中医药教育机构的办学规模和数量

加拿大中医针灸学校多数为私立学校，而且学校规模不等，这取决于地理位置、立法情况、人口密度、多元文化、是否被各省教育厅和中医管理局

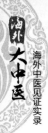

承认，以及该校的财力、物力、师资、学生、学费等诸多因素。学校的名称各不相同，分为学院（college）、学校（school）、研究所（institute）或研究院（academy）。学校的规模大小不一，小规模学校的学生仅有 20～40 人、中等规模的有 50～80 人、较大的院校达 100～150 人。卑诗省、安大略省和阿尔伯塔省是加拿大东西海岸和中部人口众多的三大省份，受政治和经济因素影响较大，是华裔中医人才聚集之处，中医院校也主要集中在此，是中医药针灸的三大重镇。

通过资格评审的学校，其毕业生可以申请参加加拿大全国中医师与针灸师注册统一考试，统考通过后，毕业生可向各省中医管理局申请中医和针灸的行医执照。

加拿大全国现有中医针灸院校 22 所：西部卑诗省有 7 所；中部阿尔伯塔省有 5 所（有 3 所在卡尔加里市，2 所在爱民顿市）；法语区的魁北克省有 1 所（在满地可市）；新斯科舍省有 1 所（在哈利法克斯市）；东部安大略省有 8 所。乔治恩学院（Georgian College）、汉博理工学院（Humber College）、加拿大日本指压学校（The Shiatsu School of Canada Inc）、健康教育中心国际学院（International Academy Health Education Centre）都是在综合学院内设有针灸专业或中医专业，只有安大略中医学院（Ontario College of Traditional Chinese Medicine）和大多伦多中医学院（Toronto School of Traditional Chinese Medicine）是传统中医针灸的专门学院。除健康教育中心国际学院在加拿大首都渥太华外，其余 7 所均在大多伦多地区。安大略省汉博理工学院于 2016 年 9 月开设中医专业，乔治亚学院于 2015 年 9 月开设针灸专业，八枝中医学院于 2011 成立，其余中医院校均已有 20 多年的建校历史。目前加拿大全国中医院校在校学生约有 1 500 人，每年的毕业生约有 400 人。

加拿大 22 所中医针灸院校均是英语授课的全日制学校，用中文教学或非全日制英文授课的组织不在计算范围之内。因历史原因，目前除卑诗省仍保留中文试卷外，其余省份的全国统一考试仅有英文和法文试卷。加拿大 22 所中医针灸院校信息见表 3-2。

表 3-2　加拿大 22 所中医针灸院校信息

地区	学校名称	网址或邮箱
卑诗省	PCU 整体医学学院（PCU College of Holistic Medicine） 温哥华国际中医学院（International College of Traditional Chinese Medicine of Vancouver Admissions） 温哥华北京中医药学院（Vancouver Beijing College of Chinese Medicine） 环太平洋学院（Pacific Rim College）	http：//www. pcucollege. ca； admin@ eminata. com http：//www. tcmcollege. com/； info@ tcmcollege. com http：//www. tcmvbc. com/； tcmvbc@ yahoo. ca http：//www. pacificrimcollege. ca/ index. html； admissions@ pacificrimcollege. com
阿尔伯塔省	古典东方科学研究院（Academy of Classical Oriental Sciences） 奥修针灸及中草药学院（Oshio College of Acupuncture and Herbology Victoria） 昆特兰理工大学（Kwantlian Plytechnic University），设有针灸系 加拿大中医科学院（Canadian Institute of Traditional Chinese Medicine） 卡尔加里中医学院（Colgate College of Traditional Chinese Medicine & Acupuncture） 阿尔伯塔中医针灸学院（Alberta College of Acupuncture & Traditional Chinese Medicine） 格兰特·玛卡文大学（Grant Mac Ewan University），设有针灸专业 里夫斯学院（Reeves College），设有针灸专业	http：//www. acos. org； registrar@ acos. org http：//oshio. ca/； admissions@ oshio. ca http：//www. kpu. ca/health； studentinfo@ kpu. ca http：//www. citcmacupuncture. com http：//www. cctcma. com； info@ cctcma. com http：//www. acatcm. com； info@ acatcm. com http：//www. MaacEwan. ca/Acupuncture http：//www. reevescollege. ca/programs-and-courses/acupuncture/
魁北克省	罗斯蒙特学院（College de Rosemont），设有针灸专业	http：//www. crosemont. qc. ca/accueil
新斯科舍省	加拿大针灸及中医学院（Canadian College of Acupuncture and Traditional Chinese Medicine）	http：//www. ccatcm. ca
安大略省	安大略中医学院（Ontario College of Traditional Chinese Medicine） 大多伦多中医学院（Toronto School of Traditional Chinese Medicine） 加拿大日本指压学校和针灸研究所（The Shiatsu School of Canada Inc & SSC Acupuncture Institute） 健康教育中心国际学院（International Academy Health Education Centre） 八枝中医学院（Eight Branches） 约翰·珍妮中医学院（John & Jenny Traditional Chinese Medicine College） 乔治亚学院（Georgian College），设有针灸专业 汉博理工学院（Humber College），设有中医专业	http：//www. octcm. com http：//www. tstcm. com http：//www. shiatsucanada. com http：//www. intlacademy. com http：//www. eightbranches. ca http：//www. jjtcmc. com http：//www. georgiancollege. ca/ http：//www. humber. ca

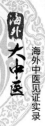
2. 学历层次

目前，加拿大的中医针灸教育为学历（Diploma）教育，尚未有本土的学位（Degree）教育。学历教育包括：针灸师教育、中医师教育、中药师教育、高级中医师教育及继续教育。而学位教育则是与中国的中医药大学合作，联合培养学士、硕士和博士学位人才。

3. 师资及学生情况

各校的师资由三部分组成：

（1）中国的中医药院校毕业的教师，是师资队伍的重要组成部分。

（2）欧、美院校毕业的教师，体现师资队伍的多元化。

（3）本国培养的毕业生，逐渐补充和改变教师队伍的结构，并将成为未来的主体。

学生特点是年龄偏大，女性居多，有其他专业背景且有学士以上学位，其中有博士、西医医生等。他们有的为非脱产学习，临床技能薄弱。学生有多学科的教育背景，为今后中医针灸的多学科、交叉学科的发展提供了基础。但非全职学习，其专注性可能还不够。

在教材上，以翻译中国的中医药高等院校统一使用的教材为主，近年来也多采用美国和加拿大主编的教材。加拿大教学中对医疗法规、针灸中医法、安全洁针无菌技术特别重视，在全国统考试题中约占20%，急救、转诊、咨询交流技巧、医德、行医的经营等都列入课程设置。

4. 毕业生就业情况

绝大多数毕业生为独立行医者，进入加拿大医院者很少。多数学生毕业后先在中医针灸诊所或有中医针灸项目的西医医疗中心工作，累积临床经验和人脉，然后再自己开设中医针灸诊所。加拿大中医针灸教育的目的是培养社会需要的个体行医者，这既是绝大多数毕业生的去向，也是中医教育的主要使命。中医针灸进入加拿大医疗主流尚处于早期阶段。

四、中医药教育办学示范案例

安大略中医学院（Ontario College of Traditional Chinese Medicine）成立于1998年，设有3年全日制2 100学时的针灸专业、4年全日制3 150学时的中医专业，以及5年全日制4 200学时的高级中医师专业。本学院毕业的学生有资格参加每年举行的"加拿大全国中医师与针灸师注册统一考试"，考试通过者可在加拿大注册成为执业针灸师或执业中医师，可受聘或独立开业行医。

安大略学院的教师团队由硕士、博士组成，高质量的教学队伍可培养出顶尖的中医针灸专业人才。该学院拥有一流的管理团队，从学生入学到毕业被全程关注。学院在多伦多和马卡姆分别设有独立校区及独立临床实习诊所，以及遍布北约克、士嘉堡等城区的联合实习诊所，为学生们提供了舒适和良好的教学环境。

安大略中医学院经加拿大政府认证成为指定的海外国际留学教育机构。认证号：O120656139497，详见加拿大移民部官方网站：http：//www. cic. gc. ca/english/study/study-institutions-list. asp。

国际留学生参加每年3个学期的快捷课程，仅需两年即可完成针灸专业课程，毕业后可获得3年工作签证；中医专业快捷课程每年3个学期，3年即可完成学业，也可获得3年工作签证。根据加拿大现行移民准则，获3年工作签证者，如工作1年并交税后，可以申请成为加拿大永久居民。

加拿大本国学生可以享受助学贷款。中医针灸立法后，私立中医针灸院校在助学贷款方面与公立院校享有同等待遇。

安大略中医学院在过去20年的教学过程中，形成了享誉国际中医教育界的独特"品牌课程"，如针灸专业的"针刺手法"课程、推拿专业的"吴博士头部推拿疗法"课程、气功专业的"医疗气功"课程以及临床实习课程。

安大略中医学院与中国大陆多所中医药大学结成"姐妹学校"，每年派遣学生赴中国大陆的中医药大学及附属医院开展临床见习，以开阔眼界。自2001年起开始与中国的中医药大学联合培养学士、硕士和博士生，现已有10名博士研究生及28名硕士研究生顺利毕业。

安大略中医学院积极鼓励师生们参加国际学术大会，在2007年"世界针灸学会联合会成立20周年暨世界针灸学术大会"论文集中，加拿大安大略中医学院有6篇论文入选，是海外入选论文最多的学校。并积极举办国际学术会议，曾成功主办2009年、2011年、2016年及2017年"加拿大中医针灸继续教育学术大会"暨"多伦多国际传统医学大会"。

2015年9月，中央电视台中文国际频道（CCTV4）报道"世界针灸学会联合会首家中医针灸国际传承基地落户加拿大多伦多安大略中医学院"，该新闻被评为2015年"世界中医药十大新闻"，名列第八；屠呦呦获诺奖的新闻名列第一。

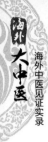

安大略中医学院名誉院长为联合国教科文组织认定的人类非物质文化遗产"中医针灸"代表性传承人张缙教授，院长为世界中医药学会联合会副主席、世界针灸学会联合会执行委员吴滨江教授。安大略中医学院官方网址：http：//www.octcm.com。

五、存在的问题

当前，加拿大中医针灸学生的临床教学基地是各学院的诊所，但多数诊所的门诊量和病种有限，因此，要加强与中国的中医院校、医院间的合作，以弥补加拿大学生这方面的不足。

加拿大中医针灸教育培养的目标是社会需要的个体行医者，其专业课程也会据此设置；绝大多数毕业生为个体行医，进入医院和医疗中心的人数不多，中医针灸进入加拿大医疗主流尚处于早期阶段。

加拿大中医针灸教育同临床诊所一样，是由市场经济主导，以私立中医针灸院校为主体，进入加拿大公立主流教育尚属初期。

中医针灸立法迫使海外针灸中医执业者只能走"纯中医"的发展道路，以"纯中医"为重点的中医针灸教育，也是加拿大中医针灸教育界未来的发展趋势，其改革向家庭医生和专业医生的方向努力，向国际教育标准看齐。

参 考 文 献

[1] Statistics Canada. Population in 2011 [EB/OL]. http：//www12. statcan. gc. ca/census-recensement/2011/dp-pd/prof/details/page. cfm Lang = E&Geo1 = CMA&Code1 = 933&Geo2 = PR&Code2 = 59&Data = Count&SearchText = Vancouver&SearchType = Begins&SearchPR = 01&B1 = All&Custom = &TABID = 1.

[2] Statistics Canada. Find information related to this table (CANSIM table (s); Definitions, data sources and methods; The Daily; publications; and related Summary tables) [EB/OL]. http：//www. statcan. gc. ca/tables-tableaux/sum-som/l01/cst01/demo02a-eng. htm; Date modified：2013-11-25.

[3] 加拿大安大略省中医师及针灸师管理局 [EB/OL]. http：//tcmpao. asicanada. net/imis15/registry.

[4] 潘晓川. 加拿大东方医学院"换血人" [J/OL]. 杰出华商网，http：//www. chinese21. com/html/2008-09/307160781. html，2008-09-01.

作者简介

吴滨江，男，医学博士，教授，主任医师，加拿大注册中医师、注册针灸师、注册骨疗师。现任加拿大安大略中医学院院长，"大成国医堂"国际连锁公司总裁，世界中医药学会联合会常务副主席，世界中医药学会联合会教育指导工作委员会副主任委员，世界针灸学会联合会副主席，世界针灸学会联合会人类非物质文化遗产中医针灸传承工作委员会主任委员，世界针灸学会联合会教育工作委员会副主任委员。为人类非物质文化遗产"中医针灸"代表性传承人张缙教授嫡传弟子。独创吴氏头部推拿疗法，并向全球推广，在海外已渐成学派。著有《吴博士头部推拿疗法》，现有英、匈、中三种文字出版。曾担任《针灸大成校释》第 2 版副主编。自 2001 年起受聘为河南中医药大学和黑龙江中医药大学教授、博士研究生导师，合作培养中医药针灸硕士研究生 28 名，博士研究生 10 名。

其他作者

吴　琼（加拿大安大略中医学院）

见刊时间：2017 年 11 月。

海外中医针灸教育十大特点及战略发展之思考

一、海外中医针灸教育的十大特点

海外中医针灸教育的特点主要在于培养目标、历史形成、立法、教师队伍、生源、办学体制等均与中国的中医药院校教育不同。

1. 培养目标不同：从"专才"到"通才"

中国中医院校的毕业生，毕业后多数会去省级、市级、区级医院或社区医院及诊所工作，比较专一地从事医疗专业工作，其他管理工作基本上由所在的医院单位承担，故培养目标是"临床医疗专业人才"。

海外中医院校的毕业生，毕业后基本上都要独立执业，并独立经营中医针灸诊所，或先去诊所工作一段时间，而然后再创办自己的诊所，鲜有在医院做中医针灸者。他们不仅要成为"医疗专业人才"，还要成为"管理人才"，如诊所的选址、市场的开拓、财务的管理、诊所的经营、法律纠纷的处理等，"麻雀虽小，五脏俱全"，将面临独立开诊的许多管理方面的事情。

在相同学时内，培养独立执业的"通才"较"专才"要难许多，但毕业工作后，"通才"适应力较强，存活及成功率较高。

2. 历史形成不同：全球各地发展不平衡

以师承面授为主的中医教育形式，同中医发展史一样，已有数千年的悠久历史。中国的中医高等院校教育主要始于20世纪50年代，由中专—大专—大学—研究生教育的形式发展至今，虽有60多年的历史，但重点发展是从高考恢复至今的40多年，参照西医系统而建立的中医学士、硕士、博士教育。

海外中医针灸教育同其发展史类似，可大致分为萌芽、发展、成熟三个阶段。

萌芽期是以20世纪70年代初，美国总统尼克松访华而掀起的世界针灸热开始，此阶段主要以唐人街内的中草药店或海鲜店中的"坐堂中医师"的师承家传为主。

发展期为 20 世纪 80 年代中后期至 21 世纪初，海外中医教育呈现雏形，如以培训班形式为主的夜校及周末班。随着海外中医针灸的迅速发展，以及经济效益样板作用，海外中医教育市场需求暴增，这期间大小不等的中医院校如雨后春笋般涌现。

成熟期以所在国中医针灸立法为标志。经过 20 年左右的市场淘汰及立法规管，海外中医院校数目回落而趋于正常，并以全日制为主，以所在国语言教学为特点，其教学质量及办学规模都明显提高，逐渐达到所在国本地大专或本科的要求。因海外中医院校基本为民营机构，多可颁发中医针灸学历证书，而少有学位证书。

美国、加拿大、澳大利亚、新西兰等已实现中医针灸立法的国家，属于海外中医针灸教育市场中较为成熟的市场，但其发展也不平衡，例如美国除加利福尼亚州有中医师头衔外，其余的州均只有针灸师头衔。入学需要有 2 年以上的大学教育经历，学习 3 年，毕业后可获得硕士文凭，但其 3 年制的学时数比中国 5 年制本科少一些。

在加拿大，卑诗省、安大略省、阿尔伯塔省、魁北克省及纽芬兰省 5 个主要省份占总人口的 88%，虽已有立法，但只有卑诗省、安大略省的中医和针灸同时立法，其余仅是针灸单项立法；而且，只有卑诗省已准许颁发高级中医师的头衔，安大略省暂未颁发。

总之，海外中医教育是中国中医教育发展史的延伸和集约缩影。用百年时间走过国内千年师承教育的阶段，又用 20 多年的时间追赶中国已发展 60 多年的中医高等教育，其借助中医发源地母体原创知识的力量和海外拓荒者的艰辛拼搏，在西方世界的教育舞台，开辟了一片海外中医针灸教育的新天地。因全球政治、文化、经济等诸多因素，海外中医教育发展不平衡，有些英联邦移民国家已经基本上成型，有些欧、亚国家仍在发展，有些非洲国家才刚刚起步，但海外中医教育事业仍有巨大的发展空间和潜力。

3. 海外立法不同：促使海外中医针灸返璞归真

20 世纪 70 年代（1972 年始），乘中美恢复邦交之契机，大批国医使者们走出国门，奔赴世界各国，为西方民众送去了东方中华民族传统文化的中医针灸。经过 40 多年，中医针灸已深入到西方，并被发扬光大。

在西方文化进入中国百年之后，东方文化的中医针灸已深深植根于西方

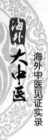

世界，这也许是历史的无形之手，在为东西方文化进行阴阳平衡。

所在国的中医针灸立法是行业成熟的标志。但海外中医针灸立法，不允许中医工作者从事西医诊疗，只能从事中医，这迫使海外中医针灸师返璞归真于中医的原生态。如何从"经典"中吸取营养、如何发挥"中医针灸"的特色等，是我们海外中医针灸教育者和工作者共同面临的课题，即"海外纯中医"的发展道路。历史似乎在为百年前曾被打断的中国纯中医的发展，建立"海外纯中医"的侧支循环，并放在世界的舞台上考验传统中医的魅力，这是历史的机遇和挑战。

4. 教师队伍不同：可使学生形成多维性思考

在北美中医针灸院校中，教授中医针灸部分的教师主要来自中国，也有早年留学中国的欧美教师，近年来不少院校增加了部分毕业生以补充师资，西医学部分的师资则来自当地医学院或医院。绝大部分的教师为兼职，一般用英文教学，小部分用中英文双语教学。教师的不同教育背景，可使学生形成多维性思考。

中国培养的 5 年制毕业生，已经在海外中医针灸教育领域中服务多年，是海外中医院校师资队伍的重要组成部分，尤其是恢复高考后几年的毕业生是其骨干。而中国培养的 5 年制留学生，将在领导海外中医针灸教育改革和教材编译上起到重要作用。

5. 使用教材不同：统编专业主干课程是海外教育发展的基础

北美及各国均无统编的中医针灸教材，也没有对教材的特定要求，但中医针灸专业大都参考中国高等中医院校编译的教材，近年来海外也有一些较好的英文教材逐渐被选用。西医学部分的教材则选用北美医学院其他专业所用的教材。组织统编中医针灸专业主干课程是海外中医针灸教育发展的基础。

6. 招生来源不同：年龄偏大、多学科的教育背景

北美中医针灸学生来源与大陆不同，其特点是：年龄偏大，女性居多，有其他专业背景，多数已有学士以上学位，其中也有博士、西医医生等。学生多学科的教育背景，为今后中医针灸的多学科、交叉学科的发展提供了基础。学生的上课时间非常灵活，可选择全日，傍晚或周末上课，修满所需学分即可毕业。他们多数还要打工，其专注性可能不够。

7. 学校体制不同：私立学校为主

目前，海外中医教育主要是以私立学校为主，遵循自由经济市场规律而运作，但在西方医疗教育市场中开拓出一个新的教育市场，需付出艰苦努力。

因世界经济不景气，虽有些公立大学打算办中医教育，但需从现有紧张的资金中分出一杯羹，而易招致其他专业的反对，还有层层审批及文化差异等诸多因素的影响，不是件容易的事情。

海外私立中医针灸学校，在 20 多年的大浪淘沙后能够生存下来的，都已具备管理及教学规模。私立学校较比公立学校少了些繁杂的审批手续，灵活性较强，是海外中医针灸教育发展的主体。

8. "规培"体制不同：毕业后直接进入临床

中国大陆中医院校的毕业生到医院报到后，首先要进行 2 年各科实习医师的培训。从 2015 年开始，要求 3 年的"临床规培"，才能成为正式的临床医生。

海外中医针灸院校的毕业生，毕业后缺失"临床规培"的训练，而直接进入临床，其"生存（成活）率"会降低。海外中医针灸院校成功与否，不仅要看考试的成绩，更要看毕业生 5 年后在市场上的"存活率"还有多少？有些仅有 25%~30%。

9. 教学形式不同：学习方式多元化发展

"读万卷书，行万里路"，随着 IT 的迅速发展，教学形式发生了改变，"行网络路，读（微信）群中书"成为人们日常生活的内容之一。

远程教育的发展改变了传统的学习方式，手机几乎可以立即找到所需要的临床数据，而改变原来需要死记硬背的方式。学生们可以仅记定义、大纲和泛读，而缩短学习时间，并将重点转移到技术操作上（如手法等实验课）。微信免费教育的崛起形成对正规教育的挑战，尤其在国外，微信获取较自由方便。许多流派、杂家盛行，对正规中医教育是一种冲击。

10. 业主成分不同：随着华裔业主逐渐退去，纯中医针灸教育有可能淡化

随着海外中医教育市场的深入发展，要求团队协作、规模效益、多种经营等经济综合实力的体现，华裔业主将逐渐减少和退出该领域，如加拿大安大略省中医针灸高校联盟（CTCMASO）中的 6 所学院，华裔业主只占 50%，有的省份及国家仅占 20%~30%。北美（美国及加拿大）中医针灸院校的许多业主为犹太裔或日本裔及韩国裔。随着华裔业主逐渐退去，纯中医针灸教育有可能被淡化。业主可依其喜好及对专业的理解施加影响，如"东方医学""五行针灸"等在一些院校中流行。

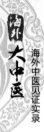
二、海外中医针灸教育战略发展之思考

1. 海内外联手互补：开拓海外中医教育的新天地

在过去的十几年间，国内各中医院校陆续完成了新校区的扩建及大学更名等，未来的发展将主要是向海外国际扩展，以及向内部细化管理。

中医药国际服务贸易及"一带一路"倡议是有利政策，与具有规模及实力的海外中医院校联手合作，是符合国家政策及打开国际市场的现实举措。海外中医院校发展到今天也出现许多瓶颈，有很多专业问题无法借鉴西方教育的经验，需要与国内中医药大学共享教育资源，尤其是临床实习。海内外联手互补，可使国内中医药大学拓展到海外，逐渐成为国际知名大学；海外中医院校得到国内大学的支持，将如虎添翼，更上一层楼；通过强强联合，才能共同开拓海外中医教育的新天地。

2. 统编针灸主干课程：执针坛之牛耳

由世界中医药学会联合会教育指导委员会主任委员单位天津中医药大学牵头，正在进行中医本科 13 门主干课程的英文统编教材的编译工作。

笔者提议世界针灸学会联合会应发挥优势，协调国内外中医针灸院校统编针灸主干课程，如经络学、腧穴学、刺灸法学、针灸治疗学、针灸医籍选读。这是海外中医针灸教育的基础工程，益在百年，如能编译一套权威的针灸主干课程，以后可不断修订再版，将可继续执世界针坛之牛耳。

3. 毕业后再教育的合作：类似住院医师的"规范化培训"

海外中医针灸教育缺失"临床规范化培训"的环节，但整年全职在中国接受规范化培训（规培），对大多数海外毕业生来说是较困难的事情。可探讨采取 1/3 借助远程查房、典型病例讨论等教育手段，1/3 在所在国由当地名中医指导，1/3 到中国临床实习的方式进行住院医师的"规培"模式。

4. 继续教育的国际培训：网络教学市场庞大

目前，在中医针灸已立法的国家，针灸和中医专业课程都要求面授；但为保障已注册的针灸师、中医师不断提升其质量，要求每年执业牌照续牌时，应完成与专业相关的继续教育学时，而这种继续教育可以是网络学习。

加拿大约有 7 000 名注册针灸师和注册中医师，美国约有两万多名，再加上澳大利亚、新西兰等已实行中医针灸立法的国家，总共约有 5 万多名。若扩大到尚未立法的英国，以及使用英语的其他国家，海外中医针灸执业者，应在10万名以上。此继续教育市场若以一般市场价10美元/小时，以最低培训要求10小时/年，其理论上的市场规模应为1 000万美元/年。如此庞大的市场，任何一所大学都不能独自开发和经营。它需要海内外合作，国内需要海外当地市场，海外需要国内专业技术的分享和支持，大家共同开发这一具有潜质的市场。

5. 国际市场的反馈：掌握海外中医针灸市场的发展脉搏和动向

应该利用海外华人中医师回国探亲等时机，主动邀请他（她）们介绍所在国中医针灸发展概况，以及诊所开办、市场运营、当地医疗法规、洁针安全、国际针灸流派等，以便掌握国际中医针灸市场的发展脉搏和动向。

6. 联合开展国际研讨会：充分利用 IT 技术开展国际交流

海内外中医针灸教育组织应联合开展国际研讨会，以专题及演示为主，以中、小型现场为宜，着力开展远程实时参会的市场开发。

总之，海外中医针灸教育的发展无前人的经验可借鉴，需要我们总结以往的经验，分析当前的特点，预测未来的发展。让我们海内外中医针灸教育工作者们携手传承，共创历史！

作者简介

吴滨江，男，医学博士，教授，主任医师，加拿大注册中医师、注册针灸师、注册骨疗师。现任加拿大安大略中医学院院长，"大成国医堂"国际连锁公司总裁，世界中医药学会联合会常务副主席，世界中医药学会联合会教育指导工作委员会副主任委员，世界针灸学会联合会副主席，世界针灸学会联合会人类非物质文化遗产中医针灸传承工作委员会主任委员，世界针灸学会联合会教育工作委员会副主任委员。为人类非物质文化遗产"中医针灸"代表性传承人张缙教授嫡传弟子。独创吴氏头部推拿疗法，并向全球推广，在海外已渐成学派。著有《吴博士头部推拿疗法》，现有英、匈、中三种文字出版。曾担任《针灸大成校释》第 2 版副主编。自 2001 年起受聘为河南中医药大学和黑龙江中医药大学教授、博士研究生导师，合作培养中医药针灸硕士研究生 28 名，博士研究生 10 名。

见刊时间：2015 年 12 月。

伦敦中医孔子学院教学见闻与思考

2015 年 10 月至 2016 年 7 月，笔者经中国国家汉办外派到伦敦中医孔子学院，成为一名海外中医教师。在此期间，笔者承担伦敦南岸大学中医针灸专业本科生的课程教学和临床带教，以及辅助教研室主任 Ian Appleyard 开展临床科研项目，并积极参与英国多所大学的中医药文化推广活动。现将执教期间的一些见闻及思考总结如下。

一、一般情况

伦敦中医孔子学院（London Confucius Institute for Traditional Chinese Medicine）创办于 2007 年，由黑龙江中医药大学、哈尔滨师范大学和伦敦南岸大学共同创办，是全球第一所以中医为特色，用于开展汉语言教育和中医养生文化推广的孔子学院，已连续 5 年获评"先进孔子学院"称号，并于 2014 年入选全球"示范孔子学院"[1]。2015 年，在中国国家汉办的支持下，伦敦南岸大学建立伦敦中医示范孔子学院专用教学楼（Caxton House），其中设有中医教室、中医临床教学诊所、语言文化教室、会议室等[2]。

伦敦中医孔子学院凭借伦敦南岸大学的卫生护理专业优势，"以中医养生促进中华文化推广和汉语教学"为办院特色，设有中医针灸本硕连读专业学历教育（学制 4 年），同时开设汉语、中医养生、武术等非学历课程，率先走出了一条推广和传播中医药文化的特色道路[3]。

二、专业情况

该校中医针灸专业学生除了需要学习中医基础理论、西医基础、中医诊断、针灸推拿、中医临床医学、论文写作、中医实用汉语等理论课程外，还需到中医诊所完成一定学时的临床实习，至今诊所已累计诊治患者 1.3 万余人。由于部分学生是工作者，上课时间安排在每周二、四晚上 18：00~20：00，双休日全天。实习时间是每周二、四上午 8：00~12：00，下午 13：30~17：30。

三、工作环境

该校中医教师团队总共有 8 名成员，其中博士 2 人，硕士 5 人，本科 1 人，4 名是本校聘用的高级讲师，4 名外派教师志愿者。教研室主任 Ian Appleyard 全职负责中医针灸专业的招生、课程计划、考试安排等，门诊主任黄卫东负责管理学生的临床实习，另外两名本土的高级讲师 Martin 和 Awais 兼职负责理论授课、临床带教等。笔者和其他 3 位外派同事需要配合教研室主任和门诊主任承担部分教学、临床、科研工作，并定期到各大学进行中医药文化推广活动。

办公室在学校的 K2 栋，这里大部分同事都是医疗领域工作者，如护理、基础医学、体育运动、社会医疗、心理健康等领域，英国著名的中医学和综合医学（Traditional Chinese Medicine and Integrated Health）专家 Nicola Robinson 教授也在此工作。所有员工必须带上自己的员工卡才能进出大楼和办公室，如果有人忘带员工卡，前台会询问其基本信息，经电脑核实无误后再借其一张临时电子卡使用。每一层办公区都有供教师使用的餐厅，与国内不同的是，1~3 层特定区域还单独设置了学生们休息的座椅，他们可以随意看书、聊天、用餐。每层办公室都有两间文具室，里面几乎涵盖了所有办公用品（包括打印机、碎纸机等）。虽然员工和博士研究生可以自由拿取，但是墙上醒目的张贴单会提醒大家：请节约使用资源，你已被监视器录像。复印机也会自动限制每位账户的每月耗纸量。

四、教学见闻

学院采用小班模式教学，虽然一个年级平均仅 10 人，但班里的学生却有不同的国籍、年龄、职业、信仰等，因此需具有跨文化交际意识，灵活处理文化差异。如需要为来自中东的女学生安排同性老师或患者进行临床实践；有意识地将八段锦、太极拳的理念和动作与印度瑜伽进行对比教学；考虑匈牙利与中国的历史渊源，适当地列举两国文化的相似性，可以帮助匈牙利籍学生理解中医药理论。

每一门课的教案都必须至少提前 1 周发给教研室主任检查，幻灯片里的内容尽量标注引用的文献，做到有理有据。任课老师常常在授课完毕后请学

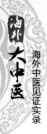

生完成有关教学的调查问卷来发现教学不足之处。假如学生认为老师课讲得不好，他可以直接发邮件给教研室主任投诉，一经核实，被严重投诉的老师有可能面临被解雇的风险。

五、临床见闻

中医门诊地点在 Caxton House 的 1 楼，共有 4 间诊室开放，每间诊室都配有常规医疗用品和一张电动床。每间诊室都由 1 名大三学生做主管医师，2~3 名低年级学生跟诊，1 名带教老师（supervisor）从旁指导学生诊治。

与国内不同的是，患者须提前至少 1 周预约就诊时间，若患者没按预约时间就诊，可以收其违约金 10 英镑。医务人员除了统一穿白大褂外，鞋和裤子必须是黑色的。由于每位患者的诊治时间是 1 小时，学生有充足的时间跟患者交流和查体。这里比较尊重患者的隐私权，患者的病例需要严密保管，一间诊室里不准有多名患者同时诊治，也不能在患者面前接电话或拿手机查阅资料。

问诊、查体结束后，学生和带教老师需要到诊室外小声讨论病例并拟定诊治方案，待汇报给门诊主任确定最终诊治方案后才能进行治疗。给患者查体、针刺前后需要反复消毒，电动床也需用酒精纸巾消毒后才能铺一次性纸床垫（couch roll）。针刺后，每位患者的留针时间约为 30 分钟，主管医师会为患者调暗灯光和播放舒缓的音乐使其放松，期间，诊室里需至少有一名医务者陪护。因为诊室里都安装了烟雾报警器以预防火灾，所以门诊用的都是无烟型艾灸，以防艾烟触动报警器，也避免了艾灸烟味呛到患者。

六、科研见闻

笔者曾参与过教研室主任的课题"温针灸治疗膝关节炎的临床观察"，在试行阶段，Ian Appleyard 对我们进行了多次培训，尤其是操作流程和规范。整个实验过程严格按照随机对照、双盲的原则进行设计与执行。

2016 年 3 月 19 日，学院院长许亦农支持外派教师参加英国针灸协会（British Acupuncture Council）举办的针灸研究学术交流会（Acupuncture Rsearch Symposium）。和国内会议不同的是，大会严格按照会议议程准时开始，每位报告者必须在原计划的时间内演讲完，否则主持人会毫不留情地吹喇叭，终止其演讲。大会议程里会专门留有问答环节，让听众与台上专家互动。大多演讲者的幻灯片设计精美，每一个观点都几乎有实验数据支撑和文献引用。中途休息或会议结束后，嘉宾、主持人、听众都是一起用冷餐，虽然冷餐准备简单，但必备红酒、香槟、咖啡、果汁，这样为听众与专家直接进一步交流创造了机会。

七、思考

相比国内，英国中医药教育的规模较小，师资力量较单薄，教学课时较短，课程设置较单一（以针灸推拿为主），教学内容较基础，已越来越不能满足当地学生的多样化需求。应充分考虑学生的学习兴趣与目的，立足于中国丰富的中医药资源，运用互联网新媒体技术，搭建中医药国际教育网络平台，开发便捷实用的外文中医药 APP 来分享国内外中医药教育资源和科研成果，不失为未来海外中医药教育发展的新趋势。

虽然市场上中医药国际教育书籍众多，但良莠不齐，存在编写死板、术语不规范、表述不准确、理论肤浅、实用内容少、版面设计不合理等缺点。虽然李振吉等专家编写了《中医基本名词术语中英对照国际标准》，但市场上许多教材并未及时更正术语和升级教材，海外师生至今仍缺少一本优质的教材以供参考。

在临床带教中，不同的老师有不同的针灸选穴和针刺方法，学生对此感到极大困惑。探究针灸理论机制，规范针灸临床应用将是未来中医药教育者不可回避的问题。

《中医药发展战略规划纲要（2016—2030 年）》与《中医药"一带一路"发展规划（2016—2020 年）》明确指出，积极推动中医药海外发展，包括与"一带一路"沿线国家合作建设中医药中心，对外交流合作示范基地，中医药国际标准化体系。未来中医药国际教育事业的推广，越来越需要培养一批精通中医药专业知识，熟练运用中医药专业外语，具备国际化专业素养的复合型人才[4]。

近一年的海外经历潜移默化地影响了笔者的眼界和心境，训练了独立思考的能力，加深了民族的自豪感，也认识到继承与发扬中华优秀传统文化的重要性。随着我国经济建设的高速发展，国际地位迅速提升，中医药的国际化交流机会也会越来越多，衷心希望有更多中医药人才走出去，为中医药走向世界做出贡献！

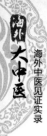

参 考 文 献

［1］衣晓峰，常滨毓．伦敦中医孔子学院连续五年获先进［N］．中国中医药报，2013-12-12（8）.

［2］刘延东．将汉语和中医结合推广意义重大［N］．中国中医药报，2015-10-01（1）.

［3］任壮．黑龙江中医药大学推动中医药走出国门［N］．中国中医药报，2013-12-12（8）.

［4］刘婷婷．中医药教育如何走向世界——伦敦中医孔子学院执教引发的思考［C］.∥第三届世界中医药教育大会论文集．南京：世界中医药学会联合会，2013：65-67.

作者简介

郑扬康（广州中医药大学，广州中医药大学附属佛山中医院）

见刊时间：2017 年 6 月。

大家谈：海外中医教育需深化传承，融合发展

马小丽：纽约中医论坛的各位群友们，世界各地的中医同仁们，今天是2017年5月12日，大家好，我是大家的老朋友，来自祖国首都北京的马小丽医生，很高兴与大家又相聚在纽约中医论坛（以下简称"纽中论坛"），前几次纽中论坛访谈之后，很多专家表示诸多话题其实是海外中医本土化教育和人才培养的问题，此次纽中论坛请到美、加、澳三国的中医教育领军人物与众多中医群友共商中医教育的传承、融合与深化大计，鉴于田海河会长主办的"中医教育论坛"珠玉在前，纽中论坛此次将更关注海外中医同仁提出的焦点问题，在请各国校长介绍各国中医教育现状，进行主题演讲后，深入讨论焦点问题，并就海外网友呼声较高的海外中医公众科普教育的方法与技巧问题进行专门解答，在自由提问环节根据时间和时差的情况力求使每位校长都能回答网友的提问，请专家们做好应战准备，咱们的开场嘉宾是美国中医学院院长——巩昌镇博士。

巩昌镇（美国中医学院院长，全美中医药学会教育委员会主任）：谢谢马小丽医生、苏红医生、王少白医生的邀请。我居住在美国明尼苏达州，我创办的中医学院叫美国中医学院，今年正好是第20个年头。因以前在不同的场合已介绍过学校的很多情况，今天在纽中论坛，我想谈几个不同的话题。今天我们的主题是传承、深化、融合，整合医学下的中医教育。那么我们谈到中医教育的传承，肯定是从中国的传承，对我们来讲，深化是在美国的深化，融合应该是指与主流医学的融合，传承、深化和融合也都被限定在当代兴起的整合医学的大形势之下。因此，这样的话题和讨论会带来一系列问题，我在这里也将提出一些问题，我希望参加讨论的专家和群友们都谈一谈自己的看法，因为这些问题都是我们在教学方向上，在探讨海外中医教育、针灸教育如何发展会遇到的或者正在思考的问题。因为时间有限，不可能一一列举讨论，今天主要讨论下列几个问题。

第一个问题，我想问的是我们现在正在追求或者推动中医教育的本土化

吗？美国本土化的中医是继续完全承载着中国文化？还是披上美国文化的外衣？或者出现一种中西合璧的新模式？目前，把中医和针灸完成本土化的例子已有不少，日本和韩国应该是这方面的先驱。日本发展中医成为日本的汉方，韩国将本土医学和吸收的中医理论变成韩医，如果像汉方或者韩医一样，我们在美国发展美针、美酒、美药，这是不是我们期望的模式呢？美国本土化的中医将来会成什么样子呢？"干针"是一个先行的例子吗？

在各个中医院校中使用最普遍的教科书是马万里（Giovanni Maciocia）的《中医基础理论》《中医诊断学》《中医疾病治疗学》《中医妇科学》《中医神志学说及临床》。这些书在美国普遍适用，并在学生中的欢迎度很高，那么这些书会不会成为美国的《东医宝鉴》《医心方》，我们知道《东医宝鉴》是中医在韩国本土化后的巅峰之作，《医心方》是日本汉方早期的大成之作，也是中医在日本完成了本土化之后最权威的著作之一，日本汉医的核心课程叫《和汉医药概论》，如果这样的著作问世，就标志着中医针灸的本土化完成了吗？马万里的这些教科书在这个目标上达到了什么层次呢？因为这些教科书实际上已经引起了中国学界的高度关注，尤其是搞外向型教材的时候，从中国香港到大陆，各个院校都花费了一些精力和时间来研究这些著作，但是还未像韩国的《东医宝鉴》、日本的《医心方》那样被中国列为经典著作，这是第一个问题，就是本土化的问题。

下一个问题是虽然我们的中医理论教育有完备的经典理论和经典模型，但是现代中医、现代针灸的发展也势如破竹，我们已经通过各种方式向学生们介绍现代针灸。其实大家也知道我们很多所谓的继续教育或者小班大班，各种不同的非传统、非经典的针灸模式、理论、方法等课程有很多，也很流行，尽管我们有这些课程，但是在美国各个中医院校中，教学大纲的主体仍然是经典针灸。那么这样就出现一个问题，就是我们的教学大纲是要保持经典针灸、传统中医的纯洁性呢？还是需要重建呢？我们如何包容经典中医和现代中医、经典针灸和现代针灸，要重塑我们的教学大纲吗？

这里有几本大家都熟悉的书，就是 Dan Bensky 的《中药学》和《方剂学》，已被美国中医院校广泛使用，还有 Joseph Helms 的《针刺能量学》也被广泛使用，他们已经做了很多努力，想包容经典针灸和现代针灸、经典中医和现代中医，那么已经达到这些目标了吗？如果包容现代和经典是我们的目标，是我们的发展方向，那么我们老师的知识结构如何来更新呢？因为我们现在最成熟的针灸医生还是改革开放后第一个 10 年培养出来的学生，他们还是教育的核心力量。尽管这些专家一直在学习，但他们原来的中医针灸基本训练基本上是在经典的路子上进行的，现在的问题是如果我们想包容经典的和现代的，那么他们的知识结构如何更新呢？

我们讲中医教育的传承、深化与融合，在这个过程中，如何避免重术轻道，去医存药，去医存针呢？在文化传播过程中，物质层面的东西总是最早被另一种文化接受；其次是机构层次的、社会规范性质的；最后被接受的是信仰或者核心价值观，这是文化传播的基本规律。在术的层次上，针、药、罐看得见、摸得着，患者受益，立刻被接受。在道的层次上，五行学说、经络理论属于核心价值。传承和深化的是核心价值，融合的是核心价值（道）还是针药之术？"道为术之灵，术为道之体；以道统术，以术得道"，道是理念、规律、原则，是从大量的术中升华出来的。术是技巧、方法、策略、经验，体现着道的驾驭。"授人以鱼不如授人以渔"是中国的最高育人原则。在今天急功近利的市场上，人们买鱼抢术，如何摆平道的位置，渔的处所？

还有一点，我们不时地听到把中医针灸说成是祖宗之学、家传秘方、国宝秘籍、国粹精华，如果我们这样来认识中医针灸，那我们还能把中医针灸国际化吗？本土化就更艰难了。这样的后果会不会更助长别人拿过术来，为我所用？美国没有认祖归宗的传统，实用主义是从美国土生土长起来的。在美国，我们要发展文化的中医，还是医学的中医？就在最近中组部刚刚发行的《千人》杂志专刊上，杨观虎博士提出："中医药科学化是中医药走向世界，拥有国际话语权的关键，科学化也必定是中医药未来发展的方向。"但是他强调："中医学有自己独特的学术规律、指导理论等，中医药的科学化必定是以尊重中医学的学术规律的科学化。"[1]尊重中医规律的中医科学化还需要我们探索很多年。

马小丽：好的，谢谢巩院长，巩院长的发言非常有深度，我听着都有些着迷了，非常感谢巩院长，大家一定意犹未尽，没有关系，在随后的话题讨论中，巩院长将对话多位院长，再次给大家带来智慧的思考。下面有请咱们此次访谈的第二位嘉宾——李灿辉博士。

李灿辉（加拿大汉博理工学院中医系主任、教授，长期致力于发展海外中医高等教育）：刚才，巩校长在他的发言中开门见山提出了一些非常深刻的问题，我们在西方办中医教育，培养出来的究竟是什么样的中医？也就是说，中医教育的本土化会不会出现弃医存药、弃医存针、西化等问题。我仅从个人经历试图来探讨这些问题。关于加拿大中医教育的情况，由于高等教育和职业培训是归省级管的，不同省份对中医针灸监管存在差异，我的发言就集中在我所在的安大略省。现在安大略省的情况是公立学校和私立学校并存，无论公立学校还是私立学校，都得到了安大略省中医师及针灸师管理局的承认，大家按照管理局所建议的统一标准来办学。其中第一项要求就是课程设置要符合加拿大针灸师、中医师的专业技能标准；第二项要求是课程的总学时数，规定中医师课程为全日制 4 年（或相当），而针灸师的课程是全日制 3 年（或相当），另外，加上 500 小时的临床实习。不管是从什么学校毕业，毕业生毕业后都要经过执业资格考试才能获得行医牌照[2]。

上述的中医师、针灸师专业技能标准对办教育起着至关重要的作用，它实际上不仅是作为执业考试的指南，也是各个学校共同采用的课程指南和教学大纲。而这个技能标准的前提是中医师只能做中医，不能用西药，也不能做西医诊断，只能用中医诊断和中医治疗方法。因此，不管哪家学校，也不管是中国人或者是外国人开办的，都必须符合这个标准，这就防止了中医教育的本土化发展过程中出现弃医存药，弃医存针或者西化的问题。毕业生也就只能是纯中医，没有其他选择。

刚刚巩校长提到另外一个非常重要的问题，海外中医是在多学科协作的大环境下从医，我们怎么调整中医教育才能适应整合医学的需求？我以本人所在的汉博理工学院设置的中医课程为例来说明这个问题。从课程表中可以看到我们的课程设置是怎么考虑毕业生将来面对整合医学的环境。中医专业课固然是课程的主体，但是除了中医课程之外，还有中医与其他学科合作需要的课程，例如，《加拿大医疗体系》《专业间合作》等针对性科目，通过这些科目，学生对加拿大医疗体系和各个医疗专业（如整脊疗法、自然疗法、正骨疗法、物理治疗等）的内涵和范围有所了解。学生还要学习生物医学基本知识，如解剖、生理、病理、药理、西医诊断、常见慢性病治疗等科目，以便毕业生能适应整合医学的大环境。公立学校在硬件设施方面的条件，例如设立临床模拟教室，使学生在模拟病房、门诊部、急诊、理疗康复、中医诊所等环境中上课，与整合医学的临床实际更紧密相连。

我在加拿大从事中医教育 25 年，深知其不易。我认为在各种困难中，师资是个大难题。从国内来的老师专业知识比较扎实，但他们有两个方面的短处，一方面是英语水平的局限，不能在课堂上做到像用中文讲课时那样，随时引经据典，结合病例和临床体会自如地进行讲解；另一方面是教学风格问题，填鸭式的被动教育不适应海外，海外的学生习惯互动、启发式的教育，我们正在花大力气进行师资培训，解决中医教学风格的转型问题。

马小丽：非常感谢李博士的发言，非常鼓舞人心，刚才巩院长的发言让我的心情有些沉重，感觉中医发展道路曲折，前景堪忧，但是李博士又给我们带来了光明。这就是我们跨国携手做国际访谈的目的，也许前路看着很曲折，但是大家身在不同阶段，从不同的视角来看待问题，共同努力很快就能柳暗花明了，再次感谢李博士的真知灼见，从发展战略到具体课程项目都给我们做了详尽的分享。不知道他为巩院长开出的处方，做出的治疗，巩院长是否满意，待会儿请他们深入对话，由于时间的关系有请我们的下一位嘉宾——澳大利亚的杨伊凡教授。

杨伊凡（悉尼中医学院院长，长期从事中医教学和临床）：各位同道，大家好，首先感谢论坛的组织者，你们在海外组织的中医学术活动很有活力，很有影响力，视野也很广阔，引领着海外中医向前发展。我想先介绍一下澳大利亚中医教育的特点，其实就是海外各国中医教育的不断发展形成了各国中医教育的本土化和融合。澳大利亚中医教育的特点：实现全国中医注册立法的国家；将中医教育纳入了澳大利亚高等教育部和中医管理局的审核与管理；教育体系延续了英国医学本科的学位制度，根据澳大利亚中医管理局的要求，规定了4年的本科学士学位课程。

另外，还有英语方面的要求是雅思7分，英语水平和中医学士学位是澳大利亚中医管理局统一颁发中医针灸行医执照的依据。另外，由于澳大利亚中医管理局下设有中医教育委员会，所以中医教育委员会统一了全国的教学大纲，当然每个学校都有不同之处，但是教学大纲和入学条件是统一的，比如说招收国外的学生，雅思的要求是6.5分，大概到毕业的时候就可以达到7分。

澳大利亚共有6所高等院校提供中医针灸本科学位课程，其中有3所是公立学校，即悉尼科技大学、墨尔本皇家理工大学、西悉尼大学；另外2所是私立学校，一所是自然疗法学院，有物理治疗、西草药、顺势疗法、中医针灸课程等；另一所是悉尼中医学院，也是澳大利亚唯一由华人主办的私立学校[3]。从办学的情况来看，财力、资源、实验室、软件、硬件、科研、发表论文等，悉尼中医学院是不如公立大学的。那作为私立学校如何与公立大学竞争呢？我们就尽量加强学生对临床常见病、多发病处理能力的教学，使毕业生具有较强的临床实际操作技能和高就业率（连续9年的毕业生平均就业率为90%）。

悉尼中医学院另外的一个特点是比较注重中医药的教学（国外许多院校以针灸为主），我们把它摆在第一位，与其他学校比较，我们的中医药教学应该是做得最好的。我们把中药为主、针灸为辅作为总的教育方针，这样也发挥了我们的教学优势。我们的教师要求是博士学位，但是硕士有丰富的临床经验和教学经验也是可以的。我们根据高教局的要求在学校设置教授、副教授、高级讲师、讲师和助教等职称，同时也按政府的标准配置相应的薪资。

澳大利亚实行全民公费医疗，在这样一个国家，怎样在医疗市场上竞争？我们就瞄准一个目标，就是西医的普通全科医生，也就是家庭医生。我们发现中药、针灸合在一起治疗常见病和多发病等有一定的优势，比如头痛、偏头痛、感冒、肌肉骨骼疾病、皮肤病、妇科病、胃肠道疾病、肝炎、疲劳、自身免疫疾病、亚健康、中风后遗症等常见病，多发病以中药和针灸进行综合治疗，其疗效都优于西医的普通全科医生。通过这样的教学实践，我们也摸索到一些西方国家的中医教育方法，主要方针还是培养学生的动手能力，特别强调中药处方调剂的能力，在国外，一些新生代的华裔和西方人不喜欢煎煮的中药，我们现在都改用中药颗粒冲剂[4]。

马小丽：谢谢杨院长的精彩介绍，澳大利亚是中医发展很有潜力的地区，有多家公立学校，杨院长的学院能一枝独秀非常不易，祝愿您的学院蒸蒸日上。

咱们下一位嘉宾是纽中论坛的老朋友——李永明博士，李永明博士一直关注中医人才的培养和教育，对中医海外教育有很多自己独到的观点，但是很遗憾，由于他此时此刻正在北京开现场的学术会，因此不能语音发言了，他提出了几个问题想和专家们进行讨论。我觉得这几个问题都非常有代表性，也很尖锐，咱们先请纽中论坛的坛主——王少白博士来啃这个硬骨头，先请他发表他的想法，然后再请其他专家发表各自的观点，有请王少白教授。

王少白（美国纽约执照针灸医师，首次提出糖针概念并成功运用到临床）：大家好！谢谢马小丽教授精彩的主持！谢谢以上几位校长的精彩演讲！针对李博士提出的几个问题，我来谈一下我自己的看法：

问题一：中医针灸师的继续教育知识满足市场需求就可以了吗？

我们的回答肯定不是，它不单单是要满足市场需要，还要根据临床实际正确地引导。如有的东西大家一阵风地开始学习，学了以后发现好像临床意义不大，马上就风平浪静了（被忘记了），当然也可能和每个人的理解不同、临床体会不同、接触的患者不同、看的疾病不同、患者的层次也不同等有关。因此，在面对新事物的时候，有的人不能马上掌握而无所适从，还有的就觉得就那么回事……等很多不同的状况。因此我们需要正确地去引导，让大家有一些新的认识。另外，还存在市场导向有时和临床实际并不符合，因此这个问题我认为不单单是要满足市场的要求，还要根据具体情况来决定。

问题二：美国中医针灸师继续教育的水平和方向由谁来掌控？

这个问题和第一个问题有一点类似，市场需求是一个方面，同时这个平衡由谁来掌握，我们只要报美国国家针灸及东方医学认证委员会（NCCAOM），要开展什么教育，然后批准就可以了，一般只要手续齐全就会批准，他们不会问你们讲什么内容，这内容对临床、理论有什么影响、好处，我觉得最好要有参加学习的临床医师组织委员会进行评估，或者挑选一些人来进行评估。另外，在讲座之前最好要做一个问卷调查，我知道纽约原来的美国中医药研究学会在这一方面做得挺好的，在讲座后都会给大家做个问卷调查，对讲座有什么期待，有什么批评指导。

问题三：如何控制个人利益冲突和有损行业的事件发生？

比如，向无针灸执照者传授"干针"，发放资格证书。对于这种情况，我们的回答肯定是坚决反对的，因为你没有针灸执照，你学一个扎针的方法，得到某个证书，然后就去招摇撞骗，没有事的话他就继续去赚钱，出事了对这个行业是很有损害的，人家就会说中医不好，针灸不好。另外，关于"干针"的问题，其实质是认祖归宗的问题，这个我想以前大家已经讨论很多了。"干针"的问题同时也反映出我们对于传统针灸的掌握还很不够，还需要去改进和提高。我记得一个笑话是，有一个人把三根针扎在同一个穴位，但朝向三个不同的方向，然后他就去申请专利，自称为"鸡爪针"。幸好负责审查的人是懂得针灸的，就告诉他这个在古代已经有了，叫"合谷刺"。假设他要是碰到不懂行的人保不准就会申请成功了呢。不懂行的人就是认为这真的是新的方法，有些老专家对现代针灸有一些看法是有道理的。

问题四：继续教育的收费标准是否要有个行业的"标准范围"，从而避免漫天要价？

这个事情说实在话，李永明、陈德成等老师私下都说过这个事情，并表示非常不以为然，我们都是坚决反对漫天要价的。为什么要漫天要价呢？对于新的事情，若对人类有帮助的话，价钱在一定的范围内应该是可以的，作

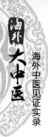

为演讲者得到合理的报酬是应该的。我们知道大医精诚，应该是帮助自己的同行提高医疗水平，这个是间接地帮助其他患者，但是不能因此过分要求报酬，这与大医精诚是相违背的，希望将来有一个妥善的解决办法。

问题五：最好不要廉价对外输出针灸。

我赞同和支持这个说法。传播中医针灸，可以有很多种做法，但绝对不能廉价传播。现在中国发展的好，可能有很多经济方面的资助，但是学校在招学生的时候或者向外输出的时候，不要让人觉得中医针灸是很廉价的东西，不用花钱就学到了，所以我们不能把我们的好东西让别人觉得像垃圾一样，这对中医针灸知识的传播也是不好的。

巩昌镇： 刚才王少白教授对李永明博士提出的 5 个关于继续教育的问题作了很好的分析和讨论，我没有太多可以补充的地方，我在与很多针灸医生和老师讨论的时候有两点看法。就是说继续教育的水平和方向，相关学会应该有一定的控制和导向作用，美国市场的力量是很强大的。从中医上来讲，市场的作用很大，市场和讲课明星对继续教育做了控制，而不是学会。当然这与中医现状有很大的关系，我们中医的学会太多太分散，没有一定的权威性，这样正好给高水平和没有达到高水平的老师的讲课费有一定的发展空间，从而也有了定价的权力，这就牵涉到第 4 个问题就是继续教育的收费。当然经过长期的磨合，应该形成市场的平均水平，也就是说这样一个均衡价格，一旦价格太高，大家会不太愿意去，太低容易透漏正存在的问题，目前市场教育的价格有点泡沫性质，也就是李永明博士讲到的漫天要价的问题。

马小丽： 好，非常感谢王教授的发言，他渊博的学识，敏锐的反应，在这么短的时间回答了李博士的难题。感谢巩校长的补充，由于时间关系我们还会有对话讨论的时间，我们还会深入讨论，下面我们要隆重地有请我们的压轴嘉宾——陈业孟博士。

陈业孟 （纽约中医学院院长、美国针灸与东方医学鉴定委员会副主席）：谢谢马小丽医生的主持，前面几位专家都讲得非常好，给我很大压力，我今天主要想介绍一下整合医学环境下的中医教育。对于美国中医教育的整体情况，我准备了一个PPT，我会发到群里，大家可以了解一下。大家都知道昨天美国食品药品监督管理局（FDA）发出的信息[5]，建议西医了解有关针刺镇痛技术并避免应用鸦片类镇痛剂，其实这也是整合医学的一个方面，各健康医疗行业工作者，尤其是西医与其他医学工作者之间加强沟通，互相了解各自的治疗方法以及优势，能够组成一个工作团队，一起为患者造福，这也是 2009 年 10 月美国整合医学高峰会议上所建议的。从针灸所属类别、名称的变化、替代医学、补充替代医学到整合补充医学，体现了针灸逐渐被医学体系所接受的过程[6]。

20 世纪 80 年代早期从事中医针灸教育的一些先贤们具有强烈的保护意识，他们保护中医传统的特色，但是过度强调古代医学观念指导下的模式，而不想成为半个中医半个西医这样的形式执业。在 20 世纪 80 年代以后，针灸学校尽量不开办为西医开设的 300 学时课程，这都是保护意识在起作用，也就促成了所谓的纯中医的模式。但形势发展很快，短短十几年，针灸已经被主流医学，尤其是整合医学所认可，这也要求中医针灸教育目标和培养方式也要做相应的调整。

大家知道，国外很多法律规定针灸师是不能做西医诊断的，但要求针灸师必须知道现代疾病的基本知识、诊断和常规治疗手段，也需要有与其他医疗工作者交流沟通的能力。虽然生物医学的课时数一直没有变化，但对能力培养方面明显加强了，全国统考 NCCAOM 大纲也列出了针灸门诊的常见疾病、次要疾病、有可能前来就诊的疾病。同时也引出重新评估的概念，也就是说患者治疗一段疗程以后需要评估，是继续进行治疗还是停止治疗，或者转给其他的医疗工作者。如果继续治疗，需要修正治疗原则、治疗方法、选用的穴位，这是一个新的概念，是近两年才加入的考试内容。

另外，NCCAOM 的生物医学考试也从 50 道题增加到 100 道题，当然各个学校的课程设置也进行了调整。从今后博士化课程的趋势来讲，有几项能力是现在硕士培养不具备的。一是对西医诊断的了解以及与其他医疗工作者的沟通能力；二是整体系统医学理念的教育与交流，就是与其他非针灸专业人士进行中医针灸方面的教育以及与他们的交流能力；三是与其他专业的合作能力，最后是专业的发展、学问的研究，包括专业知识的不断提高、研究循证医学以及临床执业的循证概念。这些都弥补了硕士培养所缺乏的内容，也适应了整合医学对针灸师的要求，使之能与其他专业人士组成团队，对患者进行整体治疗。

从美国针灸行业专业水平的发展来看，整个行业开展博士化教育大约需要 10 年才能够完成，那时针灸师能力应该比现在培养的硕士有大幅度的提高。今天的主题有两个关键词：传承、融合，这也正是我们纽约中医学院四句校训中的两句，我们的校训为仁爱、传承、融汇、启新。

近年来，除了课程调整以外，我们也加强了对生物课程的培训，经常会

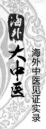

让学生做一些家庭作业，将中西医对某病的认识，包括病因、病理、诊断。在讲课的时候也讲解许多最新研究支持的有效适应证，也让学生积极整理他们在临床实习时遇到的有效病例。到目前为止，已经有 5 位学生整理的有效病例已经发表在医学杂志上。我们学校本身也有研究项目，中药处方对非典型性肺纤维化患者的生命质量改善已经获得了 FDA 批准，将作为新药进入临床试验研究。

针灸学校的临床教学基地十分重要，纽约中医学院有 4 个教学基地，我们学校本身在长岛学校本部与曼哈顿中心均有一个诊所，长岛东部的纽约州立大学法明代尔分校的健康中心也开设了教学门诊，最近几年我们又进驻了曼哈顿下城高云尼医院康复科，在医院住院部为中风患者、骨关节置换术后患者进行治疗，学生可以接触住院患者。所以在整合医学大环境下，中医针灸教育一定要有大的提升，要参与，要融入，在保持专业本身理念与模式的前提下，不被淘汰。

马小丽：谢谢陈院长的发言，非常精彩，时代在进步，医学在发展，在海外，中医人不仅要适应异国，还要与时俱进，各位身处前沿的教育专家应该对此深有体会。那么对于陈院长的发言，巩院长、李灿辉博士有何高见？我感觉巩院长对中医本土化和整合医学的发展还是很有忧患意识的，李博士则是非常有信心，认为前途很光明，我很奇怪为什么？是因为美国的中医发展情况非常复杂吗？

巩昌镇：谢谢马小丽医生，可能体制不同是一个原因，无论是在澳大利亚，还是在加拿大，都有公立学校和私立学校并行的局面，而在美国基本上完全是私立学校，有些是营利性的，有些是非营利性的。美国营利性的私立学校和非营利性的私立学校除了控制权和公司税两方面有差异外，其他无任何差异。无论是营利性的还是非营利性的，它们都归属于私立学校，当然私立学校有更多的忧患意识，他们受市场的本质特征影响，就是不停波动的，他们还受到政府管理规则和法律体制的影响，这样一来，影响因素非常多。而公立学校影响因素就会小得多，大家比较一下市场经济和计划经济就完全可以理解这一点，计划经济可能有其发展的缺点，但也会尽量地控制市场的波动，而市场经济基本上完全听从于市场。

刚才讲到整合医学，如果说我们已经进入到整合医学的时代，我觉得还有些夸张，但是整合医学毫无疑问已经成为我们医学发展的重要方向。无论是中国整合医学的领军人物，还是美国的主要医学机构，我们从他们对整合医学的定义中可以看到我们中医的影子。中国整合医学的领军人物樊代明教授这样来定义整合医学："整合医学以专科分化为基础，充分发挥专业分工的比较优势，从人体整体出发，将医学各领域最先进的理论知识和临床各专科最有效的实践经验进行有机整合，把数据、证据还原成事实，把认识、共识提升为经验，把技术、艺术凝练成医术，并根据社会、环境、心理的现实进行修正、调整，在事实、经验和医术这个层面不断地实践，最终形成更加符合人体健康、更加适合疾病治疗的新的医学体系。"

Integrative medicine is defined as the practice of medicine that reaffirms the importance of the relationship between practitioner and patient, focuses on the whole person, is informed by evidence, and makes use of all appropriate therapeutic approaches, healthcare professionals and disciplines to achieve optimal health and healing. [7]

这是美国整合医学委员会给出的定义。

Integrative medicine is an approach to care that puts the patient at the center and addresses the full range of physical, emotional, mental, social, spiritual and environmental influences that affect a person's health. Employing a personalized strategy that considers the patient's unique conditions, needs and circumstances, it uses the most appropriate interventions from an array of scientific disciplines to heal illness and disease and help people regain and maintain optimum health. [8]

这是杜克大学为整合医学给出的定义。

从这几个定义中，杜克大学对整合医学的定义不就是中医对医学定义的一个翻版吗？美国的整合医学比中国走的还远，但离中医更近。我们如果由此得出中医被西医学全面认可，那是夸张的。那么在整合医学中，中医针灸的位置如何确定？从替代医学，到补充医学，再到整合医学，中医针灸似乎从另类走到了自己应有的医学位置上，但是路途还很遥远。

因为在整合医学中，中医处于什么样的位置，是随市场的波动而变化的。中医从替代医学到补充医学再到整合医学，在美国起码是从另类的位置上回到了他所应在的位置上，这是一个很大的进步。大家可以仔细研读一下整合医学的这3个定义，在这里中医即使还没有获得西医学的认可，但是中医已经被整合医学所承认，从这一点来讲，中医发展的前途应该是光明的。

陈业孟：这几年整合医学的发展是非常快的，据我所知，全美有三十几个癌症中心都有整合医学中心，他们还成立了肿瘤整合医学的一个协会，每

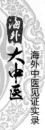

年都有年会，而且质量都比较高，这些癌症中心都有包括针灸在内的服务，当然中药还没有进入到医院。像纽约的癌症中心，他们搞了很多的研究，包括中药研究，但是中药还是没被他们医院所接受。

对于针灸来讲，他们已经有很多的实验证明，对癌症患者有效的适应证有 10 个。在纽约曼哈顿，几乎每个公立医院都有整合医学中心，虽然我们长岛离曼哈顿只有一个小时的路程，但是长岛整合医学的发展与曼哈顿要相差 10 年。虽然我们学校旁边就有一个医院，但是我们还是要跟曼哈顿的医院进行合作。另外一个比较有效的整合医学的方式，就是对于不同的试管婴儿采用不同的针灸治疗，已经是相当成功，我们学校的诊所每星期都有妇产科转来的患者。所以这些学生毕业以后的出路大多数是开诊所，但有一些已经进入到了医院或者是联合诊所，所以对毕业生的要求也有所提高，这是形式的需要。

李灿辉：谢谢各位专家的补充，我也想补充说明一个情况，美国的中医教育是和学位挂钩的，像刚才我们听到的硕士班、博士班。加拿大的中医课程并非与学位挂钩，而是与专业头衔挂钩。所以我们的中医课程类别从低到高就有下面这几类：针灸师课程、中医师课程、高级中医师课程等，尽管安大略省的中医法有高级中医师的头衔，但是这个头衔的具体细节和要求还没有出台，所以我们还没有启动这个课程。今天我们谈到的整合医学，中医与西医学的融合，我觉得这应该是我们日后高级中医师课程需要强调的重要环节。

马小丽：谢谢各位专家，各位专家的发言非常具体深刻，由于时间的关系，如果没有补充的话我们就接着进行。因为在此次访谈的前提调研中，纽中论坛 9 个群的群友对各位专家的发言也很感兴趣，非常关注我们此次的教育论坛，大家希望能谈一谈海外中医教育与中国中医教育的不同，刚才李灿辉博士已经讲了一些，我们请杨伊凡院长讲一讲海外中医教育与中国中医教育的异同点，还有海外中医师如何对海外公众进行科普教育？在中国，公众对于中医还是耳熟能详的，但是在海外，西方人却不太能接受中医文化，那么海外医生应怎样与海外公众交流？希望各位专家给大家答疑解惑。

杨伊凡：有关海外中医教学跟中国中医教学的异同，基本上相同点都是培养合格的中医师，教学大纲基本相同。但海外跟中国的中医教育有很多不同之处，比如基本上按中国的教学大纲来进行教学，但是具体处理的时候有些不同。

（1）海外的学制和课程比较浓缩，如海外的学制是 4 年，国内是 5 年。

（2）海外基本上按照中国国内新版的教材作为基本参考资料，课件全部由老师翻译，然后进行教学。这样就造成海外中医教材不标准的问题，当然现在也没有海外中医教材统一的标准。

（3）海外也开设一些经典课程，如《黄帝内经》《伤寒论》《金匮要略》《温病学》等，但是相比中国教材来说比较浓缩。在中国，医学生毕业后要到医院去实习，而海外是没有的，毕业后主要是为了自办诊所。所以海外的西医课程没有那么多，西医方面的实习也比较少，西医的内容是需要的，海外有大概一年的西医课程，4 年共 32 门课程，其中有 8 门西医课程。

（4）海外的学生年龄比较大，中国都是高中毕业，可能对中医的理解不深；但海外的学生年龄大一点，甚至是患有疾病的患者求学，他们对中医的理解特别深，而且专业思想比较牢固，这也是不同之处。

（5）在实际操作和理论学习方面，我觉得海外的实际操作更多一点，从大学二年级到大学四年级的学生几乎一直都在跟诊看病，毕业之后也就不需要规培了，可直接上诊所。

（6）以上这些都是我所看到的海外中医教育和中国的不同点。总的来说，海外中医教育还是偏重针灸，忽视中药的使用，这也是我校着重避免之处。当然加拿大和美国也有值得学习的地方。海外的各个国家由于国情不同会有一些不同的实践。对于医生对患者进行科普教育的问题，我们觉得最好的科普就是作为患者前来体验中医，这就是最好的科普，如吃中药、针灸、推拿按摩、拔罐、刮痧、食疗、太极拳等体验。我们也会做一些宣传小册子，在报刊上发文章，电视台、学院门诊部的电视宣传，甚至微信、电台讲座、养生讲座等都有一定的宣传作用。总体来说，患者群正在逐渐增长。

巩昌镇：关于美国中医院校和中国中医院校的差别，我补充以下几点：

（1）美国学生学习 4 年，毕业后可临床开业；中国学生学习 5 年，毕业后考研。一个是为自己开业做准备，一个是为继续深造做准备。

（2）美国中医院校的教学大纲的主体是中医；中国中医院校的教学大纲里文理、西医、语言类课程占压倒性多数。

（3）美国中医院校的老师来自临床一线；中国中医院校的大部分老师是教育专家。

（4）美国中医院校的学生学习中医是作为第二专业或第三专业；中国的学生都是第一专业。

（5）在美国，医（包含针）过于药（中药）；而中国，药（中药加西药）过于医（包含针）。正是这些差别造就了两个完全不同的毕业生群体。

陈业孟：在美国进行中医针灸教学，尤其是要让海外学生明白传统的中医理论，相关课程设置都比较详细，如中医基础学分成中医历史与哲学、中医生理学、中医病因病机学三门课；像经络穴位课程我们会划分成三个部分，整个系统要讲一年；中药与方剂也是分成三个部分讲一年；针灸经络穴位课程按照经络循行，一个一个地讲，讲完之后还有补充课程，按照区域来点穴位，然后还要讲解怎么扎针，扎针在刺法灸法里面讲过，但是有些重要的穴位还要开设实训课程，进行手把手的教学，对于点穴的课程还规定一个班不能超过 15 个学生，因此都是小班教学。据我所知，中国现在因受《执业医师法》的影响，学生的实习机会很少，而且班级都比较大。

李灿辉：在中国，学生人数多，上课以大班为主，老师讲课就像我们开大会做报告似的。而海外是小班学习，教学形式就不一样，我们是手把手地教学，师生互动。实习也能做到以小组为单位的实习和一对一师带徒式的实习，学生学得更加扎实。

陈业孟：另外，教育目的也不一样，中国的中医院校培养的是高级人才，是中医的高级人才；而美国针灸学校培养的是专业人士，或者说具有准入资格的专业人士。

巩昌镇：谢谢各位专家的讨论，谢谢马小丽医生继续给我机会，让我讨论她收集的几个群友的问题，我现在就两个问题来讨论一下。一个是中医公众教育的重要性，在这一方面我想大家对李永明博士所做的大量的工作有目共睹。这里我想从学校和经济学角度来谈论这个问题，因为学生学习中医成为中医师、针灸师是市场上派生出来的一种需求，也就是说当市场上需要中医、针灸服务的公众增加时，自然地就需要更多的人提供这种服务，也就是需要更多的中医师、针灸师。如果没有患者对中医针灸服务的需求，那也就没有对中医、针灸医生的需求，那么如何产生患者的需求呢，最有力的办法就是公众教育。

我们知道在 1971 年吉姆斯·莱斯顿做了一次很好的公众教育，让大家了解了针灸。去年，迈克尔·菲尔普斯做了一次很好的公众教育，让大家知道了拔火罐。这都是明星效应产生的公众教育效果，这种明星公众教育不是天天发生的。实际上，天天发生的、月月发生的、年年发生的承担起公众教育重担的是我们全世界中医学校的学生、老师、毕业生，还有就是所有在第一线的医生们。

为了做好公众教育，我觉得有 3 条非常重要。第一就是学校应要求学生会阅读科研文献；第二就是把基础研究转换成大众语言，积极宣传；第三就是积极传播临床研究的最新成果。因为时间关系就不展开讲了，这 3 点是非常重要的。我们经常看到李永明博士转发的通过自己加工的一些宣传资料，我们如果把这些信息转变成大众教育的素材，那是很有力量的。

陈业孟：纽约中医学院数年前曾做过一项毕业生情况调查，结果如下：调查时毕业生仍然在执业的有 81.2%；调查问卷中对于自己所学知识与技能的满意度为 74.9%；纽约中医学院课程所给予临床常见病治疗的训练对于临床执业是否充足，有 78.1% 的人认为充足。另外，毕业生就业情况：开设家庭诊所的有 31.2%，在私人诊所工作的有 43.7%，在医院工作的有 3.1%，租用他人诊所的有 9.3%。43.7% 的毕业生全职从事针灸专业，50% 是部分从事；收入满意度为 71.8%，非常满意为 18.7%，基本满意为 53.1%。以上是调查的大概情况。

巩昌镇：另一个问题，我想讨论一下中医教育的实质和目的，中医院校不是做文理通识教育的，我们担负的是专业教育，专业教育的目标非常明确，美国的各个中医院校，无论是学术的检查和认证，教育目标是首先被检查到的。教育目标和目的在大部分中医学院可以浓缩成业务技能的培养、交流能力的培养、职业道德的培养。

美国中医学院有 7 条教学目标。对我们来讲，中医教育的实质和目的就是通过这 7 条目标来实现的。

（1）培养学生对中医理论和中医思维的深入了解。

（2）培养学生评估患者，诊断患者和制订治疗计划的能力。

（3）熟练地使用中医的各种治疗模式。

（4）有足够的西医学知识用于补充中医诊断，恰当地指出患者需要的其他医疗服务。

（5）培养学生具备良好的职业道德。

（6）培养学生与医学界人士的沟通和交流能力。

（7）培养毕业生做好进入私人诊所、综合医院、社区保健中心、教学或研究领域的准备。

这 7 条可以压缩成业务技能的培养、交流能力的培养、职业道德的培养，综合起来就是如何培养一名合格的中医针灸医生。学校的一切课程设置、人力资源、财务预算、临床服务、设备设施都是为了实现这些教学目标。

按照这些目标，我们可以考察一下学院毕业生的就业情况，刚才陈院长对纽约中医学院的情况作了介绍，在这里我从另一个方面做一下介绍，就不说具体数字了。我作为美国中医学院院长感到成功的是，在我们的毕业生中已经有几个毕业生在梅奥医院工作。我们知道这个医院坐落在明尼苏达州，距我们学校有一个半小时的车程，梅奥医院几乎各项指标都是世界排名第一，在这样一个工作环境中工作的人有很大的自豪感，这也对我们的毕业生起到了很大的激励作用。另外，我们有越来越多的学生进入到双城周围的医院工作，这大概占到一小部分。80%的学生都是自己开业或者几个同学一起联合开业，这些都让我们感到骄傲。我们看到有一大批学生已经胜过老师的水平，后来者居上，干得很出色，我们的毕业生遍布美国很多州，不过大部分还是集中在双城地区，周围有 65 个小城市，如果我们搜寻一下各个城市的针灸师，会发现都有我们的毕业生在那里，他们服务于周围的社区，这是对一个学校教学质量的最大肯定，当然也是毕业生价值的自我实现。

李灿辉：中医学校成功的指标，最基本的就是毕业生执照考试的通过率，另一个就是毕业生的就业率。学校要帮助学生就业，除了现有的就业途径之外，我们还要尽量开拓新的就业市场。中医针灸有一个潜在的就业市场，即正规医疗体制内的机构，如医院、老人护理院等到目前为止还缺乏中医针灸服务。我们正在跟各个医院联系，游说当地卫生部门，希望增加中医针灸的服务项目。这项工作一方面能解决学生的就业问题，另一方面是在推动中医针灸融入主流医疗体系，这是非常艰巨也非常有意义的。

马小丽：除了专家们的精彩发言，我们的助讲嘉宾——纽约中医论坛的群友们也有很多精彩的发言，我一直在看，一点不亚于我们今天的嘉宾们，首先是瑞士的郭医生提出，要定期发布"中医传统优势项目白皮书"，应该对困扰中医教育临床的基础难题进行全球招标计划，由国家主管部门组织顶尖专家，制定一份"白皮书"，把中医的优势理论、理念、学说、技术等分别彰显出来。然后，用多种语言向全球发布，宣示中医的优势和本来面貌。这样做可以高屋建瓴地向全世界介绍中医，在舆论上占领制高点，并可以阻击那些试图背离学术准则而强取豪夺的行为。这个"白皮书"不必基于"大数据"，只基于中医在中国的历史和顶尖专家的智慧，摆脱循证医学的束缚和利益集团的掣肘。因为，说一千道一万，一项好事业最终取决于国家的实力和话语权，况且，中医是全人类的共同财富，现在是时候了。

马小丽：美国的郭筱兰医生首先表达了对纽中论坛筹备组的感谢，同时他提出了自己的感受，因继续教育问题而损害针灸学术发展的情况有以下几点。

（1）为了继续教育的利益，推动无针灸执照者从事针灸相关事项，甚至著书立说，将"干针"说成与针灸无关。

（2）为了继续教育的利益，无限夸大"干针"，诋毁传统针灸。比如"干针将战胜传统针灸""干针永久镇痛效果"等，从不讲解"干针"的不良反应，即使这些不良反应有大数据结果，也会选择性忽视。

（3）广大针灸师要提高明辨是非的能力，对学习没有太大帮助的讲座，吹牛的、华而不实的讲座，要敢于说出来，不要只说好话。不然损害的是广大针灸师的利益。

马小丽：关于中医研究课题及其全球联合公关招标计划，可由我国政府主管部门组织顶尖专家，制订一个面向全球科学界的"联合公关招标计划"，就基础中医学和临床医学中亟待解决的热点和难点问题，向全球中医界、西医界、生物学界和理工学界，公开招标，联合公关。该公关计划可突出中医脏腑经络系统，涉及腧穴、经络、体表脏腑关联律、经筋、阿是穴、经络病证、经筋病证、"气至"和"气至而有效"、精准针刺、针刺脑效应、针刺镇痛、针刺促生殖、精准定位、针刺治疗各科疾病等。该计划书一方面彰显中医的优势，另一方面可考验全球科技界，有真才实学的都可以参加招标。当然，目的还是号召有技术、有条件、有能力、有热情的精英们献计献策，在全球范围内搞好中医。美国"干针"集团当然也可以参加招标。

中医在"本土化"的同时，如何保持中医特色，包括专业教育、大众教育以及再教育各个方面。现在总体上看，中医技术有被"肢解""安装"到西医体系中的趋向。

中医专业人才的就业问题应该是中医教育生存之本。除了"古典"知识，如何把"成活"在现代临床上的（特别是海外）中医针灸师们的本领，直接传给"被教育者"，使他们具有实实在在、现实可用的"生命力"。

孟宪雪（中医营销顾问，常年致力于中医的海外推广）：关于中医教育在美国的传承，我提出以下几点建议：

（1）学术领域。在学术期刊，多多发表文章，最好有专业的团队出现，来指导和帮助医师撰写、校审、发表等。

（2）学术传承。以"微信"为突出代表的移动互联网公众交流平台，极大地方便了学术交流。为了更高效传承学术，建议由专业的团队来运营学术传承。有专长的专家只需讲课分享，环节（如：招生、收费、管理等）都由专业团队来安排。收费也是有必要的，一方面是对专家的认可和回报；另一方面，学生也会更加认真的学习，相互之间有更强的责任和义务，共同做好学术传承工作。

（3）网络传播中医。医师的医案、专长、观点等，如果只是面对患者，一一沟通交流，效率低、传播范围小。当今是网络的时代，需要通过网络的多个渠道传播（个人网站、facebook、twitter、youtube等），让更多的人能方便地找到中医。我以前做过一个调查，按照"搜索量"，全球英语使用者寻求针灸治疗的搜索，从高到低分别是针灸减肥（acupuncture for weight loss）、针灸美容（acupuncture facelift）、针灸治疗坐骨神经痛（acupuncture for sciatica）。围绕这一点，医师自己做也可以，如果出现专业的团队来做，方便医师，就更好了。

马小丽：以上是孟宪雪医生的分享，还请各位医师多多指点，有哪里不清楚的，也可以沟通交流。

邓筱兰（伦敦中医诊所中医师）：谢谢马医生对中医海外教育论坛的筹备和通知。我的感受是：按照法规规定，在国外行医，我们是被局限在只能使用纯中医药的管制下，而没有西医药的参与，反而造就了我们这一代只用传统中医药的治疗方法就能治病救人，成了传承传统中医药的铁杆中医，多年使用纯中医药的临床治疗，让我们越来越认识到中药、针灸以及传统中医治疗方法的神奇疗效。中医能治好很多西医无法治愈的疑难杂症，中医能治好西医认为患者只是心理障碍的疾病，中医也能治好西医认为只有通过手术等才能干预的各种痛症、癔症、瘘症，中医更能治疗西医认为患者无病呻吟的亚健康状态下的疾病，中医在抗衰老、养生、预防大病、造福人类健康等方面发挥着越来越重要的作用。希望国内的中医药综合改革是切切实实地走纯中医药传统自然治疗之路，让老百姓真正地认识到传统中医药的伟大。

邹立煌（世界医学相对论学会会长，洛杉矶再生研究所所长）：针灸界现在正处于百家争鸣阶段，主要有三大主力参与：

（1）学院派——古典派或传统派，紧紧围绕古代理论，想办法证明古典经络模型的存在。

（2）实践派——以"董针"为代表，在实践中摸索，以疗效为第一要务。

（3）欧美思索派——中国的精英类人物，出国前大部分不是做针灸科，来美国后支起门面，拿起针，抓起草药，他们在寻求有效手段的同时，不满足于疗效，更要探讨究竟为什么见效？为什么不见效？他们虽然不一定参加过各种技法学习班，但是因勤于思考，可能从一段话、一段录像中就找到了某一技法门派的思路是什么，因为他们毕竟见多识广，能够立体地看待人体。因此，尽管现阶段各路英雄辈出，但还是可看出各流派的相通之处。以上小结因人而异，不能一概而论，仅供参考。

马小丽：谢谢各位专家的发言，谢谢网友们的热情参与，关于中医海内外传承教育的话题以后势必还会引发无数次的讨论，现阶段只是提出了我们这一代中医人对此的思考，希望对大家有所启迪，再次感谢大家的关注！

参 考 文 献

［1］陈佳．尊重中医药学术规律的科学化才是中医药的出路［J］.《千人》杂志，2017，（57）：29-31.

［2］加拿大安大略省中医师针灸师管理条例.

［3］Austrilian Health Practitioner Regulation Agency［OL］. http：//www. ahpra. gov. au/education.

［4］中国海关.2013 年我国中成药出口平稳发展［N］.中国医药报，2014-03-14.

［5］Megan Thielking. FDA proposes that doctors learn about acupuncture for pain management［EB/OL］. STAT，［2017-05-10］. http：//www. pbs. org/newshour/rundown/fda-proposes-doctors-learn-acupuncture-pain-management/#. WRW2uwWvNhM. email.

［6］Andrea M. Schultz，Samantha M. Chao，J. Michael McGinnis. Institute of Medicine. Integrative medicine and the health of the public：a summary of the February 2009 summit［M］. Washington，DC：The National Academy of Sciences Press，2009.

［7］American Board of Physician Specialties［OL］. http：//www. abpsus. org/integrative-medicine.

［8］Duke Integrative Medicine. What is IntegrativeMedicine?［OL］. https：//www. dukeintegrativemedicine. org/about/what-is-integrative-medicine.

作者简介

马小丽，首都医科大学附属北京同仁医院副主任医师，《中国中医药报》通讯员。

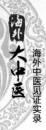

其他作者

巩昌镇，美国中医学院院长，全美中医药学会教育委员会主任。

李灿辉，加拿大汉博理工学院中医系主任、教授。

杨伊凡，悉尼中医学院院长。

王少白，美国纽约执照针灸医师。

陈业孟，纽约中医学院院长，美国针灸与东方医学鉴定委员会（ACAOM）副主席。

李永明，美国中医药针灸学会会长。

苏红，中医师。

邓筱兰，Arts of Balance 公司董事兼经理，伦敦中医诊所中医师。

邹立煌，世界医学相对论学会会长，洛杉矶再生研究所所长。

见刊时间：2017 年 7 月。